21世紀の 予防医学・公衆衛生

−社会・環境と健康−　第4版

編　著
町田　和彦（早稲田大学名誉教授）
岩井　秀明（順天堂大学名誉教授）
扇原　　淳（早稲田大学教授）

株式会社　杏林書院

【編著】

町田　和彦（まちだ　かずひこ）
早稲田大学名誉教授
第1章, 2章E-1, 2, 第6章D〜I, 第8章, 第9章C, 第11章B〜E, 第12章E-1

岩井　秀明（いわい　ひであき）
順天堂大学名誉教授
第2章A〜D, E-3〜6, 第12章A〜D, E-3, F

扇原　淳（おおぎはら　あつし）
早稲田大学人間科学学術院教授
第4章A〜D

【著】（五十音順）

縣　俊彦（あがた　としひこ）
元国際医療福祉大学大学院教授
第4章E

石﨑　香理（いしざき　かおり）
小樽商科大学商学部一般教育等准教授
第1章C

池田　若葉（いけだ　わかは）
三重大学医学部附属病院疫学センター助教
第3章

稲葉　裕（いなば　ゆたか）
順天堂大学名誉教授
第3章

木村　直人（きむら　なおと）
日本体育大学保健医療学部救急医療学科教授
第10章A〜C, D-1〜4, 第11章A

栗山　孝雄（くりやま　たかお）
東北生活文化大学家政学部家政学科教授
第5章B, C

神野　宏司（こうの　ひろし）
東洋大学ライフデザイン学部健康スポーツ学科教授
第6章A, C, 第9章A, B, D, E

信太　直己（しだ　なおき）
駿河台大学スポーツ科学部准教授
第2章A〜D, E-3〜6, 第12章A〜D, E-3, F

鈴川　一宏（すずかわ　かずひろ）
日本体育大学体育学部健康学科教授
第10章D-6

田中　久子（たなか　ひさこ）
女子栄養大学名誉教授
第5章D

中島　滋（なかじま　しげる）
文教大学学長
第4章A〜B, 第6章B

深田由美子（ふかた　ゆみこ）
武蔵野栄養専門学校教諭
第5章E

藤枝　賢晴（ふじえだ　よしはる）
福井医療大学客員教授
第5章A, 第7章, 第12章E-2

第 4 版の序

　第 1 次，第 2 次世界大戦のみならず幾多の内戦や紛争が絶え間なくあり，20世紀は核も含めた大量兵器による戦乱の時代でした．一方，1950 年代以降の科学の発達は目覚ましく，それ以前の人には想像もつかなかったことが現実になりました．そういった社会の進歩のもとで，21 世紀が始まり，大きな期待を抱いてここまでやってきました．この本で学ぶ皆さんはこの世の中をどのように感じているのでしょうか．改めて考えてみますと，この春卒業する大学生は皆 21 世紀に生まれた人なのですね．これからの世の中をよくするも悪くするのも皆さんにかかっています．将来を見据えて頑張ってください．

　予防医学とか公衆衛生という学問は私たちが健康で，生きがいのある人生を全うすることを助けるための学問です．決して今蔓延している世界の指導者（独裁者）にはなってほしくありません．世界中の人が幸福な人生を送れるように助け合いましょう！

　前置きが長くなりましたが，ここで第 4 版の改定についてのお話しをします．過去 3 回の改定により，当初の医療関係者向けの本から，徐々にその周辺科学を学ぶ対象者に広げるようにしてきました．それぞれの資格試験に対応した公衆衛生の本の中にはたとえば栄養士向けの本では予防医学・公衆衛生で最も大事な栄養や運動や生活習慣病の記述があまりなかったり，スポーツ科学では運動と健康が，福祉系だと介護の項目が他の専門科目で重点的に行っているので予防医学・公衆衛生の教科書では重要な部分が手薄になっているということがよくあります．本教科書はそういったほかの科目で教えるような部分はそれらの科目の基本的な学習ができるような内容は維持させており，いろいろな分野の人に適合できるように，あまりにも専門過ぎて理解できないような部分は平易な解説を試みるようにしてきました．

　今回の第 4 版ではこの考えをさらに進め，予防医学・公衆衛生を学ぶことを専門にする人だけに必要な科目として使用されるだけでなく，人間誰もが健康で，長命で，社会で生きがいを持って一生を送れる手助けをするための学問と位置づけ，文系・理系を問わず，学生・社会人を問わず，この本から学び取っていただけたらと思っています．また，もう 1 つ今回大きく変えた部分に疫学があります．この疫学という学問は予防医学や公衆衛生では非常に重要な分野ですが，その技法は疫学調査を行う研究者以外はそれほど必要なことではないのでその部分は専門書に譲り，ここではその概念的なことだけにしました．公衆衛生はいろいろな分野からきて教えている先生も多いので，研究者以外の人にはあまり必要でないと思われる記述は疫学同様省き，学びやすさ，教えやすさも配慮しました．

　末永く本書の御活用をお願い申し上げます．

2022 年 3 月

編者記す

第 3 版の序

　初版から 8 年，第 2 版から 4 年が過ぎた．本書は，輝かしい 21 世紀の未来を願い，人々が健康で生きがいのある人生を送るためのお手伝いができたらという願いを込めて出版された．

　20 世紀は第一次，第二次世界大戦を初めとし，戦後も度重なる戦争や内乱が続き，世界中のほとんどの地域の多くの人々が犠牲になった．しかし，戦後の科学技術の進歩は目覚ましく，先進諸国の人々は多くの病から解放され，過去の人々が誰も受けられなかったような快適な生活を享受するようになった．しかし，一方では富が先進諸国に集中し，取り残された多くの国の人々は絶望的な貧困状態に置かれてきた．東西の冷戦が終わり，21 世紀になればこのような格差は是正され，世界中の人々が貧困から脱却し，人間らしさを取りもどせるのではないかということが期待された．

　21 世紀がすでに 15 年も経過した現在はどうであろうか．格差社会は世界中どの国でも一層深刻化し，先進諸国でも少子高齢化の進行と中産階級の没落とともに，社会保障費は今後なし崩し的に下げられる可能性がみえてきた．しかし，先進諸国以外の国はもっと深刻である．多くの国では豊かになる前に高度成長が止まりつつあり，非民主主義的な指導者を持つ国が勢いを復活しつつある．それに応じて世界中でテロ活動が活発化し，人々の生存を脅かしている．

　このような時代こそ，将来を展望して，地球上のすべての人々の生命や生活を守るようなシステムの構築が必要であり，まさしく予防医学と公衆衛生の徹底の民意の高まりこそが，それを克服する唯一の方法であると思われる．予防医学は自分から進んで実行しなくては成し遂げられない．人々の健康と生活の向上は，まさしく自分の力でなくては成し遂げられない．本書には，そのカギとなることがいろいろと書かれている．本書で学生指導を行っている先生方，本書で学んでいる生徒・学生の皆さん，ぜひ本書を活用して，豊かな Quality Life をお送りいただきたい．

　最後になるが，今回の改定は多くの人が使いやすい本をめざし，章立てを大幅に改定した．従来の医学部の衛生学・公衆衛生学的な中身でなく，管理栄養士養成課程の教科書に沿った項目の流れに加え，多くの領域（スポーツ科学，人間科学，保健学，各種医療職）に通じる基礎学問領域も充実させた．もちろん，資料はすべて最新版を用いることを心がけた．

　末永く本書のご活用をお願い申し上げる．

　2016 年 3 月

編者記す

第2版の序

初版が発行して4年．本書はこのたび大きな改訂を企画し，第2版を出版することとなった．初版で述べたように，本書は予防医学や公衆衛生を必要とする幅広い分野の人々に適合した教科書づくりをめざしてきた．例えば，医学系の分野で予防医学や公衆衛生学を学ぶ人はすでに他の教科で心身の健康問題や微生物学などを学んできており，栄養学を学ぶ人は基礎的な栄養学や公衆栄養学の部分を学んできているという点から，その分野で出されている予防医学や公衆衛生学の教科書は他分野の受講生にとっては基礎的な部分が手薄になっているということがあった．また，人の健康問題は単に医学的な事象により起こるだけでなく，自然科学や社会科学の幅広い知識が要求されるためにともすると暗記が優先される資格対応型の教科書では内容を十分把握できない状態で学習することになる可能性もあると思われ，どの分野の人に対しても基礎的な分野と現実に即した健康と環境問題が理解しやすいような教科書づくりを行ってきた．

そこで今回は，初版のコンセプトをさらに充実させるため，初版ではやや基礎的な栄養学に偏っていた栄養学の部分を全面的に書き換え，現在もっとも話題になっている食の問題をわかりやすく学習することをめざして内容を一新したこと，同様に環境問題，産業衛生，子どもの発達の分野も現在もっとも問題になっていることを優先的に取り上げ，初版の内容にかなり厚みを持たせることにした．もちろんすべての分野において，資料は最新版を掲載し，多くの資料に対して文献も記載した．

本書はこの種の他の同様な教科書に比べかなりのボリュームの内容になっているため，全部を講義することは難しいと思われる．1年間かけてじっくり講義をする場合もあるし，半期で終える場合もあると思われるが，先生方一人一人が，ご自分の分野で必要とする部分の講義に該当する部分を本書で教えていただき，その他の部分は学生の自主学習用に使用するという方法が適していると思われる．

初版から4年．この短い間に世界中にいろいろな変化が起こったが，日本で忘れられないのは，2011年に起きた東日本大地震とそれにより引き起こされた大津波，さらに原発のメルトダウンという最悪の事態であろう．初版でこれから起こる日本の少子高齢化への警鐘を述べたが，それに加えてのこの惨状の重み，さらに予想される大災害など，これからの日本人は多くの困難に立ち向かっていかなくてはならない．そういう意味でも本書は役に立つものと思われる．

ぜひ皆様のそばにおいて，末長く活用していただきたいと思う．

2012年4月

編者記す

初版の序

　20 世紀の科学の進歩は，それ以前の科学の積み重ねによるとしても，余りにも急激な発展を成し遂げてきた．あらゆる指標は指数関数的な変化を遂げ，私たちの子どものときの夢であったものが，いや私たちが夢にも思わなかったことさえもどんどん実現しているようにさえ感じられる．先進諸国に住む私たちの生活はこの半世紀でそれ以前の人の誰もが経験しなかった快適な生活を享受し，感染症をはじめとする各種疾病から守られた長寿社会を達成した．

　一方，20 世紀は 2 度の世界大戦や多くの地域紛争の歴史でもあり，地球の温暖化をはじめとする地球環境の激変，人口増加に伴う環境破壊や抗菌剤の乱用から起きた感染症の逆襲などが激しくなるという，負の遺産も受け継ぐことになった．また，先進諸国の人々にとっては豊かな食生活や便利な交通機関の発達による運動不足，さらには複雑な社会環境から来るストレスフルな生活環境は生活習慣病といわれる従来一部の富裕層の人に限られていた疾病の激増をももたらした．

　20 世紀の負の遺産を解消し，輝かしい未来を願って迎えられた 21 世紀であったが，その最初の年にニューヨークワールドトレードセンターの爆破テロが起こり，イラク侵攻，頻発する民族紛争，拡大するアフリカの AIDS，エネルギー危機，食糧危機，開発途上国の人口爆発と先進国の少子高齢化，世界的な格差社会の進行など心配なことが止まることなく起きているのが実情である．しかし，このような時代こそ若い人々が未来を切り開いていく原動力になり，一つ一つ地道に難問を解決していかなくてはならないと思う．どんなことも一人一人の命を考えていく時，おのずと自らの進むべき道は見えてくるのではないだろうか．何事も予知し，それに対処していくことが重要になる．

　本書は主に健康問題を主題としているが，それは単に病気にならないという視点だけでなく，人の一生をいかに有意義に生きがいのある人生を全うしていくかということを考えていくことを常に念頭に入れて書かれている．本書の読者が高齢期を迎える 2055 年の日本の人口は現在の 1 億 2,770 万人から約 9 千万人に減少するにもかかわらず，65 歳以上の高齢者は 40% を超え，85 歳以上の高齢者でさえ 1 千万人を超えるという時代になる．国民皆保険制度の実施以来，医療に依存してきた日本人の健康感をここで根本的に改め，予防医学の徹底とそれを支える公衆衛生活動の発展をすべての国民が実践していく努力をしていかないと，未来は暗いものになるであろう．

　本書は予防医学の実践と公衆衛生活動を支えていく保健学，栄養学，体力・スポーツ科学，看護師・保健師，リハビリテーション関連職種，福祉関連職種，および予防医学と公衆衛生の出題される各種資格試験を受験する方々のための学習の一助となることを願って書かれたものである．ぜひ皆さんの傍らに置き，末永く活用していただくことを願っている．

2008 年 4 月　　　　　　　　　　　　　　　　　　　　　　編者記す

目　次

社会と健康

第 1 章

A．健康の概念と公衆衛生の概念
－病気の予防と健康増進のために－

WHO 憲章
「健康とは，完全な肉体的，精神的及び社会的福祉の状態であり，単に疾病または病弱の存在しないことではない」(昭和 26 年官報掲載訳：原文　は Health is a state of complete physical, mental and well-being and merely the absence of disease or infirmity)

「日本国憲法」第 25 条
「すべての国民は，健康で文化的な最低限度の生活を営む権利を有する．国はすべての生活部面について，社会福祉，社会保障及び公衆衛生の向上及び増進に努めなければならない」

　健康に対する考え方でもっとも広く認められているものは，1946 年に制定された「WHO 憲章(左欄参照)」である．それと同様に 1946 年に公布された「日本国憲法」第 25 条(左欄および第 9 章「A．1．日本の社会保障」参照，p. 134)には，国民の健康と最低限度の生活を国が保障することが明らかにされている．これらの世界の人々と日本国民に与えられた健康の概念は，ともに予防医学の重要性を示唆しているばかりでなく，人間が人間らしく生きるために国際的な協力のもとで，あるいは日本政府の行うべき指針として人々に与えられたことに大きな意義を持つ．

　さらに，それらを世界中の人に広めるために WHO から 1978 年にプライマリ・ヘルスケア(**Primary Health Care**：PHC)宣言がなされ，1986 年にはカナダのオタワで第 1 回目のヘルスプロモーション国際会議が開催，オタワ憲章が採択された(これらについては第 6 章「C. 2. ヘルスプロモーションと健康づくり政策」参照，p. 89)．これらの提言は米国での「**ヘルシーピープル 2000**」や日本の「健康日本 21」(第 9 章「D．国際保健と我が国の健康づくり政策」参照，p. 145)で実践がなされてきている．

　しかし，有史以来あれほど悩まされてきた感染症による死亡や疾病の予防にある程度は成功した過去の事例を考えるなら，われわれの努力如何によっては現在われわれを悩ませている生活習慣病の予防も夢ではないかもしれない．ただ，感染症と生活習慣病には大きな違いがある．感染症は乳幼児や若い近親者に，突然あるいは慢性的に多くの被害者を出し，そのおそろしさを誰もが感じてきたが，生活習慣病は自覚のないままに数十年かけて進行し，中高年以降の人に徐々に発病するため，医療行為により救済することも可能なだけに病気に対する切実感が感じられない．このまま予防医学に無関心な風潮が続けば，あと 40 年後には 65 歳以上人口が 40 ％，85 歳以上人口が 10 ％を超える．その中で，高齢者の仲間入りをする本書を勉強している多くの読者がおかれるであろう立場が，どのようなものであるかは想像がつくと思われる．今こそ，予防医学の徹底を全国民が真剣に考えなくては取り返しのつかないことになるのは確かであろう．

■B．衛生学と公衆衛生学，そして健康科学へ

1．医学の中の予防医学・公衆衛生と諸科学との連携

衛生学の語源と戦前の衛生学

衛生学という言葉は，後に初代医務局長になった長與専斎が欧州視察の後，「Hygiene」という言葉の意味が，江戸時代に用いられていた貝原益軒の「養生訓」（1713 年）で代表される健康感のような個人の健康を意味するばかりでなく，もっと社会との接点をもった概念であることを知り，わざわざ「荘子」にあった言葉から「衛生」という言葉を使用したことからはじまる．しかし，その後の富国強兵政策下での衛生活動は「伝染病予防法」でみられるような，内務省による取り締まり行政が主となり，社会活動色は薄れ，どちらかというと実験を中心とした基礎的な衛生学が主流となった．

　最近は諸科学との垣根が次第になくなり，その境界が鮮明ではなくなってきているが，1970 年代頃までの医学の分野は図 1−1 にみられるように，基礎医学系, 臨床医学系, 社会医学系の 3 分野に分かれ，そのそれぞれに対応して各々の学問領域が属していた．基礎医学は文字通り人体の構造と機能の解明をめざしたもので，ルネサンス以降の科学の発展とともに細分化され，諸科学に分化されてきたが，現在では電子顕微鏡レベルも含めてほとんど解明されており，どの分野もいわゆる分子生物学の領域に包含されつつある．さらに，基礎医学と臨床医学の壁もなくなりつつあり，各臓器あるいは疾患単位でお互いの連携により，よりよい**医療**を指向するようになってきている．

　社会医学の学問領域のうち健康問題に関与する領域は，戦後の医学界では**衛生学**（Hygiene）と**公衆衛生学**（Public Health）に分かれて発達してきた．

　戦後進駐してきた米国は，米国流予防医学の主流をなす，教育や労働, 地域における現場と行政との連携を主体とした健康問題が日本では遅れていることを感じ，日本中の医学部に従来の衛生学講座に加え，公衆衛生学講座をつくった．もともと米国は，医学教育を「Medical School」，公衆衛生を「School of Public Health」というように臨床医学（Clinical Medicine）と予防医学（Preventive Medicine）を分け，それが行政に反映されてきており，戦後は「Hygiene」という言葉自体が予防医学全般を示す言葉としては使われなくなっていた．その後, 日本ではその言葉の使い分けは各講座により多少差はあっても，図 1−1 のように，おおむね衛生学は基礎的な予防医学を指し，公衆衛生学は応用的な予防医学を指すようになった．衛生学は基礎医学のみならず自然科学諸分野の研究と互いに連携を持ち，一方，公衆衛生学は衛生学, 臨床医学

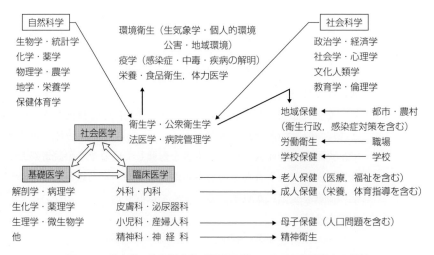

図 1−1　衛生学・公衆衛生学（予防医学）の分野と諸科学との関係

以外にも社会科学の諸科学の影響を受けつつ発展してきた.

　20世紀後半になると，薬学や生物学のみならず，栄養学，スポーツ科学，環境科学の分野で人の健康や病気との関係についての研究が急速に進み，人の健康の基礎的な部分を受け持ってきた「衛生学」という言葉は独自性を持ち難くなった.　また，「衛生」という言葉は本来生命を守るという言葉であり，世界一の平均寿命をもつ日本では，生命の延長より健康の維持増進が優先されるようになった.　行政では従来の「衛生」という言葉に代わり，「環境保健（Environmental Health）」というように「保健」という言葉が多用されるようになった.　医学部においても，医学科以外の学科で保健学という言葉が一般化されると同時に，医学科でも衛生学講座から予防医学に変える講座が多くなってきた.

　さらに，医療の分野での大学教育も劇的な変化を遂げるようになってきた.　戦後，他の諸科学は4年制大学が一般的になってきたにもかかわらず，医療の現場では大学教育は1980年代になってもわずかな例を除き，医師の教育のみに限定されてきた.　前述したように，衛生学や公衆衛生学は大学の他の諸科学と連携をもちつつ発展してきたが，医療の分野での教育は医師の教育が6年制で突出しており，1980年代までは看護師をはじめとする病院勤務者は薬剤師を除き，ほとんどが専門学校卒や高卒であった.　しかし，近年のこの分野における大学教育の発展は目覚ましく，どの分野も4年制大学が設立され，さらに大学院修士課程も多くの大学で設置されるようになり，薬学部は6年制に移行した.　2007年には4年制の看護課程をもつ大学は医学科をもつ大学のほぼ2倍にもなった（左欄参照）.　かつて医師が中心の病院では，従来「パラメディカル」といわれた病院関係者は「コメディカル」といわれるようになった.　同様なことは福祉関連分野でも起こり，従来福祉現場での実務経験により得られた社会福祉士や介護福祉士養成も4年制大学出身者が多く進出するようになった.　今や，医療や介護の分野の専門性が一段と鮮明になりつつある.　このようなコメディカルな分野では，それぞれの専門分野のほかに，医学一般として重視されるのは健康の保持増進と予防医学の考え方である.

看護師（婦／士）の国家試験受験資格が取得できた大学数（校）
昭40．3（高知女子大学，東京大学，聖路加看護大学）．昭46．6．昭50．10．平5．21．平10．63．平15．104．平20．167．平25．211．

2．予防レベルと保健・医療・福祉分野
　　－1次予防・2次予防・3次予防－

　「予防」という言葉は，医療関係者の中でも立場が異なると，多少その使い方が異なってくる.　医療関係者にとっては病気の治療がもっとも優先する課題であるために，各疾病に注目した予防対策またはすでに罹患している患者にとって，それ以上の悪化を防ぐ予防対策を「予防医学」ということが多い.　表1-1をみるとわかるように，そのような病気を中心として考える予防段階は2次予防という.

　では，1次予防とは何であろうか.　医療関係者でない，保健学，栄養学，スポーツ科学関係者にとっては，健康保持増進のための健康教育，感染症予防，

表1-1　予防段階と保健・医療・福祉分野のかかわり方

予防段階	1次予防	2次予防		3次予防
健康状態	健康な時期	発病予備群	有病期	回復期・障害期
行動	健康の維持増進のための行動指針の提示とそれに向けての人々の実践	疾病の早期発見のための検診．現状以上の悪化を防ぐための予防医学の実践	有病期の間は病気の治療を積極的に受けるとともに早期回復のためにできることを実践していく	社会復帰のためのリハビリテーションと障害のそれ以上の悪化の防止
保健	←――――――――――→		←―――――――→	
医療		←―――――――――――→		
福祉				←―――――――→

　環境の整備や汚染対策，食生活指導，適度な運動指導等が優先課題であるため，病気にならないことが最大の予防対策であると思われる．これは人間にとってもっとも重要な願いである．人間にとって健康が損なわれればやりたいこともできなくなり，その病気との闘いや治療による苦痛を余儀なくされ，さらに不必要な出費も余儀なくされるばかりでなく，周囲の人に多大な迷惑をかけることになる．成人病といわれた中年以降増大する各種臓器に起因する疾病の多くが生活習慣病といわれるようになったように，現在の多くの疾病は人々のライフスタイルを適正に守ることにより疾病の発現を予防できるようになってきた．これを**1次予防**という．

　それでは，**3次予防**とは何であろうか．それは治療後に残った後遺症を少しでも回復するように続けられるリハビリテーションや，すでに障害が残っていたり，特に病気がなくても虚弱になり，自立が難しくなっている人に対して，残る機能を十分活用し，少しでも健康な人生を送れるように手助けをすることである．福祉関連の関係者にとってはこの**3次予防**が仕事の中心になると思われる．

　しかし，保健・医療・福祉の各分野は，例えば自覚がなく健康であると思っても，疾病の芽はすでにからだの中に潜み，検診等でその予備群が見出されることが多く，保健・医療双方にとって2次予防は重要なものになるし，逆に医療関係者による予防接種や健康の保持増進の指導等の**1次予防**も積極的に行われている．さらに3次予防も保健・医療・福祉の各専門家による連携が重要であるといわれるように，人の健康に携わる多くの人の予防医学に対する貢献が，QOL（Quality of Life．生命の質，生活の質）を高め，健康で生きがいのある人生を全うするために，もっとも重要なことであると思われる．

C．公衆衛生・予防医学の歴史

1．人と病気の克服－感染症・代謝疾患・職業病・環境汚染・生活習慣病－

1）人類の進化と感染症

　ホモサピエンスよりさらに前の時代，人類の祖先はいくつかの時代的変遷を重ねつつ，何百万年前より病原微生物の存在がわからないまま，多くの感染症と闘ってきた．細菌の存在が明らかになったのはわずか 150 年ほど前の 19 世紀後半のことであり，先進諸国の人々でさえ，細菌の脅威から免れるようになったのは第 2 次世界大戦以降である．それまでの人類 500 万年の長い歴史は，ちょうど 20 世紀になり，人々がアフリカの奥地にまで侵入していったために従来知られていなかった AIDS やエボラ出血熱等（第 7 章参照）の著しく致命率の高い感染症が，突然人類の前に現れてきたように，いろいろな病原微生物と遭遇し，闘ってきたものと思われる．やがて人類の祖先たちは樹上生活から，大地に降りてきて，直立歩行し，いろいろな道具をより進化させ，ついには牧畜や農業を行うようになり，定住するようになった．今から 1 万年前に狭い地域に密集して生活するようになると部落間の交易がはじまり，本格的な「人から人への感染症」の時代になった．

2）古代国家と伝染病対策

　人類は農耕文化により人口が順調に増加し，紀元前 5000 年には約 500 万人，紀元前 500 年には約 1 億人に達した．世界四大文明として知られる古代文明では，現在もおそろしい病気として知られるマラリアや結核等が猛威をふるっていた．紀元前 4 世紀から 5 世紀にかけてのギリシャでは，哲学とともに実証的な学問も発達した（左欄ヒポクラテス参照）．一方，ローマの医学はギリシャの医学の模倣で，ほとんど進歩がみられなかったが，度重なる世界制覇のための遠征は多くの外来性の伝染病を持ち込むことになり，個々の疾病に対する治療より，公衆衛生学的見地からの感染症対策（左欄参照）がなされたのも特徴である．

3）科学の停滞とペストの流行

　西ローマ帝国の滅亡（476 年）から東ローマ帝国の滅亡（1453 年）までの約 1000 年の間はキリスト教の教義が支配し，新しい学問を禁じてきた．そのため医学も停滞し，ギリシャ時代の亜流の医学が横行していたにすぎなかった．また，十字軍の遠征や民族の大移動，さらには覇権争いによる広範囲の紛争等により，常に伝染病の恐怖がまん延していた．特に 14 世紀初頭から起こったヨーロッパと中国のペストの大流行は過酷なものであった（左欄参照）．しかし，これらの経験は豊かな財源をもつ修道院等が手がけた病院や大学（9 世紀にサレルノに医学校，12 世紀にボローニアに大学）の創設を促し，14 世紀の後半になると検疫もはじまった．しかし，キリスト教もペストに対しては無力

ヒポクラテス
（Hipocrates，BC460〜370）
コス島にサナトリウムのような病院をもち，徹底した観察により医術を行った．彼とその弟子が書き残したといわれる「ヒポクラテス全書」が今も残されている．その中の「ヒポクラテスの誓い」は医道のあり方を説いたものとして有名である．

サナトリウム
長期的な療養を必要とする人のための療養所．

ローマの医学
度重なる大遠征により天然痘や麻疹等の蔓延は個人に対する医術より地域社会に居住する人々の健康と疾病予防活動を中心とした公衆衛生の発達（上下水道，石畳などの道路網の整備，水洗便所，公衆浴場，コロシアムなどの娯楽施設）．

ペストの流行
524 年にコンスタンチノーブルでペスト流行（1 日 1 万人死亡，中国の随でも流行）．1338 年に西アジアからペスト流行．1350 年までにヨーロッパ全土に拡大，ヨーロッパの人口の 4 分の 1（約 2,500 万人）減少．インド・中国（元）でも大流行．

であり，度重なるペストの流行は荘園を疲弊化し，都市国家の発達とともにキリスト教の教義から脱却した**ルネサンス**を迎えることになる．

4）ルネサンスと学問の発達

　中世に停滞していた医学は，ペルシャやアラビア半島で中国やインドの医学とも融合し，ルネサンスとともにイタリア諸都市に受け継がれていった．解剖学（Vesarius［ベザリウス，1524～1564 ベルギー→伊］）や生理学（Harvey［ハーヴェイ，1578～1657 英］）の発達とともに病原微生物に対する理解も深まり Fracasstro（フラカストロ，1484～1553 伊．現在の病原体を予測し，微生物の性質，人体への影響，治療法などを推測）や Leehenhoeck（レーウエンフック，1632～1723 蘭．自家製の顕微鏡で微生物を観察し，英国絵王立協会人発表し，名声を得る）などが注目されたが，ほとんどの学者は相変わらずその存在さえも認めず，自然発生説をかたくなに信じていた．医学の分野でこの期間から 19 世紀までに注目されるのは，職業病について詳細な記述を残した Ramazzini（ラマッチーニ，1633～1714 伊，p. 185 参照）と，当時もっともおそれられた痘そうのワクチン（種痘）を行った Jenner（ジェンナー，1749～1823 英）の功績があげられよう．

5）病原微生物の解明と公衆衛生学の発達

　19 世紀になるとあらゆる科学が発達し，医学の分野でも今までわからなかったことが次々と解明されてきた．微生物学的な伝染病の解明に至る 19 世紀中頃までは，いまだ病原微生物がわからない時代であったが，伝染源や伝染経路の解明から伝染病対策が行われるようになった（John Snow［ジョン スノウ，1813～1858 英］のコレラの疫学等）．次いで Pasteur（パスツール，1822～1895 仏）と Koch（コッホ，1843～1910 独）が現れ，19 世紀後半には次々と病原微生物の存在や免疫現象の解明等が行われ，Semmelweis（ゼンメルワイス，1816～1865 ハンガリー）や Liste（リスター，1827～1912 英）による消毒法の功績等も寄与し，少なくとも細菌性疾患についてはその対処法がわかってきた（左欄参照）．

　伝染病の分野のみならず，環境衛生学（Pettenkofer［ペッテンコーファー，1818～1901 独］），公衆衛生学（Chadwick［チャドウィック，1800～1890 英］），看護学（Nightingal［ナイチンゲール，1820～1910 英］）の分野でも発展がみられ，人類にとって最大の脅威となっていた各種伝染病は抗菌剤やワクチン等を使用した医療行為が有効に使われる前にその死亡率は激減することになった．それは公衆衛生活動（予防医学）の大きな成果だと思われる（図 1-2）．

2．20 世紀の医療と公衆衛生の発達

1）ウイルスの解明と抗菌剤，そしてワクチンの開発

　19 世紀のうちに主な細菌はほとんど解明されたが，細菌濾過器を通過して

パスツール
農業科学者．自然発生説打破（1861），炭疽菌の発見，炭疽ワクチンの発見（公開実験により効果を証明）および狂犬病ワクチンの製造，免疫現象の解明．

コッホ
細菌の顕微鏡検査のための培養法，固定法，染色法を考案．各種細菌（炭疽菌，結核菌，コレラ菌など多数の菌）を発見

ゼンメルワイス
「産褥（さんじょく）熱の検討」（1848）．お産時の消毒法を実施し，産婦の死亡率を激減させる．

リスター
外科学．手術時の防腐法の徹底により切断術を行った患者の死亡を激減させる．

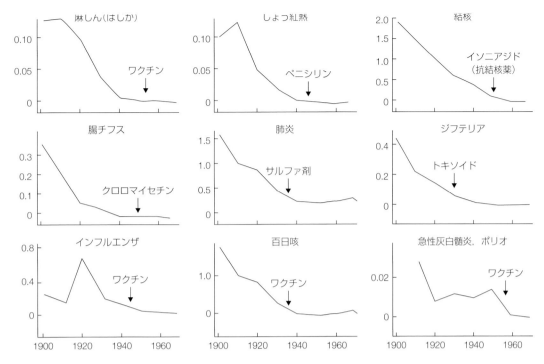

図1-2　感染症死亡率激減と公衆衛生の役割

医療行為（抗生物質，特効薬，予防接種など）より公衆衛生学的政策の実行の方がはるかに死亡者を抑制できた．縦軸は死亡率．（Kaplan RM, Sallis JF, Patterson TL et al.: Health and Human Behavior. McGrow Hill, 1993.）

しまう生物，すなわちウイルスもいることが19世紀の終わりにはわかってきて，植物に寄生するタバコモザイクウイルスや家畜に寄生する口蹄疫ウイルス等が起こす病気が解明された．しかし，ヒトのウイルスは20世紀になってやっと解明され，C型肝炎ウイルス，レトロウイルス（HIVやHTLV），各種出血熱（ハンタウイルス，エボラウイルス等）等，20世紀末になり同定されたものも少なくない．何といっても20世紀における病原微生物に対する輝かしい成果は抗菌剤の発達であろう．**化学療法剤**としては梅毒の特効薬として知られるサルバルサンや肺炎や創傷感染に有効なサルファ剤が20世紀初頭に開発されたが，**抗生物質**の開発は20世紀最大の業績であると思う．Flemingが偶然発見した青カビ（ペニシリン）による細菌の融解現象の解明は，第二次世界大戦中に米国でその大量生産に成功し，多くの傷病兵を救うことになり一躍有名になった．戦後多くの抗生物質が生産されるようになり，ペニシリンでは無効の結核菌やリケッチアやクラミジア等，広域の病原体に対して著効を示すものが各種開発されるようになった．しかも細菌の仲間だけでなく，真菌や原虫，さらにはある種のウイルスにも効果のある化学療法剤も開発されるようになり，1970年代になると病原微生物に対する恐怖は，少なくとも先進諸国においてはなくなりつつあった（その後のことは第8章「B．感染と生体防御」参照，p. 114）．

Pasteurによる炭疽菌や狂犬病の**ワクチン**の技術は，20世紀になり組織培養

法の発達とともに，細菌と違いほとんどのウイルス疾患に対して効果のない抗生物質に代わり，多くのウイルス病に対してワクチンの開発による予防が可能になった．積極的にワクチン行政を進めている米国では，すでに麻しん，風しん，ムンプスはほぼ制圧されてきたし，痘そうは WHO による積極的な接種により全世界から消滅し，ポリオもほとんどの国では患者がいなくなった．

2）検査法や治療法の発達

20世紀は感染症のみならず，あらゆる科学が急速に発達した．X線の発見（Röntgen［レントゲン，1845〜1923 独］）やそれを応用したレントゲンの技術は CT（Computed Tomography：コンピュータ断層撮影）や MRI（Magnetic Resonance Imaging：磁気共鳴画像診断），さらには PET（Positron Emission Tomograph：陽電子放出断層撮影）等の高度な画像診断を可能にし，がん検診等に大きな役割を果たしてきた．DNA の二重らせん構造の解明（Watson&Crick，1953 年）は生化学の発展を促したばかりでなく，その発見のわずか 20〜30 年後には遺伝子治療や生殖治療といった分野までもの発展をみるようになった．

3）WHO と公衆衛生活動

1948 年の WHO の開設は，途上国も含め人類の健康の保持増進に大きな成果をもたらした．前述した感染症制御に対する貢献のみならず，世界中の人々が 2000 年までに住民の積極的な健康増進活動により，すべての人々が健康な生活が成就されるように願ったアルマ・アタ宣言等，多くの活動がなされてきた．さらに，積極的に自らの健康の維持増進を行うことを推進するヘルスプロモーション「オタワ宣言」，医療行為によるプライバシーの保護やインフォームド・コンセントを推し進めることを目的とした「ヘルシンキ宣言」等の国際会議の開催は，公衆衛生活動の推進とそのあり方について大きな意味をもつものである．

3．日本の予防医学－衛生学と公衆衛生学の発展－

産業革命以来，西欧諸国の都市生活は劣悪になり，トイレもない住宅事情は道路に汚物が散乱するような不潔な状態であったといわれるが，江戸時代の江戸の町は将軍拝謁に訪れたオランダ人の日記等によると，道路は掃き清められ，驚くほど清潔であったことが知られている．幕府は早くから神田上水や玉川上水により水道をつくり，また到る所に公衆浴場ができる等，江戸の町は不完全ながらも庶民の衛生は一応守られていたようである．

島国である日本は鎖国状態であることも幸いし，ペストの流行がなかった唯一の先進国であり，麻疹でさえ江戸時代には数十年に1回中国から流行が持ち込まれるような状態であった．当時の状況では世界的にみてもめずらしいと思われる寺子屋の隆盛は，末端までもの日本人の教育の普及を促し，それを通じ

表1-2　日本の衛生学と公衆衛生学の歴史

年	事項	年	事項
1590年	神田上水開設	1950年	生活保護法，精神衛生法
1713年	貝原益軒「養生訓」	1961年	国民皆保険の実現
1855年	神田お玉が池種痘所開設	1965年	母子保健法
1878年	内務省に衛生局設置	1967年	公害対策基本法制定
1897年	伝染病予防法施行	1971年	環境庁設置
1911年	工場法制定（1916年施行）	1972年	労働安全衛生法
1925年	細井和喜蔵「女工哀史」	1973年	老人医療の無料化
1937年	保健所設置	1983年	老人保健法施行
1938年	厚生省設置	1993年	公害対策基本法から環境基本法（成立）に
1947年	日本国憲法施行（第25条：公衆衛生の向上）	1996年	らい予防法廃止
1947年	労働省設置，労働基準法，児童福祉法，食品衛生法	1999年	感染症法施行
1948年	各種衛生法規（医師法，保・助・看法，医療法など）	2000年	介護保険法施行，「健康日本21」計画策定

　て「養生訓」等の教えも広まっていったと思われる.

　明治になると欧米の諸制度を見習い，衛生局の設置，「伝染病予防法」の制定，「工場法」の制定等の国民生活に大きな影響を及ぼす法律ができた. しかし，富国強兵が国の基本方針であり，多くの日本人が小作制度下の農民で，制度に縛られ，劣悪な環境での生活を強いられており，生活は貧しく，基本的人権も守られていなかった. それを根底から覆したのは第二次世界大戦後のことであった.

　戦後，「日本国憲法」第25条の規定により，健康の保持増進が国の義務として謳われるようになり，多くの欧米先進諸国並みの保健・医療・福祉・労働に関する法律が整備され，1960年以降の高度経済成長の長期継続もあり，戦前とは比べ物にならないほどの恩恵を受けるようになった. 特に，国民皆保険制度の実施とそれに続く老人医療無料化制度は国民に安価な医療を提供し，公平・平等な医療環境を全国民に与えることになった（表1-2）.

第2章　環境と健康

A．人間と環境の相互作用

1．有害物質の生体影響評価

　有害物質の生体への影響は吸収，輸送，体内分布と蓄積，排泄等の生体内代謝と関連がある．

①吸収：有害物質が生体内へ取り込まれる経路には皮膚，呼吸器，消化器があり，日常環境では消化器吸収が，労働環境では主に呼吸器吸収，さらに皮膚吸収が問題となる．呼吸器吸収の場合，化学物質の空気中の存在状態（ガス，フューム，蒸気，粒子状物質など）が吸収に際し問題となる．

②輸送：体内に吸収された有害物質は血中を経由し，からだの各組織へ輸送される．その場合，体内蓄積性との関連から各々の物質の血漿・血球比に注目しなければならない．銅の血漿・血球比は約1であるのに対して，鉛の血漿・血球比は0.01であり，血球成分と強く結びつき，その体内残留性は高い．

③体内分布と蓄積：体内に吸収された有害物質は，その物理的・化学的性質によって蓄積しやすい組織が異なる．脳や胎児などへは有害物質が容易に入り込まないように血液脳関門や血液胎盤関門があるが，脂溶性物質はそれらの関門を通過し，中枢神経系障害や胎児への障害を引き起こす．

④排泄：体内に取り込まれた有害物質は，尿，糞便，呼気，汗，毛髪等から排泄され，血中含有量は次第に減少する．カドミウムは，腎臓に蓄積し，尿細管障害を起こすため，カドミウム障害の早期診断項目として尿中低分子量タンパク質（β2ミクログロブリン）の測定が用いられている．

⑤用量－反応曲線：一般に，化学物質の有害性を決定する唯一の因子は量であり，その関係は用量－反応曲線で表せる（図2-1）．毒性が現れない曝露量を最大無作用量という．さらに，最大無作用量×1/10×1/10を1日摂取許容量という．一定量以上の化学物質に曝露されると，生体への毒性が発現する（図2-2）．

1）生物濃縮

　有害物質濃度が環境中よりも生物体内で高くなる現象を生物濃縮といい，生体ピラミッドで上位にある生物ほど食物連鎖により高濃度となる．環境中で安定であり，生体に取り込まれやすく，生体内で代謝・分解を受けにくく，排泄されにくい物質ほど濃縮係数が高くなる．濃縮係数（左欄参照）とともに，環

濃縮係数
その物質の物理的・化学的性質，特に脂溶性との関係が深く，新規化学物質の安全評価，環境汚染予測に重要な値として用いられる．
・生物への移行蓄積を示す指標（生体内濃度／環境中濃度）
・植物中濃度／土壌中濃度，水中生物中濃度／水中濃度

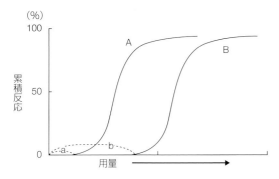

図2-1　2種類の化学物質の用量-反応関係

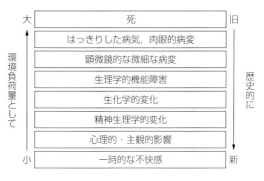

図2-2　環境作用による生体反応の諸段階

表2-1　主な金属の生物学的半減期

金属	臓器	生物学的半減期	
カドミウム	ヒト腎	17.6年	（土屋）
		33年	（Kjellstrom）
鉛	ラット脊椎	64日	（Torvik）
	イヌ骨格	7,500日	（Fisher）
	ヒト骨	10年	（ICRP）
無機水銀	ヒト全体	29〜60日	（Rahola）
水銀蒸気	ヒト脳	数年	（Takahata）
メチル水銀	ヒト全体	70日	（Berglund）

毒性評価法

毒性評価法として次のようなものがあげられる.

・急性毒性：1回投与で14日間観察
・亜急性毒性：連続投与で90日間観察
・慢性毒性：連続投与で一生観察
・半致死量：LD_{50}値＝Lethal Dose50％値（投与された生物の半数が致死に至る量で毒性の指標）

生物学的半減期（BHT）

・濃縮係数とともに，環境汚染物質の生物濃縮，蓄積，排泄の総合的指標として有用.
・環境汚染物質の新たな吸収がない場合に，その物質の体内残留量が初期の半分に減少する時間をいい，動物実験により求める.
・BHTの長い物質ほど，排泄速度が遅く，残留性が強く，体内最大蓄積量は大きくなる.

境汚染物質の生物濃縮，蓄積，排泄の総合的指標として生物学的半減期（表2-1）（左欄参照）がある.

2）薬物代謝系酵素

　体内に吸収された有害物質は主に肝臓で分解・解毒される.それらを担う酵素群は薬物代謝系酵素といわれ,その作用には第1相反応→第2相反応がある.

①第1相反応：酸化，還元，加水分解反応を行う.極性（水溶性）は増すが，必ずしも解毒に向かうとは限らない.

②第2相反応：抱合反応（グルクロン酸抱合，硫酸抱合，グルタチオン抱合）を行う.さらに水溶性が増し，体外への排泄が促進され，一般的には無毒化へ向かう.アリニン色素によるメトヘモグロビン血症は生体内代謝産物が原因物質であり，必ずしも無毒化に向かうとは限らない例である.

2．環境影響評価（環境アセスメント）

　環境は一度損なわれると，その回復には多くの費用と年月を要し，完全には回復し難い.環境問題の根本的解決は，未然に環境悪化を防止し，持続可能な社会を構築していくことであり，環境アセスメントの重要性が一段と高まっている.環境アセスメントとは，開発事業の実施にあたり，事業者があらかじめ

その事業に関係する環境への影響について，事前に十分な調査，予測および評価を行い，その結果に基づき，環境保全について適正に配慮しようとするものである．既存の規制を遵守するだけでなく，国，地方公共団体，事業者，国民の責務を明らかにした上で，環境への負荷の低減などの取り組みを積極的に行うことが必要とされる．

■B．地球規模の環境の変化

　人類は地球規模の環境（地質や生態系）に重大な影響を与えたとして，想定上の地質時代「人新世」が提案されている．労働からの解放により，わが国は便利で豊かな生活を享受しているが，現在は「欲望の爆発」ともいうべき現状ではないだろうか．主要耐久消費財等の普及率は電気洗濯機，電気冷蔵庫，カラーテレビがほぼ100％であり，他の普及率も軒並み上昇している．21世紀初頭の日本人1人当たりのエネルギー消費量は発展途上国の約10倍に上り，一方，現在の発展途上国の1人当たりのエネルギー消費量はわが国の第二次大戦後の消費量並である．20世紀半ばまではひとにぎりの先進諸国の問題に過ぎなかったが，途上国の人口増加，巨大な人口をもつ一部の途上国の急速な工業化などは，その危機的な状況を一層深刻なものにしようとしている．これらによるエネルギー消費量の増加と，地球温暖化を中心とする地球環境問題とは無縁ではない．

　現在，図2-3（環境省，2000）に示された①〜⑨が地球環境問題と定義され

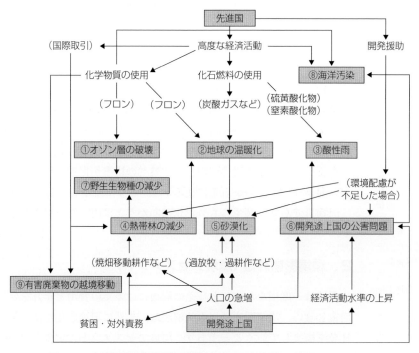

図2-3　地球環境問題の相互関係（環境省：平成11年版環境白書．2000.）

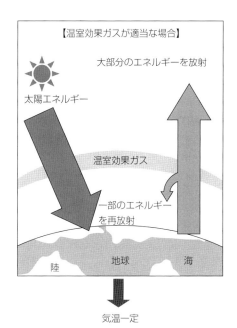
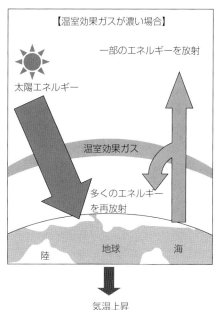

図 2-4　地球温暖化のメカニズム

ている．**環境白書・循環型社会白書・生物多様性白書**とあるように，生物多様性が尊重され，また海洋中のマイクロプラスチック（サイズが 5mm 以下の微細なプラスチックごみ）による海洋汚染も注目されている．

　地球環境問題を空間・時間・原因の 3 つの基軸でみると，地球温暖化こそ人類にとって最大かつ根本問題であり，また地球温暖化と他の地球環境問題との関係では，地球温暖化はあらゆる問題に関係がある．

1．地球の温暖化

1）地球温暖化のメカニズム

　地球の気温は，太陽からのエネルギー入射と地球からのエネルギー放射のバランスによって決定される．まず，地球は太陽からのエネルギーで暖められ，暖められた地球からはその熱の一部が放射されるが，**温室効果**のあるガスがこの熱を吸収し，再び地表にもどす（再放射）．このエネルギーのバランスにより，地球上は 15℃ 前後に平均気温が保たれ，生物の生存が可能な環境を維持できる．このガスを**温室効果ガス**とよび，大気圏に存在する二酸化炭素，メタン，フロン，水蒸気等の気体の総称で，特に二酸化炭素は温室効果ガスの大半（64 %）を占める．ところが，近年このエネルギーバランスが崩れ，地球全体が温暖化している．その主原因は，大気中の温室効果ガス濃度の上昇である（図 2-4）．

　温室効果ガスのうち二酸化炭素量は総量が多いため，温暖化に対する寄与率が高く注目されている．IPCC（Intergovernmental Panel on Climate Change：気候変動に関する政府間パネル）**第 4 次評価報告書**によると，世界

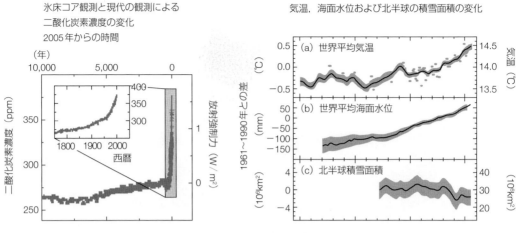

図2-5 地球温暖化の危機
過去10,000年（全体図）および1750年以降（挿入図）の二酸化炭素の大気中の濃度
（環境省中央環境審議会 第10回 21世紀環境立国戦略特別部会：地球温暖化の危機
（その1）．特別部会にこれまで提出された主な参考資料の一覧, p. 2, 2007.）

の平均的な二酸化炭素濃度は18世紀の278ppmからこの200年程で急増している．その後，2015年には398ppm，2020年12月には414ppmと増加の一途である．

2）地球温暖化の現状と将来予測

二酸化炭素濃度変化，世界平均気温，世界平均海面水位，北半球積雪面積の変化が**図2-5**（環境省中央環境審議会，2007）に示されている．

地球の平均気温は，1906〜2005年までの100年間で，0.74（0.56〜0.92）℃上昇した．さらに，最近50年間の長期傾向（10年当たり0.13（0.10〜0.16）℃）は，過去100年の約2倍の速さで上昇している．熱による海水の膨張や氷床の融解が主原因とされている海面水位上昇量は，20世紀を通じて約0.17（0.12〜0.22）mである．

IPCC第5次評価報告書（2013〜2014年）によると，地球温暖化が現在の速度で進行すると，産業革命前の1850〜1900年を基準として，2030〜2052年の間に1.5℃上昇し，もし2℃に達すると熱波や世界各地で起きている山火事，洪水などのリスクが増え，感染症が増加すると予測した（**図2-6**；環境省）．これらは人間活動の影響であるとし，事実2021年6月にはカナダと米国西海岸を記録的熱波（49.6℃）が襲った．

3）地球温暖化への国際的取り組み

地球温暖化に対する国際的取り組みは，1988年に第1回のIPCCがジュネーブで開催され，1992年には「環境と開発に関する国連会議」（地球サミット）が続き，国際会議で繰り返し二酸化炭素の排出抑制策が協議された．1997年に京都で開催された国連気候変動枠組条約第3回締約国会議（**COP3**）では，

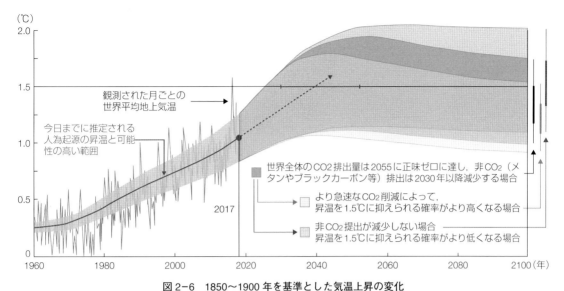

図 2-6　1850〜1900 年を基準とした気温上昇の変化
資料：気候変動に関する政府間パネル（IPCC）「1.5℃特別報告書」（2020）より環境省作成.

パリ協定
二酸化炭素などの温室効果ガスの排出を今世紀後半までに実質ゼロにすることを目指す. 具体的には気温上昇を 1.5℃ 未満に抑える努力をし, 各国は温室効果ガスの削減目標を自主的に作り報告し, その目標は前より下げず, 5 年ごとに目標を更新する内容である. わが国を含めて 185 の国と地域が締結している（2018 年 5 月現在）. 日本の 2030 年度温室効果ガス削減目標は 2013 年比 46％減が宣言された（2021 年 6 月）.

先進各国の温室効果ガス排出量について, 法的拘束力のある数量化された削減約束を定めた**京都議定書**が全会一致で採択された. しかし京都議定書の問題点は, 最大の排出国の米国が離脱し, 多量排出途上国の中国やインドが削減義務を負っていない点であった. 2011 年の **COP17** では 2020 年からのポスト京都議定書が最大の議題となり, EU を中心として 2015 年までに 2020 年からの新たな地球温暖化対策の国際枠組み（米国, 中国, インドも参加）を取り決めることを前提に, 京都議定書の延長を決定した. 2015 年には IPCC 第 5 次評価報告書を受け, **COP21** がパリで開催され, 世界共通の達成目標「1.5℃」が合意ゴールとなり,「パリ協定」が採択され, 今世紀中の**脱炭素経済**, **脱化石燃料**の方向性が示された（左欄参照）.

　IPCC 第 6 次評価報告書は 2021 年 9 月に最新知見を公表した. 2021 年 11 月には COP26（英国, グラスゴー）が開催され, 1.5℃ 目標に向かって世界全体で努力することが正式に合意された（**グラスゴー気候合意**）.

　医学誌 Lancet は「温暖化の健康影響」の共同研究プロジェクト報告書「**ランセット・カウントダウン**」（2016〜）を公表している（p. 16 左欄参照）. パリ協定の目標を達成しなければ, 感染症の増加, 気候変動, 洪水, 山火事などをもたらし, 公衆衛生とインフラに大きな影響をもたらし人類の健康を損ね, 新型コロナウイルス感染症はその警告としている.

2．酸性雨

　酸性雨とは, 二酸化硫黄や窒素酸化物などの大気汚染物質が, 大気中で硫酸や硝酸などに変化し, 再び地上にもどる現象のことである. 酸性雨は, 原因物質の発生源から数千 km も離れた地域にも影響を及ぼし, 国境を越えた広域的

ランセットカウントダウン
医学誌ランセット主催の24大学とWHO等が取り組む「健康と気候変動との関連性」,「温暖化の健康影響」の共同研究プロジェクト報告書(2016〜).「温暖化はすでに健康に影響」と警告している.感染症の地理的拡大,熱中症に起因する死亡率など43の指標が発表されている.

日本の酸性雨
日本では,1983年から酸性雨モニタリングやその影響に関する調査研究を実施している.1983年から20年間の調査の結果,日本では全国的に欧米並みの酸性雨が観測されており(全平均値pH4.77),日本海側の地域では大陸に由来した汚染物質の流入が示唆された.

オゾン層の役割
オゾン層とは,地上から10〜50km上空の成層圏にあるオゾン(O_3)が豊富な層であり,特に地上から20〜25kmの高さでもっとも濃度が高くなる.オゾンは成層圏で自然に発生する酸素原子3個からなる化学作用の強い気体であり,通常はオゾンの生成と分解のバランスは保たれている.生物にとって有害な太陽からの紫外線の多くを吸収し,地上の生態系を保護する役割を担っている.そのため,もっとも波長が短く有害な遠紫外線(UVC:波長100〜280nm)と極遠紫外線(UVC:波長10〜100nm)は地表に届くことはほとんどない.

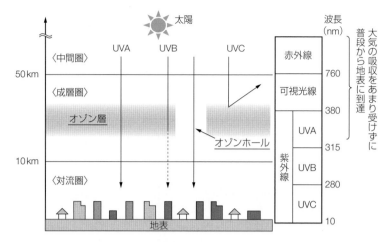

図2-7　紫外線に対するオゾン層の役割

な環境問題である.ヒトに対する影響だけでなく,森林,土壌,湖沼などの生態系,文化財などへの深刻な影響を及ぼす.

　酸性雨が早くから問題となっている欧米諸国では,1979年に「長距離越境大気汚染条約」が締結され,酸性雨の状況の監視と評価,酸性雨原因物質の排出削減対策などが着実に進められた.

　東アジア地域では,東アジア酸性雨モニタリングネットワーク(EANET)が1999年から本格稼働を開始した.2020年現在,EANETの参加国は,日本を含めて13カ国である.

3. オゾン層の破壊

　オゾン層は,1980年代より減少しつつある.オゾン層において,オゾン濃度が相対的に周囲よりも極端に低濃度になっている領域をオゾンホールという.特に,南極域の上空ではオゾン量の減少が著しく,人工衛星からオゾンホールが観測され,その拡大が問題となった.オゾン層破壊物質から放出された塩素や臭素が活性度の高い状態に変換され,これらが連鎖反応的に成層圏オゾンを壊す.オゾン層破壊物質は,かつて冷蔵庫やエアコンの冷媒,スプレー缶などに大量使用されており,大量生産,大量消費という現代社会の産物である.2011年春には南極域のオゾンホールに匹敵するオゾン層破壊が北極域でも観察された.

　オゾン層が破壊されると以前はあまり地表には到達しなかった中紫外線(UVB)が増加する(図2-7).オゾン層におけるオゾン量が10%減少すると,地上に到達するUVBの量は1.5%増加すると推定されている.このUVBの増加により,皮膚がんや白内障の増加,免疫抑制などの健康被害を発生させるおそれがある.

　「オゾン層の保護のためのウィーン条約」(1985年)および「オゾン層を破壊する物質に関するモントリオール議定書」(1987年)が採択され,一定の種類

のクロロフルオロカーボン類およびハロンの生産の段階的削減を行うことが合意された．2015 年 9 月時点で，条約および議定書の締約国数は，195 カ国および EU である．

これらを経て人為起源のオゾン層破壊物質の総濃度は，1992〜1994 年の最大値から減少し続けている．モントリオール議定書の科学アセスメントパネルの報告によると，南極域のオゾン濃度は，2060〜2075 年頃にオゾン濃度が正常であったと考えられる 1980 年以前の値にもどると予測されている．

4．森林破壊と砂漠化

世界の森林は，陸地の約 30 ％（面積約 40 億 ha）を占めるが，2000 年からの 5 年間で，年平均 732 万 ha の割合で減少し，特に東南アジアで森林の減少が著しい．熱帯林は温室効果ガスである二酸化炭素の固定等，地球環境の保全にとっても重要である．熱帯林の減少により，貴重な熱帯雨林の生物種が毎年 1 万種ずつ消滅しているといわれている．

世界全体で森林が失われている一方で，砂漠化が急速に進んでいる．地球における砂漠は陸地の約 25 ％（面積約 36 億 ha）を占めるが，その周辺では毎年 600ha も砂漠が拡大している．砂漠化は干ばつとそれに基づく飢餓をもたらし，当該地域に深刻な経済ダメージを与えるだけでなく，その地域が拡大すれば地球規模の環境問題となり得る．砂漠化の防止は地球サミットの「アジェンダ 21」でも取り上げられ，1994 年に「国連砂漠化条約」（UNCCD：正式名称「深刻な干ばつ又は砂漠化に直面する国（特にアフリカの国）において砂漠化に対処するための国際連合条約」）が採択された．2015 年 8 月時点で，締約国数は 194 カ国および EU である．

C．環境汚染と健康影響

1．ダイオキシンと内分泌かく乱化学物質

1）ダイオキシン問題

ベトナム戦争で米軍は枯葉剤（2, 4, 5 - T）を多量散布したが，不純物として含まれていたダイオキシンによりベトナム民衆に多数の奇形児が生まれた．1976 年にはイタリアのセベソで農薬（トリクロロフェノール）工場が爆発し，37,000 人の住民が被災した．このダイオキシン汚染土がフランスにトラック輸送される事件が起き，これを期にバーゼル条約（有害廃棄物の越境移動禁止）が結ばれた．ダイオキシン類は環境ホルモン物質にも認定されている．

2013 年度に人が 1 日に食事および環境中から平均的に摂取したダイオキシン類の量は，体重 1kg 当たり約 0.59pg - TEQ（毒性等量）と推定された．この数値は経年的な減少傾向から大きく外れるものではなく，耐用 1 日摂取量の 4pg - TEQ / kg / 日を下回っている．ダイオキシン類等の母乳汚染およびそれ

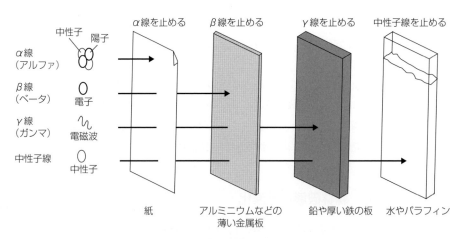

図2-8 電離放射線の種類と特性

中性子線：照射されると物質を放射化（放射能を放出する物質に変わる）．原子炉からは中性子線も放出（中性子放射化分析）．
ガンマ線：透過力が強い（生体影響が強い）．

らの乳児への移行が懸念されている．ダイオキシン類対策として，推進基本指針と特別措置法（1999年）がある．

2) 内分泌かく乱化学物質（環境ホルモン）問題

レイチェル・カーソンの「沈黙の春」（1962年）での警告（p. 23参照）から30年，シーア・コルボーンらは「奪われし未来」（1996年）での警告によって，環境ホルモン問題を提起した．

環境ホルモンとは俗称であり，生体に入ってホルモンと同じような作用をし，またはその反対にホルモン作用を阻害する化学物質と定義されている．現在，作用メカニズムがエピジェネティクス（DNA塩基配列の変化を伴わない，細胞分裂後も継承される遺伝子発現）の視点からも行われている．

環境ホルモン作用が疑われている物質は67種類あり，ダイオキシン，PCB，有機スズ化合物などのほか，DDT，BHCなど農薬が多い．精子数の減少など健康への影響が懸念されている．未知の部分もまだ多いが，その一方で生態系への影響など，確かな証拠も存在している（左欄参照）．

2．放射線と健康

放射線は，電離・非電離放射線に大別できる．電離放射線は，物質を通過する際，その物質を構成している原子や分子にエネルギーを与えて，原子や分子から電子を分離させる能力（イオン化）があるが，非電離放射線にはその能力がない．電離放射線の特徴として種類により物質の透過性が異なる（図2-8）．

一般に，波長が短いほど，エネルギー量は大きい．放射線を放出する能力を放射能とよび，その強さは放射性核種の半減期と数で決まる．単位はベクレル（Bq）で，1個の原子核が壊れるときの1秒間の放射能を1Bqで表す．人体への影響は，照射線量，吸収線量，線量当量で表す．年間1人当たりが受ける自

紫外線

波長10～380nmの電磁波で，大気圏ではほとんど散乱または吸収される．その波長帯域によって，近紫外線（UVA：315～380nm），中紫外線（UVB：280～315nm），遠紫外線（UVC：100～280nm），極遠紫外線（UVC：10～100nm）に区分される．生物への影響は波長により異なる．近紫外線は，メラニン色素の産生を促し，色素沈着を誘発する．波長帯域290～310nm付近のものは，生物学的作用が大変強いため，ドルノ線（健康線）とよばれ，7－デヒドロコレステロールをビタミンDに変換するほか，新陳代謝の促進や感染症に対する抵抗を増強する．皮膚がんの誘発には，主にUVBが関係する．波長帯域260nm付近は強力な殺菌作用がある．

可視光線

波長380～780nmの電磁波で，太陽光線の大部分を占める．網膜を刺激して紫から赤の色感を起こし視覚を生じるが，照度が不足または過剰の場合には眼の障害を引き起こす．

赤外線

波長780nm以上の電磁波であり，組織透過性が高い．数cmの深さまで透過する．生体作用は熱作用で，皮膚から吸収される．末梢血管拡張作用があるため，病気の治療にも使われるが，熱中症や火傷，白内障の原因にもなる．

マイクロ波

波長が赤外線より長く，生体作用は熱作用が主体で，組織への透過性が大きい．

レーザー光線

単一波長で位相がそろい，指向性が強い特性をもっている．特に眼と皮膚に障害を及ぼす．

表2-2　放射線による障害

被曝者への障害	
早期障害	全身の障害：急性放射線症（全身倦怠感，吐き気，食欲不振，めまい） 感受性の高い臓器の障害： ・骨髄→白血球・血小板・赤血球の減少（貧血，出血傾向） ・生殖腺→無精子，無月経，不妊 ・眼→眼精疲労，角膜・結膜・虹彩の炎症 ・皮膚→皮膚の紅斑，脱毛，潰瘍
晩発障害	寿命短縮 悪性腫瘍：白血病，甲状腺癌，皮膚癌 再生不良性貧血 白内障

次世代への障害（後世代的障害）
胎児の発育障害：奇形，原爆小頭症 染色体異常 遺伝子突然変異

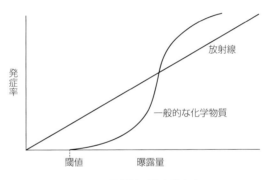

図2-9　放射線の障害発症率

然放射能は約1.1ミリシーベルト（mSv）である．

1）電離放射線

　電離放射線は高エネルギーの電磁波（γ線，X線）と粒子線（α線，β線，陽子線，重陽子線，中性子線）に大別され，がん治療などに利用されている．しかし大量照射されると，人体に悪影響を及ぼす．放射線感受性は，成人に比べて胎児や小児の方が高く，また分裂中の細胞（骨髄，リンパ組織，生殖腺など）の放射線感受性は著しく高い．一般的には，電離放射線による障害を放射線障害とよび，**早期障害**と**晩発障害**，後世代的障害に分けられる．晩発障害は，少量かつ長期間に渡り被曝を受けた場合に現れる障害であり，寿命の短縮，白血病や皮膚がんなどの悪性腫瘍の発生，白内障などが現れる．後世代的障害としては，胎児障害や染色体異常などがある（表2-2）．一般的な化学物質はある一定の**閾値**（一定以下の濃度では有害性はない）をもつが，放射線の障害は閾値が存在せず，微量でも有害性をもつ可能性がある（図2-9）．

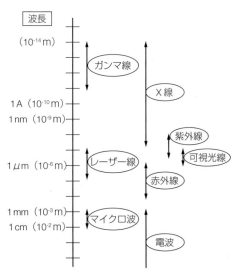

図 2-10　各種放射線の波長と単位

2）非電離放射線（図2-10）

　非電離放射線は，紫外線より波長の長い放射線に相当し，紫外線の他に可視光線，赤外線，マイクロ波，レーザー光線などがある．

3．原発事故と脱原発

1）原発事故

　2011 年 3 月 11 日に発生した**東日本大震災**は，大地震と大津波という自然災害に加え，東京電力福島第一原子力発電所（福島第一原発）の災害も複合した．原子炉建屋の爆発により放射性物質が大量放出され，広大な汚染域が生じ，各地で放射線量が急増し，ホットスポットと呼ばれる高い放射能汚染地域が散在し，周辺地域からの避難（8.5 万人）や，土壌や農作物等の放射性物質による汚染など，未曾有の事故による甚大な被害が生じている．

　福島第一原発とチェルノブイリ（1986 年 4 月 26 日）の両原発事故は，国際的事故評価尺度で最悪の「レベル 7」に認定された．両事故と広島の原爆とを比べると，放出されたセシウム 137 の比較では，福島はその 168 倍，チェルノブイリは 955 倍といわれている．

　原発事故後に駆けつけて大量被ばく死した消防士らの証言文学「**チェルノブイリの祈り**」の著者スベトラーナ・アレクシェービッチは 2015 年度のノーベル文学賞を受賞した．

2）脱原発への模索

　福島第一原発爆発事故では原発の安全性がクローズアップされ，これを機にと再生可能エネルギーという選択肢が登場した．しかし当初は再生可能エネルギーの高コストと不安定性が課題であるといわれた．

その後の再生エネルギー固定価格買取り制度の年平均伸び率をみると，原発事故前の 2010 年から 2012 年では 9 ％増であったが，2012 年から 2017 年は 22 ％増へと伸びており，その伸び率の中では太陽光発電の伸び率が高かった．

また日本の電源構成の推移（経産省資料）をみると，再生可能エネルギーは 2010 年では 9 ％，2017 年は 16 ％，2030 年予測では 22～24 ％を担うとされている．しかし同じ資料で原子力をみると，2010 年では 29 ％，2017 年は 3.1 ％，2030 年予測では 20～24 ％に位置付けられ，原発復活シナリオが描かれている．

一方，脱原発に踏み切ったドイツでは 2017 年の再生可能エネルギーは 34 ％であり，原発は 12 ％に抑制されている．他の電源構成はほぼわが国並みであることから，脱原発のドイツの政策に倣い，わが国も再生可能エネルギーへの転換が可能ではなかろうか．

当初，再生可能エネルギーは発電コストが高いといわれていたが，事故費用や廃炉費用を含めると原発が最高コストとなってきた．また，再生可能エネルギーの不安定性対策はドイツと同等以上の技術力を持つわが国ではその克服が予想され，また新たな雇用も生むと思われる．経産省は 2030 年時点の電源別発電コスト最安は原子力→太陽光と試算した（2021 年 7 月）．

この大災害に遭遇した同時代のわれわれは，再生可能エネルギーへの道筋をつける義務があるであろう．先行したドイツの脱原発の決断から学び，不足する電力を再生可能エネルギーで補える可能性を信じたい．

▌D．公害

環境と健康は密接に関連している．健康は環境によって大きく左右され，環境は健康を育む上で重要な要素であり，環境を大切にする心を育むことが重要である．水俣病の例で明らかなように環境破壊は健康障害を引き起こし，生活破綻まで招いたが，これが 20 世紀文明であった．環境を大切にする心は健康を育み，心豊かな生活の基礎を築くと考えられ，これが 21 世紀文明のめざす方向であろう．

1．典型 7 公害の歴史

1）公害の概念

広義での「公害」とは，人口増加や都市化などによってエネルギーや資源の消費が増大し，環境中に汚染物質が排出した結果，ヒトへの肉体的または精神的被害，生活環境の汚染，自然環境の破壊が生じることである．法律上の公害は典型 7 公害として定義されている（左欄参照）．

2）典型 7 公害の苦情件数の推移

日本で公害が大きな社会問題となってきたのは，高度成長期に入り重化学工

法律の「公害」とは（典型 7 公害）

「事業活動その他の人の活動に伴って生ずる相当範囲にわたる①大気の汚染，②水質の汚濁，③土壌の汚染，④騒音，⑤振動，⑥地盤の沈下及び⑦悪臭によって，人の健康又は生活環境に係る被害が生ずることをいう」と定義されている（「環境基本法」第一章第二条）（本章「D 3. 1）日本の対策」を参照，p. 23）．この定義は，1967年の「公害対策基本法」の中で明文化された．これによって上記の大気汚染から悪臭までの 7 種類が典型 7 公害と規定され，環境基準が設定された．

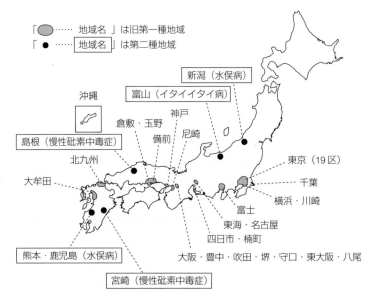

図2-11　公害健康被害の補償などに関する法律の指定地域と指定疾病一覧
(厚生労働統計協会：国民衛生の動向 2023/2024. p. 328, 2023.)

業の急速な発展が進んだ1950年代後半頃からである．典型7公害の苦情件数は，1972年に第1のピークを迎え，1998年には再び1975年以来の3万件台となった．典型7公害の苦情件数を種類別にみると，1996年までの苦情件数の首位は騒音・振動であった．最近5年間の動きをみると，「大気汚染」，「悪臭」，「水質汚濁」は減少傾向にある一方，「騒音」は増加傾向にあり，2019年度は，「騒音」が「大気汚染」とほぼ同数となった．

3）騒音・振動と健康

　騒音や振動は「環境基本法」（第一章第二条）で規定されている公害の1つであり，からだで感覚として感じるので感覚公害ともよばれる．騒音や振動の生体への影響には個人差があるが，生活妨害（作業効率低下，学習・思考妨害，睡眠妨害）や生理機能の変化（頭痛，ノイローゼ，血圧や脳内圧などの上昇）などを引き起こす．

　騒音の大きさは，騒音計で等価騒音レベルを測定し，法的にもこれを用いて規制している．騒音にかかわる環境基準は，地域の類型，地域の区分（一般地域または道路に面する地域）および時間の区分ごとに設定されている．

2．四大公害裁判

　1960年代には公害裁判も起こり，なかでも社会の注目を浴びたのは，四大公害裁判であり，イタイイタイ病事件，熊本水俣病事件，新潟水俣病事件，四日市公害事件がこれにあたる．これらの公害事件は，その帰趨について大きな社会的関心が寄せられた．被害者は多数にわたり，その被害も人命に及ぶもの

公害健康被害者補償法
（公健法）
1973 年に，公害健康被害者の迅速かつ公正な保護を図るため，「公害健康被害補償法」（公健法）が成立した．対象疾病には 2 種類があり，気管支喘息などのような原因物質と疾病との間に特異約な関係のない大気汚染疾病（多発地帯を第一種地域に指定）と，水俣病，イタイイタイ病，慢性砒素中毒症のような原因物質と疾病との間に特異的な関係がある疾病（多発地域を第二種地域に指定）である（図2-11）.

や，著しく健康を損なうなどの被害があったためである（図 2-11：厚生労働統計協会，2019）．公害被害者には**公害健康被害者補償法**（公健法）による救済制度がある（左欄参照）．

　イタイイタイ病とは，腎障害と骨軟化症を主症状とする慢性カドミウム中毒である．富山県の鉱業所がカドミウムを含んだ排水をそのまま神通川に流したことによる水質汚濁や農作物の汚染であり，長期間摂取したことにより引き起こされた．

　水俣病とは，手足の感覚障害，運動失調，求心性視野狭窄等を主症状とする中毒性の中枢神経系疾患である．メチル水銀が工業排水として排出され，生物濃縮を経て魚介類中にメチル水銀が蓄積し，それを大量に食べることによって発生した．熊本県水俣湾周辺と新潟県阿賀野川下流域で患者が確認された．これまでに 2,283 人が患者認定され，約 7 万人の被害が認められたが，患者認定の厳しさからなお約 1,400 人が患者認定を求め，国などを相手に裁判を続けている人も約 1,700 人いる．水俣病の発生から 2021 年で 65 年経ったが水俣病は終わっていない．水俣病の悲惨な経験を経て，現在では，水銀も地域的なものから地球規模での対処が必要な問題として認識されるようになり，2013 年 1 月に，水銀の人為的な排出・放出から人の健康と環境を保護することを目的とする「水銀に関する水俣条約」（水銀条約）が採択された．

3．日本の対策・世界の現状

　レイチェル・カーソンはがんと闘いつつ「**沈黙の春**」（1962 年）を執筆し，DDT などの大量の農薬使用による環境の汚染の実態を世に先駆けて告発し，破壊と荒廃へ突き進む現代社会のあり方に警告を発した．「沈黙の春」は「歴史を変えることの出来た数少ない本の一冊」といわれ，今なおロングセラーを続けている．事実，その問題提起は的中しカーソンの先見性が証明された．大気汚染など環境の一次変化の公害，環境汚染問題から，酸性雨などの環境の二次変化である地球環境問題へと問題が広がった今こそ「経済の世紀」から「環境の世紀」へ歩むべきであろう．

1）日本の対策

　歴史的な公害裁判などを通し，公害防止，自然環境保全を強化するため，1967 年に「**公害対策基本法**」，1972 年に「**自然環境保全法**」が制定され，これらを基本として環境行政が推進されてきた．1993 年に「公害対策基本法」と「自然環境保全法」が統合され，環境の保全を基本理念とする「**環境基本法**」が制定され，環境汚染の未然防止や積極的な環境保全を図ることが可能になった．

　21 世紀に入り，さらなる環境への負荷の低減や持続可能な社会への転換を図るため，「**循環型社会**」（図 2-12：環境省，2013）を形成することが叫ばれはじめた．2000 年に「**循環型社会形成推進基本法**」が公布され，2001 年に施行された．これにより，物質循環そのものの構築を目的とした政策の強化はもち

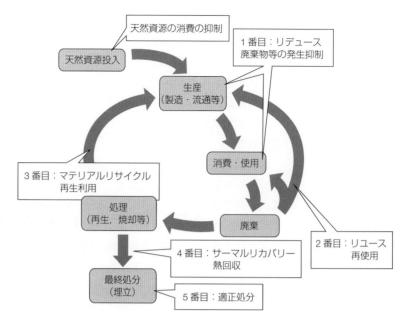

図2-12 循環型社会の姿（環境省：平成25年版環境白書．2013.）

ろん，製造，消費，回収，再生製造段階への再投入までの各段階において環境保全上の隙間をなくすことによって，物質循環がより健全になる社会の構築をめざしている（参考資料3，p. 213）．

2）世界の現状

多くの途上国では，人口の増加と都市への集中，工業化などにより，大気汚染，水質汚濁，衛生環境の悪化や自然環境の破壊が起きている．また，先進国を中心とする経済活動水準のさらなる高度化と，国際的な相互依存関係の拡大等を背景として，地球環境問題が顕在化し，地球規模での汚染と破壊が深刻化している．その結果，国際間での協力の重要性が認識され，地球規模の環境問題に対して，具体的な取り組みが行われるようになった．

環境問題に関する最初の世界的なハイレベル政府間会合は，ストックホルムで開催された1972年の**国連人間環境会議**である．1992年のリオデジャネイロでの**国連環境開発会議（地球サミット）**で採択されたリオ宣言，2002年のヨハネスブルグでの世界サミット（リオ＋10）において採択された「実施計画」は着実に実施されつつある．2015年には，COP21がパリで開催され，「パリ協定」が採択された．

現在，持続可能な世界を目指して地球規模課題への挑戦SDGs（Sustainable Development Goals：持続可能な開発目標）（2016〜2030年）が世界的に展開されている．

これは1948年の第3回**国連世界人権宣言**で定められた，人権という人類に普遍的な共通目標を1つ目の基礎とし，1972年の国連人間環境会議の環境と開発の両立の流れが1987年に「持続可能な開発」として初めて掲げられ，2つ

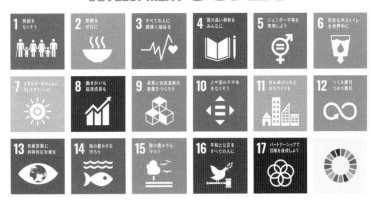

図 2-13　SDGs：持続可能な開発目標
（外務省：持続可能な開発目標（SDGs）と日本の取組.）

目の基礎となった．2000 年には国連のミレニアム開発開目標（MDGs）を経て，人権と「持続可能な開発」が統合して，2015 年の国連サミットで国連加盟 193 カ国全会一致の国際社会の共通目標，「**持続可能な開発目標**」，Sustainable Development Goals（SDGs）となった．より豊かな経済，より公平な社会，そして 2030 年までに持続可能な地球環境を達成する 17 のゴールを目指して世界的に展開されている（**図 2-13**）.

E. 環境衛生

1. 気候，季節

1）地球と生気象

　惑星である地球は自転（1 回転すると 1 日）しながら約 365 日（1 年）かけて太陽の周りを公転し，月は約 27 日かけて地球の周りを公転している．日本のような温帯に属している国は，地球の地軸がやや傾いているため太陽に面する角度が異なることから，四季の区別が顕著となる．これを図で表すと**図 2-14**のようになる．このように，地球のおかれている環境によりいろいろな気象現象が起こり，それにより生物はいろいろな影響を受け，ときにはそれらが生体に大きな作用を及ぼし，疾病を起こすことになる．そのようなことを研究する学問領域を**生気象学**（Biometeology）という．

　このうち太陽の周囲を回る地球の公転はもっとも多くの影響を与え，熱帯地方は 1 年中高温が続き，北極，南極地方は冷涼な気候が続く．温帯地方は四季がはっきりしているため，昔からよく研究されてきたのは季節差で，食中毒，消化器伝染病は梅雨時から夏に，呼吸器伝染病や脳卒中は冬に多くみられた．近年ではエアコンの普及により季節差が薄れ，その差は顕著ではなくなりつつあるが，花粉症など生物による影響があるものについても 1 年のうちの特定な

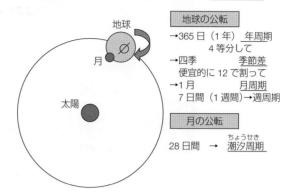

図 2-14　人の生理機能に影響を与える地球の自転と公転

時期にその影響がもたらされている.

　地球が自転するために，1 日のうちに昼と夜がめぐるために起こる日内周期も人に大きな影響があることがわかってきた．長い進化の過程で人々は昼間働き，夜は 8 時間程度の睡眠を取るようになった．ところが不思議なことに生物の日内変動は必ずしも太陽の影響による明暗リズムだけに従うわけでなく，人により 1 日の時間は多少異なり，約 24 時間の 1 日のリズムをとっている．これは内因性の生理機能で，**サーカディアンリズム（circadian rhythm：概日周期）**といわれている．このリズムは通常ほとんどの人で太陽が起こす明暗リズムに同調しているが，暗黒状態で居住させるとその人に特有な 1 日のリズムを起こすことになり，一般に人間のような昼光性の動物は 24 時間より長く，夜行性の動物は短い個々の特有な時間を 1 日と感じるリズムをとる．何らかの状況でこの内因性のリズムと明暗リズムの差が大きくなると，不眠症をはじめとした生理的機能に異変を起こすことになると考えられる．その他，三交代勤務のようなリズムを狂わすような勤務形態や航空機による東西方向への急速な移動（時差ボケ）も生体影響が特に大きくなることが知られている（図 2-14）.

　この**日内リズム**の生体影響はかなり大きなもので，動物実験による適量の同一濃度のエタノール投与実験では投与時間の差によりその死亡率が 0 ％から 80 ％の差を示した（Deimling ら，1980）．日内リズムは医療の現場でも注目されており，副作用の少ない時間帯と，治療効果の高い時間帯をうまく組み合わせ副作用の軽減と治療効果の増強を見込んで治療時を考える時間治療学という言葉も使われるようになった.

　そのほかの生気象学的な影響としては前線の影響がある．ドイツではアルプスを通過する前線の影響の研究が盛んで，前線通過時にはリウマチをはじめとする各種疼痛，気管支喘息，狭心症や心筋梗塞の発作，てんかん発作などが増

①空気中の正常成分
ⅰ窒素
常温常圧下では人体に特別な作用を及ぼさないが，高気圧作業では中枢神経系に対する麻酔作用があり，またその作業後に急激な減圧を行うと，血液中の窒素が気泡として生じ，減圧症となることがある．
ⅱ酸素
呼吸により肺胞を経て血液中のヘモグロビンと結合し，身体の各組織へ供給される．空気中の酸素が18%未満になると酸欠空気とされ，換気の注意が必要とされる．
ⅲ二酸化炭素
毒性はほとんどない．ここ数世紀の間にわずかではあるが増大し，2015年では約0.0398%とされ，地球温暖化の主原因として地球規模での環境問題となっている．室内環境では空気の汚染と換気の指標として用いられている．
②空気中の異常成分
ⅰ浮遊粒子状物質
（suspended particulate matter：SPM）
大気中に浮遊する微粒子のうち粒径が10μm以下のものの総称．その成分は，煙，粉じん，石綿，病原体，ディーゼル排気粒子など多様である．粒子の存在形態により，ダスト，ミスト，フュームなどに分けられる．
ⅱ一酸化炭素（CO）
無色，無味，無臭の猛毒ガスである．ヘモグロビンとの親和力が強く，酸素の運搬に支障を来す．完全燃焼時には二酸化炭素が産出されるが，不完全燃焼時には一酸化炭素が産出される．自動車やバイクの排気ガス中には高濃度の一酸化炭素が含まれるので，環境中の一酸化炭素の主排出源となっている．タバコの煙中にも含まれている．

強されることが報告されている．

　月の干満による影響は人間のような高等動物ではその影響は少ないが，月経周期は人間が海より進化した名残だともいわれている．

2．耐寒性，耐暑性と順化

　同じ気温にもかかわらず，寒さに弱い人，強い人，暑さに弱い人，強い人などいろいろな人がいる．それらはどうしてなのだろうか．久野（1956）の研究によると，同じ日本人でも熱帯地方で出生した人と成長後に熱帯地方に移住した人の能動汗腺数（実際に有効に働いている汗腺の数）を比較すると，熱帯地方で出生した人の能動汗腺数はほぼ現地の人と同数であったが，成長後に現地に住んだ人は本島にいる日本人と変わらなかったことが示された．また，久野（1956）の日本人とフィリピン人の両足を45℃の湯につけた時の発汗状態を調べた調査によると，日本人はつけた時から10数分後には発汗がはじまったが，フィリピン人ではこの程度の温度では50分後でも無駄な発汗は起こらなかったという結果になった．

　一方，耐寒性ではどうであろうか．極寒の地方に住む狩猟で生計を立てるラップ人，村に定住するラップ人および白人のそれぞれの0℃の環境中での寝袋での睡眠中の酸素消費量を調べた結果（Andersenら，1960）によると，白人の酸素消費量は8時間の睡眠中に2倍近くまでどんどん上昇し，エネルギー消費量の増加を示したのに対し，この程度の温度での狩猟ラップ人の上昇はわずかであった．村人ラップ人のその値はちょうどその中間の量で推移した．

　これらの耐寒性，耐暑性の実験結果によると，そういった性質は遺伝的なものだけでなく，乳幼児期のおかれた環境により身につくものと思われ，人の順化能力は大きいものの，成人以降では適応が難しいものと思われる．

3．空気

　空気は，ヒトおよび生物主体にとってもっとも身近な環境であり，生命維持に不可欠な酸素の供給源として重要な役割を担っている．空気環境を良好に維持することは，人類にとって最重要課題である．

　空気の正常成分組成を温度0°C，気圧760mmHgにおける体積パーセントで示すと，窒素78.10%，酸素20.93%，アルゴン0.934%，二酸化炭素0.038%，ネオン0.0013%，ヘリウム0.0005%である．

　空気中には，空気の正常な成分以外にさまざまな有害物質が混入し，人体は影響を受ける．この変化は産業現場からの排出や自動車の排気ガス，タバコの煙など，ヒトの生産活動や消費活動に伴って生じることが多い．ヒトの健康を保護し，生活環境を保全する上で，「環境基本法」第16条にもとづき，大気汚染にかかわる環境基準が設定されている．

iii 硫黄酸化物（SOx）

代表的なものは，二酸化硫黄（SO$_2$）であり，都市大気中では 0.01 ppm 程度である．無色で刺激臭があり，水に溶けやすい．吸入すると鼻粘膜，喉頭，気管支など上気道を刺激し，長時間吸い続けると慢性気管支炎や喘息を起こす．また酸性雨（acid rain）の原因物質でもある．石炭，重油など硫黄を含む化石燃料を燃焼したときに発生する．

iv 窒素酸化物（NOx）

主に問題となるのは一酸化窒素（NO）と二酸化窒素（NO$_2$）である．水に溶けにくいため，吸入すると肺の深部にまで到達し，慢性気管支炎や肺気腫を起こす．また，NO$_2$ は光化学オキシダント（photochemical oxidants）や酸性雨の主要な原因物質である．主に自動車や工場などから排出される．

v 光化学オキシダント

自動車や工場から排出された窒素酸化物（NOx）や炭化水素類などの一次汚染物質が，太陽光線を受けて光化学反応を起こすことにより生成されるオゾンなどの総称である．いわゆる光化学スモッグの原因物質であり，二次汚染物質とよばれる．強い酸化力をもち，高濃度では眼や喉への刺激や呼吸器に影響を及ぼすおそれがあり，農作物などにも影響を与える．

vi 微小粒子状物質（PM2.5）

SPM の中でも特に粒径が 2.5 μm 程度より小さいものの健康影響が懸念され，2009 年 9 月に環境基準が設定された．

4．温熱

　ヒトは労働や日常生活を行うにあたり，さまざまな温熱条件に曝され，それらの変化はヒトの生理機能に影響を与える．温熱条件は，気温，湿度，気流，輻射熱の 4 要素から成り立ち，ヒトの温度感覚はそれらを総合して快・不快を感じ取っている．

1）温熱条件の要素

①気温：適当な衣服を着ている場合，成人の安静時体温は腋下で 36.5℃，平均皮膚温は 33±3℃といわれる．

②湿度：空気中の水蒸気含有量を湿度という．一般的には相対湿度を意味しており，相対湿度は，以下のように定義される．

$$相対湿度（\%）= \frac{空気中の水蒸気量}{その温度における飽和水蒸気量} \times 100$$

③気流（気動，風）は，気圧差によって生じ，この強さを風力または風速という．快適気流は，0.2〜0.3 m/秒（室内），1.0 m/秒（屋外）といわれている．

④輻射熱：赤外線の熱は輻射熱とよばれ，太陽エネルギーの約 50％を占めている．高温作業場などの高温物体の熱輻射の影響は大きいため，輻射熱の影響を常に考慮する必要がある．

2）温熱指数

　温熱条件の要素は 4 つあるが，これに労働や着衣などの条件が加わるため，実際の温熱条件を表現するには，個々の測定値だけでは不十分であり，総合的な尺度が必要とされ温熱指数とよばれる．

①不快指数（DI）：不快指数は，米国で温湿指数ともよばれ，1959 年の夏以来，ニューヨークの気象台で採用されるようになった．米国では，DI が 70 を超えると約 10％，80 で 100％の人が暑さで不快と感じるようになる．日本人の不快指数は，気候風土の影響もあり，75 で 9％，85 で 93％と DI が若干高めになっている．

②感覚温度（ET）：感覚温度は，湿度 100％，無風の場合を基準として，湿度と気流の条件を変化させたときの，ヒトの温熱感覚を表した温度である．近年，建築関係では有効温度の名称で用いられている．

　室内においては，外気との温度差に注意が必要である．冷房が強すぎる場所では冷房病といわれるような状態になる．外気温との差は，5〜7℃以内がよい．温熱条件の判定基準として，日本薬学会の普通室内空気試験成績判定基準表（**表2-3**：日本薬学会，2000）を示す．

③暑さ指数（WBGT）：暑さ指数は，熱中症を予防することを目的として 1954 年にアメリカで提案された，日射・輻射（ふくしゃ）など周辺の熱環境を考慮した指標である．①湿度，②日射・輻射（ふくしゃ）など周辺の熱環境，③気温の 3 つを取り入れている（10 章，**表10-6**参照）．

水の重要性

地球上の水は絶えず循環し，汚染された水は自然界の微生物により浄化されている．しかしながら，工業化の進展や人口の都市への集中などによって，水の汚染は急速に進行した．このため現在では上水道と下水道が設けられ，浄水操作による安全な水の供給とともに，使用後の排水には下水処理を施して自然界にもどすシステムとなっている．

水道水質の問題点とその管理

日本の上水道に関する法律としては「水道法」があり，その第4条にもとづいて水質基準が定められている．水道水質の問題は，①水源原水の汚染問題，②消毒副生物（トリハロメタン）問題，③クリプトスポリジウムに代表される耐塩素性病原生物への対応，④水の性状（着色，発泡，色，におい，硬度など）に関する問題などがある．これらに対応するために2020年4月からは改正された水道水質基準が施行され（**参考資料2**，p. 212），また水質基準以外にも，水質管理上留意すべき項目として水質管理目標設定項目が設定されている．

下水道普及率の国別比較

日　本：1970年　16 %
　　　　1985年　36 %
　　　　1990年　44 %
　　　　2005年　70 %
　　　　2011年　75 %
　　　　2015年　78 %
　　　　2018年　79 %
英　国：1985年　80 %
　　　　2005年　97 %
ドイツ　1985年　85 %
　　　　2005年　94 %
米　国　1992年　71 %
　仏　　1994年　81 %
カナダ　1994年　91 %

表 2-3　普通室内空気試験成績判定基準表

試験項目	季節	成績表示 A
気温（℃）	夏（冷房の場合）	24～25（25～26）
	春　秋	22～24
	冬	22～23
気湿（℃）		50～60
気動（m/sec）	夏	0.40～0.50
	春　秋	0.30～0.40
	冬	0.20～0.30
感覚温度（℃）	夏	22
	春　秋	20～21
	冬	19

A：快適
（日本薬学会：衛生試験法・注解 2000．p. 958，金原出版，2000 を引用改変）

5．上水道・下水道

　世界の文明は大河のほとりから発生し，また山紫水明の地の言葉があるように，人類は水環境の恵沢を受けている．水環境ビジョンでは，水環境を「場」と「循環」の視点から捉え，また生活の水環境の構成要素としては「水質」，「水量」，「水辺」だけでなく「景色」，「生物との共生」，さらに各種主体の「参加」を掲げ，環境基本計画を受けた新たな展開がなされている．

1）上水道

　日本における近代的水道施設は1887年の横浜水道の創設が最初で，当初は経口伝染病の流行に対する安全性がもっとも重視されていた．水道普及率と衛生関連指標（水系伝染病患者数および乳児死亡率）の推移をみると，水道普及率5割程度から衛生改善に相関がみられるといわれる．戦後復興期以降は，産業や人口の集中による水源への各種の汚染物質の混入があり，大きな社会問題となった．その後，全国的に上水道の整備が図られ，2021年度には水道の普及率は98.0 %に達している．

　浄水処理過程は薬品沈殿，ろ過（緩速，急速），消毒からなり，消毒は塩素剤消毒が義務付けられている．耐塩素性病原生物対策に紫外線処理を新たに位置づけるため，2007年3月に「水道におけるクリプトスポリジウム等対策指針」が示されている．近年，水道水質の問題点とその管理に向けた取り組みがなされている．

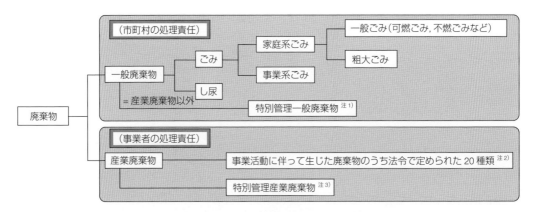

図2-15　廃棄物の区分

注1）一般廃棄物のうち，爆発性，毒性，感染性その他の人の健康または生活環境に係る被害を生ずるおそれがあるもの.
注2）燃え殻，汚泥，廃油，廃酸，廃アルカリ，廃プラスチック類，紙くず，木くず，繊維くず，動植物性残さ，動物系固形不要物，ゴムくず，金属くず，ガラスくず，コンクリートくずおよび陶磁器くず，鉱さい，がれき類，動物のふん尿，動物の死体，ばいじんと輸入された廃棄物，上記の産業廃棄物を処分するために処理したもの.
注3）産業廃棄物のうち，爆発性，毒性，感染性その他の人の健康または生活環境に係る被害を生ずるおそれのあるもの.
（環境省：平成30年版環境白書．2018.）

2）下水道

　日本における下水道事業は1900年に「下水道法」が制定されたことにはじまったが，先進諸国の中ではその整備は非常に遅れていたが，1990年代以後全国的にも急速に向上してきている．全国の下水道処理人口普及率は2021年には79.3％であるが地域格差があり，人口5万人未満では51.7％である．

　下水処理場では，汚水は一次処理（物理的処理）として沈殿池で自然沈殿または薬品沈殿により固形物の80〜90％を除去し，その上澄みは微生物を利用して有機物を分解する二次処理（生物学的処理）がなされる．好気的処理の**活性汚泥法**とは，活性汚泥（好気性菌を多数含む汚泥状の塊）を下水に加えて曝気させ，有機物を分解する方法であり，もっとも効率が良く，広く用いられている．浄化率は**生物化学的酸素要求量**（biochemical oxygen demand：BOD）で85〜95％，浮遊物で80〜90％となる．汚水は活性汚泥を含んだまま最終沈殿池に送り込まれ，活性汚泥は沈殿し，上澄み水は消毒され公共用水域へ放流される．

6. 廃棄物処理

1）廃棄物の定義

　生活から生じるごみ（廃棄物）は古代の遺跡からもみつかっているように，人類の生活から切り離せず，近代においても増加の一途である．

　廃棄物は，**産業廃棄物**と**一般廃棄物**の2つに区分できる．産業廃棄物は，事業活動に伴って生じた廃棄物のうち，法律で規定する20種類の廃棄物を示す．一般廃棄物は産業廃棄物以外の廃棄物を指し，主に家庭から発生する生活系ごみでありオフィスや飲食店から発生する事業系ごみも含む（図2-15：環境省）．

廃棄物の規定
廃棄物とは，「廃棄物の処理及び清掃に関する法律」（廃棄物処理法，1970年）において，「ごみ，粗大ごみ，燃え殻，汚泥，ふん尿，廃油，廃酸，廃アルカリ，動物の死体その他の汚物または不要物であって，固形状または液状のもの（放射性物質及びこれによって汚染された物を除く）」と規定されている．

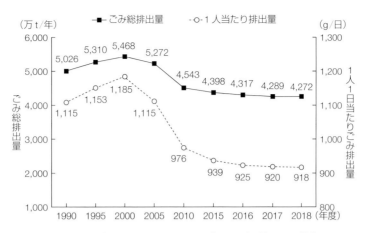

図 2-16　ごみ総排出量と 1 人 1 日当たりごみ排出量の推移
(環境省：令和 2 年版環境白書. 2020 より改変)

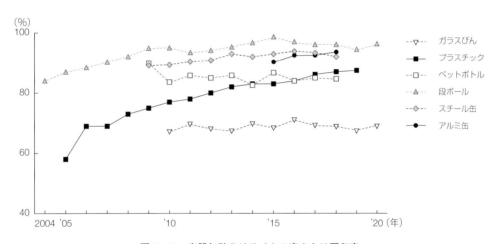

図 2-17　容器包装のリサイクル率または回収率

スチール缶%→リサイクル率＝スチール缶再資源化重量（t）/スチール缶消費重量（t），アルミ缶%→リサイクル率＝アルミ缶再生使用重量（t）/アルミ缶消費重量（t），ガラスびん%→カレット率＝カレット使用量（t）/ガラスびん生産量（t），プラスチック%→再生利用率＝プラスチック有効利用量（t）/プラスチック排出量（t），ペットボトル%→回収率＝ペットボトル回収量（t）/ペットボトル生産量（t），段ボール%→回収率＝段ボール古紙実質回収量/段ボール原紙消費量＋輸出入商品用（t）をそれぞれ示す.
(環境省：環境統計集　平成 29 年版，ガラスびん 3R 促進協議会：びん to びん率・リサイクル率の推移，段ボールリサイクル協議会：段ボールに関する第二次自主行動計画の 2020 年度実績，プラスチック循環利用協会：プラスチックリサイクルの基礎知識 2021 より作図)

2）循環型社会形成推進基本法（2001 年施行）

　この法律では，処理の優先順位がはじめて法定化された．その流れは第 1 に廃棄物などの発生抑制（リデュース），第 2 に使用済製品，部品などの適正な再使用（リユース），第 3 に回収されたものを原材料として適正に利用する再生利用（マテリアルリサイクル），第 4 に熱回収（サーマルリサイクル）を行い，第 5 にやむを得ず循環利用が行われないものについては適正処分を行う．この優先順位の流れを，リデュース（reduce），リユース（reuse），リサイクル（recycle）の頭文字を取って，3R とよぶ（図 2-12）．また，国，地方公共

団体，事業者および国民の役割分担を明確化し，「排出者責任」と自ら生産する製品などについて使用され廃棄物となった後まで一定の責任を負う「拡大生産者責任」の一般原則を確立した.

3）廃棄物の現状

　ごみの総排出量および1人1日当たりの排出量は，第二次石油危機の1979年以降にやや減少傾向がみられたものの，1985年前後から急激に増加した.しかしながら「循環型社会形成推進基本法」が施行された2001年より減少傾向となっている（図2-16：環境省，2020）.

　スチール缶，アルミ缶，ガラスびん，ペットボトル，プラスチック製の容器包装なども，「容器包装リサイクル法」制定（1995年）後，確実に回収率およびリサイクル率が上昇している（図2-17）.

◆　文　献　◆

段ボールリサイクル協議会：段ボールに関する第三次自主行動計画の2020年度実績．https://zendanren.or.jp/3r/followup.html（2022年1月5日現在）
外務省：持続可能な開発目標（SDGs）と日本の取組．https://www.mofa.go.jp/mofaj/gaiko/oda/sdgs/pdf/SDGs_pamphlet.pdf（2022年1月5日現在）
ガラスびん3R促進協議会：tびんtoびん率・リサイクル率の推移．https://www.glass-3r.jp/data/pdf/data_01c.pdf?20211018（2022年1月5日現在）
Irving L, Andersen KL, Bolstad A et al: Metabolism and temperature of Arctic Indian men during a cold night. J Appl Physiol, 15（4）：635-644, 1960.
環境省：平成11年版環境白書．2000.
環境省：平成19年版環境/循環型社会白書．2007.
環境省：平成23年版環境白書．2013.
環境省：平成30年版環境白書．2018.
環境省：令和元年版 環境白書・循環型社会白書・生物多様性白書．2019.
環境省：令和2年版環境白書．2020.
環境省：環境統計集　平成29年版.
環境省：2050年カーボンニュートラルに向けた経済社会のリデザイン（再設計）．令和3年版環境白書・循環型社会白書・生物多様性白書．2021.
環境省中央環境審議会　第10回　21世紀環境立国戦略特別部会：地球温暖化の危機（その1）．特別部会にこれまで提出された主な参考資料の一覧，p.2，2007.
厚生労働統計協会：国民衛生の動向2021/2022．2021.
Kuno Y: Human perspiration. Charles C Thomas Publisher・LTD, 1956.
日本薬学会編：衛生試験法・注解2000．金原出版，2000.
プラスチック循環利用協会：プラスチックリサイクルの基礎知識2019．2019.https://www.pwmi.or.jp/pdf/panf1.pdf（2020年1月31日現在）
総務省公害等調整委員会：平成30年度公害苦情調査結果報告書．p.4, 2019.

第3章　人口統計と健康・疾病にかかわる統計

A．保健統計

1．保健統計とは

　保健統計とは，人間集団の健康や疾病に関する情報に適切な処理をして，その集団の健康事象を表現したものである．健康事象の統計には，出生や死亡，疾病のように人間そのものに起きる事象を扱う人口統計と，それ以外の国民医療費や下水道の普及率など，人間集団に間接的に影響を与える事象に関する統計がある．ここでは主に前者に関する統計の基礎的な概念を学ぶため，健康事象としては，「患者」を扱っている．

2．保健統計指標

　分母と分子が把握されると，健康事象の頻度をさまざまな指標で定量化することができる．一般的に用いられる主な健康事象（ここでは「患者」）の指標には，罹患率，有病率，死亡率がある．その他に，比較的よく使用される致命率と受療率について述べる．

1）罹患率（incidence rate）

　罹患率とは，ある人口集団において，一定の観察期間に発生した新発生患者の人口集団総数に対する比率のことである．表現としては，比率の大きさに応じて，百分率，1,000対，10万対，100万対などを用いる．観察期間は目的や疾病の種類に応じて，1時間，1日，1週，1月，1年など，いろいろな単位が用いられる．

　慢性疾患を把握するためには，罹患率を厳密に定義し，人年法を指標として罹患率としている場合がある．人年法とは，疾病の起こり具合をみるとき，観察期間を決め，その最初から最後まで対象とする人々すべてを観察することが理想である．しかし現実には難しい．したがって，固定された期間に限定せず，個々人について観察可能な期間を足し合わせることで全体の状況を把握しようとする方法のことである．

2）有病率（prevalence rate）

　有病率とは，ある集団のある時点において，疾病を有している者の比率のこ

とである．一時点における患者の集団全数に対する割合で，単位人口は罹患率の場合と同じである．**期間有病率**（period prevalence rate）という言葉があるが，これは一定期間内に目的とする病気に罹っている者全員を分子とし，観察期間の平均人口を分母とする．期間有病率に対して前述の有病率を**時点有病率**（point prevalence rate）という．

3）死亡率（death rate）

死亡率とは，一定期間内における死亡数の単位人口（集団全数）に対する割合である（死亡数/対象集団人口）．分母の人口は，国際的には**年央人口**（7月1日現在の人口）を用いるが，日本では**国勢調査人口**（10月1日現在の人口）を使用している．人口動態統計における死亡率（全死因，粗）は習慣的に人口1,000対，死因別死亡率は人口10万対の率で表す．年齢階級別死亡率，50歳以上死亡割合（proportional mortality index：PMI），死因別死亡率，都道府県別死亡率，年齢調整死亡率（後述）などが算出される．

わが国の死亡率は，1947年には人口1,000対14.6であったが，1960年には約半分の7.6まで減少した．その後増加に転じ，2019年には11.2となっている．

4）致命率（fatality rate）

致命率とは，ある期間内に，ある疾病に罹患した人が，その疾病で死亡する割合のことである．（その疾患による死亡数/ある疾患の患者数）× 100で求めることができる．罹患から死亡までの期間が短い急性疾患に適用される．慢性疾患では生存率を求めることが適切である．致死率ともいう．

5）受療率（rate of estimated patients）

受療率とは，「患者調査」の推計患者数を人口で除して人口10万対で表した数のことである．性別，年齢別，都道府県別の受療率（総数，傷病分類別）を算出している．受療率（人口10万対）＝推計患者数/推計人口（当該年の国勢調査人口）× 100,000

▌B．人口静態統計（census）

1．国勢調査

国勢調査の内容は，10年ごとの大規模調査と，その中間年次の5年ごとに行われる簡易調査に分けられる．大規模調査の調査事項は，人口の基準的属性（氏名，性別，出生年月，婚姻状態，国籍など）および経済的属性（世帯主との続柄，就業状態，事業の種類，従業上の地位など）のほか，住宅（住居の種類，居住室数，住宅の建て方など），人口移動（5年前の住居の所在地），教育（在学，卒業など）に関する事項となっている．簡易調査は，第二次世界大戦前は人口の基本的属性のみに限られていたが，1955年からは経済的属性および住

死亡率
単に「死亡率」と記載されるものは，「粗死亡率」，「総死亡率」，「全死因死亡率」と同じである．「粗死亡率」は「調整死亡率」との対比で，「総」，「全死因」は「死因別」との対比で使われる．臨床等では「致命率」の意味で使用されることもある．

宅に関する事項が加えられている.

　日本での調査日は該当年の10月1日と定められており,この日の午前0時現在日本国内に常住している全人口が対象となる.国際的には年央人口（7月1日）を対象とする国が多い.

2．急激に変化する世界と日本の人口

1）世界の人口

　国連の統計によれば,西暦元年頃の**世界人口**は約2億5,000万人であったといわれている.1650年頃に5億5,000万人に達し,その後は順調に増加し,1955年には25億人に達した（主に欧米・中国・インドが増加）.その後の人口増加は植民地から解放されたアジア・アフリカ諸国で急激な増加がはじまり,2020年には78億人に達した.しかし,アジア諸国の経済発展に伴いその増加率は急激に減少するとともに,今後はアフリカ諸国の増加が顕著になり,今世紀末には88～109億に達することが予想されている（図3-1）.

　一般に人口は,衛生状態が極端に悪いと多産多死の状態を示すが,公衆衛生や医療の進歩とともに死亡が減少して多産少死となり,人口が増加する.この状態が現在の**開発途上地域**の状態である.さらに人口抑制の技術や知識が進むことにより,少産少死の状態となる.人口問題は,現在,量の問題から分布や質の問題へと変わってきているといえる.

2）日本の人口

　日本の人口は,江戸時代には戸口調査（人別改）でみる限り2,600～2,700万人で,ほとんど増加していない.明治時代から急増がはじまり,1920年の第1回国勢調査では,5,596万人となり,1970年に1億人を超えた.その後,1973年をピークとして出生率が低下し,1980年前後から死亡率が上昇したため,

開発途上地域
経済発展・開発の水準が先進国に比べて低く,経済成長の途上にある国のこと.アジア,アフリカ,ラテンアメリカの国々に多い.一般的には経済協力開発機構の開発援助委員会が作成する「援助受取国・地域リスト」第I部に記載されている国や地域を指す.略して途上国,または発展途上国ともいう.

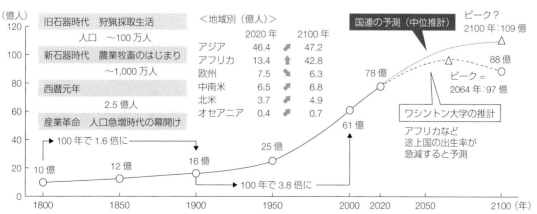

図3-1　世界人口の経年変化
（読売新聞：世界人口,ピークはいつか…2064年？2100年？覇権争いや経済パワーに直結.2020.）

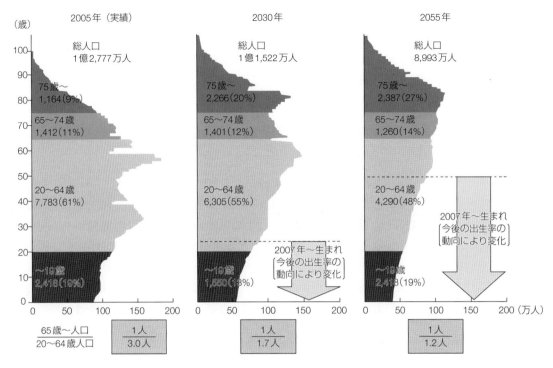

図3-2　日本の人口ピラミッド
資料：国立社会保障・人口問題研究所「日本の将来推計人口」（2006年12月中位推計）
注：2005年は「国勢調査」の年齢不詳を按分した人口
（内閣府：平成19年版 少子化社会対策白書．2007．）

ひのえうま
日本では，丙午（ひのうえうま）の年（60年に1度）に生まれた女は，男を食い殺すという迷信があった．そのため，迷信を嫌って子どもが生まれる数が減るという現象があった．1966年はこの年にあたったこと，また家族計画が普及していたため，出生数が減少した．

人口は低下し，2005年には-0.01と，戦後はじめて前年を下回った．2005～2010年度の推移は横ばい（年平均0.05％増）であったが，2011年以降は減少が続き，2019年10月1日現在では70～72歳と45～48歳を中心とした2つの膨らみを持ち，年少人口がより少ないつぼ型となっている（図3-2）．

年齢構成を指標で示す場合，0～14歳を**年少人口**（A），15～64歳を**生産年齢人口**（B），65歳以上を**老年人口**（C）とし，年齢を三区分している．また，最近では65～74歳を前期老年人口，75歳以上を後期老年人口としている．

人口指数の表し方として，A＋Cを**従属人口**，A/Bを**年少人口指数**，C/Bを**老年人口指数**，（A＋C）/Bを**従属人口指数**，C/Aを**老年化指数**としている（それぞれ100倍して表す）．

日本では急速に年齢構成の高齢化が進み，2015年の老年人口は26.6％になっている．少子化も進み，年少人口は2015年には12.5％まで減少している．生産年齢人口割合は，1990年までは上昇傾向を示したが，その後減少に転じており，老年化指数も大幅に100を上回っている（図3-3）．

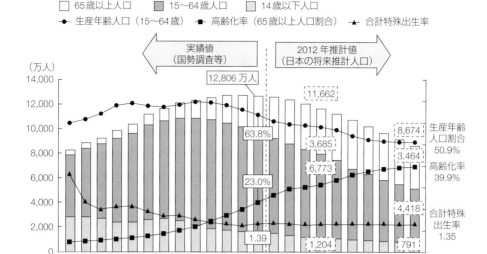

図 3-3　年齢 3 区分別人口構成割合の推移（1955 ～ 2065 年）（総務省：平成 24 年版 情報通信白書. 2012.）

C．人口動態統計（vital statistics）

1．人口動態統計概要

　人口動態統計は，ある期間（通常 1 年間）の人口の変動をみる統計である（**表 3-1**）．わが国では，出生・死亡・婚姻・離婚および死産の 5 種類の事象を対象としている．出生・死亡・婚姻・離婚の 4 つは戸籍法により，死産については厚生労働省令により，届け出なければならない．

　この際，出生届には医師あるいは助産師による出生証明書，死亡届には医師あるいは歯科医師による死亡診断書，死産届には医師あるいは助産師による死産証明書を添付する必要がある．これらの届出票は，公衆衛生活動の基礎資料として集計され，公表される．届出票の原票は，研究などの目的で利用することもできるが，総務大臣の承認を必要とする．近年，プライバシーの保護が強く叫ばれるようになり，研究内容の審査は厳しくなる一方，情報の利活用を促進する要望も大きくなっている．人口動態統計をもとにして算出される各々の統計値について，以下に説明する．

2．結婚・離婚と出生

1）婚姻率（marriage rate）と離婚率（divorce rate）

　婚姻数と離婚数の推移は，社会の多くの要因の変化を表す指標である．婚姻率と離婚率とは，人口 1,000 人当たりの婚姻数，離婚数を表す．婚姻では，結婚生活に入ったときの夫妻の年齢，初婚，再婚の構成割合などの統計が得られる．わが国の平均初婚年齢は，1989 年で夫 28.4 歳，妻 25.9 歳，2019 年で夫 31.2 歳，妻 29.6 歳と加齢傾向にある．25 ～ 30 年前の出生率が高ければ婚姻率

表 3-1　人口動態調査の年次推移[※1]

年	出生率（人口千対）	合計特殊出生率[※2]	死亡率（人口千対）	乳児死亡率（出生千対）	新生児死亡率（出生千対）	自然増加率（人口千対）	死産率（出産千対）[※3,4]	自然死産率（出産千対）[※3,4]	人工死産率（出産千対）[※3,4]	婚姻率（人口千対）	離婚率（人口千対）
1940	29.4	…	16.5	90.0	38.7	12.9	46.0	…	…	9.3	0.68
1950	28.1	3.65	10.9	60.1	27.4	17.2	84.9	41.7	43.2	8.6	1.01
1960	17.2	2.00	7.6	30.7	17.0	9.6	100.4	52.3	48.1	9.3	0.74
1970	18.8	2.13	6.9	13.1	8.7	11.8	65.3	40.6	24.7	10.0	0.93
1980	13.6	1.75	6.2	7.5	4.9	7.3	46.8	28.8	18.0	6.7	1.22
1990	10.0	1.54	6.7	4.6	2.6	3.3	42.3	18.3	23.9	5.9	1.28
2000	9.5	1.36	7.7	3.2	1.8	1.8	31.2	13.2	18.1	6.4	2.10
2010	8.5	1.39	9.5	2.3	1.1	-1.0	24.2	11.2	13.0	5.5	1.99
2020[※5]	6.8	1.34	11.1	1.8	0.8	-4.3	20.1	9.5	10.6	4.3	1.57

資料：厚生労働省「人口動態統計」
※1）1943年以前と1973年以降は沖縄県を含む．1944〜1946年は資料不備のため省略した．
※2）1987年以前は，国立社会保障・人口問題研究所「人口統計資料集」による．
※3）1978年以前は「妊娠第4月以後の死児の出産」であり，1979年以降は妊娠期間を満週で表現することになったため，「妊娠満12週以後の死児の出産」である．
※4）死産数を出産数（出生＋死産）で除している．
※5）概数である．
（厚生労働統計協会：国民衛生の動向 2021／2022. pp. 390-391, 2021 を引用改変）

は高くなることが予想される．

　離婚では，協議・調停などの種類，離婚した夫妻の同居期間，子どもの数などの統計が得られる．わが国の婚姻率は終戦後に著しく増加し，一端減少後，1955年頃から漸増，1960〜1965年にピーク，その後減少し，1987年頃から横ばいから低下している．離婚率は戦後1965年頃まで漸増した後急速に増加し，1983年から5年間減少した後，再び増加，2003年を1つのピークにさらに漸増し，その後低下傾向になっている．離婚の正確な算出は，結婚している人の人口を分母にするのが望ましいが，資料の入手が難しい．国際比較では，宗教的背景（離婚を禁じている宗教を国教としているかどうか）を考慮しておく必要がある．

2）出生率（live birth rate）

　出生数／人口を主とし，母親の年齢別出生率，**再生産率**（合計特殊出生率，総再生産率，純再生産率），都道府県別出生率，出生順位別構成割合などが算出される．人口1,000人当たりの1年間の出生数として表す．出生児数は1月1日から12月31日までの届出を使用するが，手続きや審査を終えた確定数が公表されるのは，翌年の9月になる．ただし，概数の形で例年6月には前の年の統計値が公表される．なお，死産を含めた数は出産数として扱われる．母親の年齢別出生率は1980年と2000年とを比較すると，20歳代では大幅に減少しているが，10歳代，30歳代では増加している．

　年間出生数はもっとも多いときには1949年の約270万人であったが，近年では約100万人に減少している．合計特殊出生率は1975年以来2.0を下回っ

合計特殊出生率（粗再生産率）
15〜49歳までの女子の年齢別出生率を合計したもので，1人の女子が仮にその年次の年齢別出生率で一生の間に生むとしたときの平均子ども数に相当する（合計特殊出生率（粗再生産率）＝ {母の年齢別出生数／年齢別女子人口}15〜49歳までの合計）

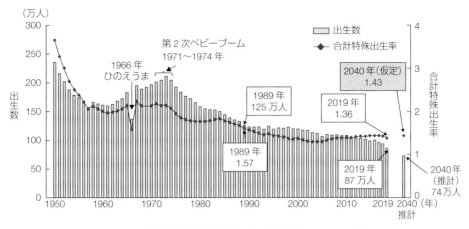

図3-4　出生数と合計特殊出生率の推移（1955～2065年）

資料：2019年までは厚生労働省政策統括官付人口動態・保健社会統計室「人口動態統計」（2019年は概数）．
2040年の出生数は国立社会保障・人口問題研究所「日本の将来推計人口（平成29年推計）」における出生中位・
死亡中位・仮定による推計値．
（厚生労働統計協会：国民衛生の動向 2021/2022. p.59, 2021 より引用改変）

総再生産率
合計特殊出生率の場合は，生まれる子は男女両方を含んでいたが，これを女児だけについて求めた指標で，1人の女子がその年次の年齢別出生率で一生の間に生む平均女児数を表す（総再生産率＝｜母の年齢別女児出生数／年齢別女子人口｜ 15～49歳までの合計）

純再生産率
総再生産率に，さらに母親の世代の死亡率を考慮に入れたときの平均女児数を表す（純再生産率＝｜生命表による年齢別女子定常人口（L_x）／生命表による0歳の女子生存数（10万対）×母の年齢別女児出生数／年齢別女子人口｜）

ており，2019年には1.36となっている（図3-4）．

年齢別出生率を年齢特殊出生率といい，それを合計したものが合計特殊出生率（再生産率）である．この数値がおよそ2.0より小さくなると，次世代の人口が減少することになる．単純な合計特殊出生率（**粗再生産率**）の他に，女児のみに限定した総再生産率，母親の世代の死亡率を苦慮した純再生産率も算出されている．

3．母子保健に使われる死亡率

1）死産率・周産期死亡率

人口動態統計でいう死産（stillbirth）は，「死産の届出に関する規程」2条に定める妊娠満12週（第4月）以後の死児の出産であり，**自然死産**と**人工死産**の2つがある（図3-5）．

人工死産は，胎児の母体内生存が確実であるときに，人工的処置を加えたことにより死産に至った場合のことであり，それ以外はすべて自然死産になる．なお，人工的処置を加えた場合でも，胎児を出生させることを目的とした場合と，母体内の胎児が生死不明か，または死亡している場合は自然死産とされる．

死産率は，死産数／出産数（出生数＋死産数）で表す．人工死産と自然死産，死因別などが集計される．**周産期死亡**は，妊娠満22週以降の死亡と生後1週未満の早期新生児死亡をあわせたもので，出生数に妊娠満22週以後の死産数を加えたものの出産千対である周産期死亡率で表す．自然死産は1950年から16年間は増加したが，その後減少傾向が続いている．人工死産は自然死産と同じ推移を示し，1974年には最低率の16.4となったが，その後増加し，1985年には自然死産を上回った．その後は横ばい状態である．

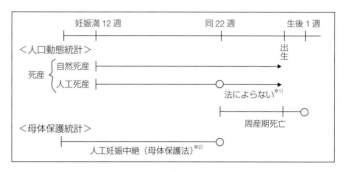

図3-5　人口動態統計の死産・周産期死亡と人工妊娠中絶
※1）母体の生命を救うための緊急避難の場合等に限られる（死亡診断書・出生証明書・死産証書記入マニュアル（平成7年版）から）.
※2）1991年以降，従来の「妊娠満23週以前」が「妊娠満22週未満」となった.
○は未満を示す.
（厚生労働統計協会：国民衛生の動向 2021/2022. p. 74, 2021.）

　死産統計では，「母体保護法」による人工妊娠中絶のうち，妊娠満12週から妊娠満22週未満までのものを含んでいる.

2）乳児死亡率

　生後1年未満の死亡は，**乳児死亡率**（乳児死亡数/出生数）で表す. 乳児死亡率は，その地域の健康水準や経済状態を反映する指標として使用され，生存期間別，死因別，市郡別，国際比較などが集計される. その昔，わが国でも乳児死亡率は非常に高く，1947年には76.7であった. 当時，乳児死亡の主要原因としては，肺炎を含む急性呼吸器感染症，下痢症，麻しん，マラリア，周産期異常などがあげられる. その背景には，子どもの栄養不良，親の知識不足，劣悪な衛生環境などがあった. しかしその後，生活環境の急速な改善により，1960年には30.7，1975年には10，2005年には2.8，2010年には2.3，2019年には1.9と，世界的にも最高水準を達成している. 2019年のわが国における乳児死亡の原因でもっとも多いのは先天奇形，変形，染色体異常である. 次いで周産期に特異的な呼吸障害および心血管障害，不慮の事故，乳幼児突然死症候群となっている.

3）妊産婦死亡率

　妊娠・分娩の保健管理の水準を示す指標として使用される. 率の計算には分母として出産数（出生数＋妊娠12週以後の死産数）が定義されているが，出生数のみを使用している国もある. わが国の**妊産婦死亡率**は1955年頃から急速に低下し，2019年には出生10万対で3.3となっている. 国際比較でもトップクラスである.

人工妊娠中絶
母体保護法第2条第2項により，この法にもとづく人工妊娠中絶を行う時期の基準は，「胎児が母体外において，生命を保続することのできない時期」と定められており，現在は受胎から妊娠満22週未満となっている. 人工流産ともよばれる. 人口動態統計の方では，妊娠満12週から22週未満となっている.

新生児死亡
生後4週（28日）未満の死亡のこと. また生後1週（7日）未満を早期新生児死亡という. 新生児死亡は，母体の健康状態・養育条件などの影響を受けるため，その地域の衛生状態の良否，経済や教育を含めた社会状態を反映する指標の1つとされている.

４．疾病構造の推移に使われる死亡率

1）年齢階級別死亡率（age-specific death rate）

　年齢階級（通常は5歳階級）別人口1,000人当たりの1年間の年齢階級別死亡数を表す．死亡率は年齢によって大きく変化する．出生直後にやや高く，一度低下して10歳代後半より上昇をはじめ，50歳代以後に急増する．したがって，高齢者の増加に伴い，通常の死亡率は増加することになる．

2）年齢調整死亡率（標準化死亡率）（age adjusted death rate）

　公衆衛生の研究や活動で，集団間の死亡率の比較をすることが多いが，前述のように，年齢構成によって著しく異なる死亡率を，単純に比較することは望ましくない．そこで，2つ以上の集団を比較する場合に，年齢の標準化を行う必要がある．このようにして得られた死亡率を年齢調整死亡率と称する．なお，これに対して通常の死亡率を粗死亡率とよぶことがある．また，年齢構成の異なる集団の死亡率を比較する場合，その違いによる影響を調整するための方法として，直接法と間接法がある．

（1）直接法

　基準集団の年齢別人口に観察集団の年齢別死亡率を掛けたものの総和を基準集団の総人口で除したものである．この方法は，数十万以上の人口集団の比較の際に使用される．

（2）間接法

　基準集団の年齢別死亡率に観察集団の年齢別人口を掛けて，その総和を期待死亡数とする．このときの観察死亡数と期待死亡数の比を**標準化死亡比**（standardized mortality ratio：SMR）とよび，SMRによる集団の比較も可能で，小集団の比較に適している．また，間接法の年齢調整死亡率は，SMRに基準集団の粗死亡率を掛けたものである．

５．死因別死亡率（cause-specific death rate）と疾病分類

　死因の分類は，国際疾病分類（International Statistical Classification of Diseases and Related Health Problems：ICD）によって1900年から集計，公表されている．病名は，それぞれの疾病ごとに歴史があり，病態や病因，人名，解剖学的なもの，症状を示すものなど，さまざまな形で付けられている．また医学の進歩によって新しい疾患が見出されたり，概念が変わったりする．数多くの疾患を一定の基準に従って分類することはかなり難しく，まして世界の共通化を図ることは難しい．公衆衛生で多く使用されるのは，国際的にほぼ標準化されている国際疾病分類である．2020年現在の日本の死因統計の分類は，WHOの「疾病及び関連保健問題の国際統計分類第10回修正」（International Statistical Classification of Diseases and Related Health Problems, Tenth Revision：ICD－10）（2003年版）に準拠して作成された独自の「疾病，傷害

基準集団
年齢調整死亡率を計算する際，基準とする人口のこと．この基準人口集団内で，対象としている集団（観察集団）の死亡現象が生じたと仮定して死亡率を計算する．現在わが国の行政統計では，昭和60年モデル人口を基準人口にしている．また，WHOでは世界人口としてつくられた基準人口が，ヨーロッパではヨーロッパ基準人口がそれぞれ使用されている．

原死因
死亡を引き起こした一連の事象のうち，最初の起因となった疾病あるいは損傷，または致命傷を生じせしめた事故や状況のこと．例えば，麻しんにかかった後，肺炎になって死亡した場合，死亡診断書には，1肺炎，2麻しんと，直接死因が最初の行に，最後に原死因が書かれる．国際疾病分類で採用する死因は「原死因」であり，所定のルールに従って1人1つとしている．

粗死亡率と年齢調整死亡率
通常衛生指標は健康水準の高低を示すものであるが，健康水準が良好な地域であっても図3-6-1の悪性新生物，心臓病，肺炎のように粗死亡率は高齢化が進行すれば急激に高くなる．しかし，図3-6-2のように年齢調整死亡率でみると高齢化の要因が消され，むしろ低下傾向となる．このことは経年変化や，国別の比較をするときには，粗死亡率は必ずしも客観的な健康水準の比較を示していないことになる．

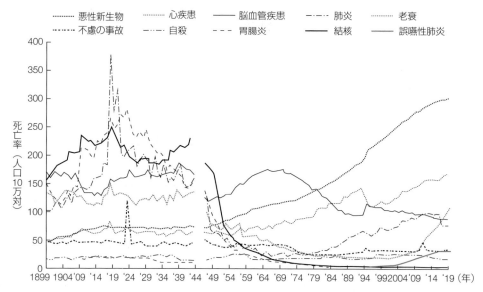

図3-6-1　主要死因別粗死亡率（人口10万人対）の長期推移（1899～2020年）

資料：厚生労働省「人口動態統計」

・災害，事故などによる病気以外の死因は「自殺」を除いて略．1994年の心疾患の減少は，新しい死亡診断書（死体検案書）（1995年1月1日施行）における「死亡の原因欄には，疾患の終末期の状態としての心不全，呼吸不全等は書かないでください」という注意書きの事前周知の影響によるものと考えられる．2017年の「肺炎」の低下の主な要因は，ICD-10（2013年版）（平成29年1月適用）による病死因選択ルールの明確化によるものと考えられる．最新年は概数．

・1918年の肺炎のピークはスペイン風邪，不慮の事故の1923年は関東大震災，1995年は阪神淡路大震災，2011年は東日本大震災の影響による（筆者注）．

（出典：社会実情データ図録．http://honkawa2.sakura.ne.jp/2080.html）

及び死因分類表」による．この分類表は，疾病，死因のみならず，損傷などの外因，保健サービスの利用など，診療全般を網羅する計22章で構成される．

WHOは，2007年にICD-10からICD-11への改定作業を提案し，2019年5月の総会で改定が承認された．現在日本では，ICD-11の採用に向けて，翻訳作業が進行中である．

この死因統計のもとになるのが死亡診断書である．死亡診断書（1995年に様式改正）は，社会に死を証明する文書として重要な意義をもっているほか，死因統計の基礎資料としての意義もある．1995年1月1日からの死因統計分類の変更により，1995年の死因統計上の数値に大幅な変化がみられるが，これは死因分類および死亡診断書の改正によるところが大きく，死亡傾向が急激に変化したものとは考えられない．分類の改正が行われた際はこのような現象が起こることがあり，死因別死亡の的確な傾向判断は死因統計分類の変更の前後の比較を丁寧に解析する必要がある．

6．疾病構造の変化

死因別死亡率の推移をみることにより，その集団の疾病構造の変化を知ることができる．

主要死因別にみた人口10万人に対する粗死亡率（図3-6-1），年齢調整死

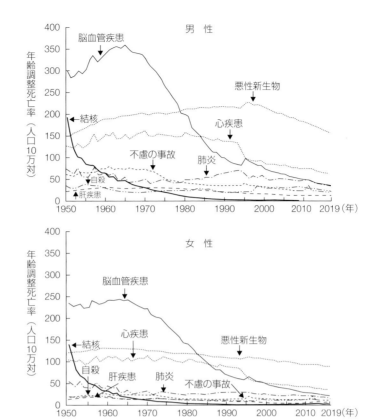

図3-6-2　性・主要死因別にみた年齢調整死亡率（人口10万対）の推移

資料：厚生労働省「人口動態統計」

年齢調整死亡率の基準人口は「昭和60年モデル人口」である．

死因分類はICD-10（2013年版）準拠（2017年適用）による．なお，1994年まではICD-9による．

（厚生労働統計協会：国民衛生の動向2021/2022. p. 65, 2021.）

亡率（図3-6-2）および悪性新生物の年齢調整死亡率（人口10万対）（図3-7）の年次推移を示す．

　一般的に先進国では，感染症の多い時代から非感染症の慢性疾患（がん，心疾患，脳血管疾患）が死因の上位を占めるようになった．わが国でも，1945年以降，結核，胃腸炎，肺炎による死亡が大きく減少し，死因構造の中心が感染症から生活習慣病に大きく変化してきた．

　戦後，脳血管疾患は，従来からの脳出血に加え，動物性脂肪の取りすぎによる脳梗塞の増加が加わり，急増し，死因の1位を続けるようになった．しかし1970年代になると，減塩運動，血圧の管理，さらにコレステロールの管理が行われるようになり，着実に減少していき，1980年以降は急増してきた悪性新生物と心疾患に相次いで抜かれ，第3位になった．ただし，1995年に死亡診断書の心不全の扱いが変わったため心疾患の死亡率は急減し，一時的に脳血管疾患が2位になるということもあったが，その後も心疾患の増加と脳血管疾患の減少は変わらず，1997年には再度3位になった．2011年からは高齢者の増加とともに急増してきた肺炎にも抜かれ，脳血管疾患は4位となった．

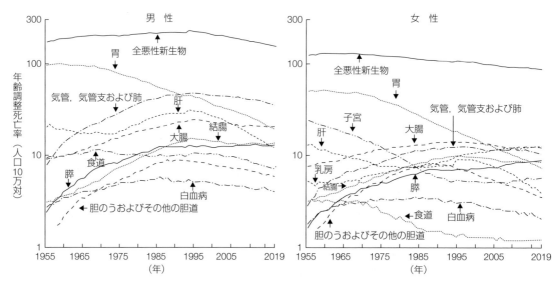

図3-7　部位別にみた悪性新生物の年齢調整死亡率（人口10万対）の推移
資料：厚生労働省「人口動態統計」
大腸は，結腸と直腸S状結腸移行部および直腸とを示す．ただし，1965年までは直腸肛門部を含む．
結腸は，大腸の再掲である．
肝は，肝および肝内胆管を示す．
年齢調整死亡率の基準人口は「昭和60年モデル人口」である．
（厚生労働統計協会：国民衛生の動向 2021/2022. p. 67, 2021.）

**2020年度主要死因別に
みた死亡率（人口10万
対）**

順位	死因	死亡率
1位	悪性新生物	307.0
2位	心疾患	166.7
3位	老衰	107.5
4位	脳血管疾患	83.5
5位	肺炎	63.6
6位	誤嚥性肺炎	34.7
7位	不慮の事故	30.9
8位	腎不全	21.9
9位	血管性などの認知症	
	アルツハイマー病	17.7
11位	自殺	15.7

　しかし，2016年以降は死亡診断書の扱いが再度変わり（一般的な感染症による肺炎と誤嚥性肺炎の分離），2019年度には脳血管疾患が3位，肺炎が4位となった．しかし，最近のグラフでは特定な死因に該当し難い「老衰」（老衰とは厚生労働省の規定（死亡診断書（死体検案書）記入マニュアル）では「高齢者で他に記載すべき死亡の原因がない，いわゆる自然死の場合のみ用いる」とある）も加えることが行われており，老衰が3位，脳血管疾患が4位，肺炎が5位となる（左欄参照）．

D. 生命表（life table）

1. 平均寿命と平均余命

　生命表とは，現時点の年齢別死亡率が不変であると仮定し，同時に出生した人口が減少していく過程を生存数，死亡数，定常人口，平均余命などの生命関数で表したものである．国勢調査の年の人口動態死亡数データをもとに完全生命表が作成される．

　人口の年齢構成の影響を受けないため，集団の健康水準をみる優れた指標となる．その代表的な指標が0歳の平均余命（**平均寿命**）である．生命表は，わが国では国勢調査の年に作成される完全生命表と，それ以外の年に作成される簡易生命表がある．生命表の考え方は，治療の効果を評価する生存率の算出に

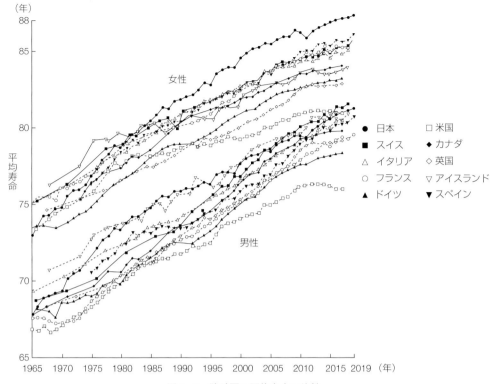

図 3-8　諸外国の平均寿命の比較

資料：UK「Demographic Yearbook」等

1) 1971 年以前の日本は，沖縄県を除く数値である．

2) 1990 年以前のドイツは旧西ドイツの数値である

（厚生労働統計協会：国民衛生の動向 2021/2022. p. 84, 2021.）

表 3-2　平均寿命の国別比較

	作成基礎期間	男性	女性		作成基礎期間	男性	女性
日本	2019	81.41	87.45	スウェーデン	2019	81.34	84.73
中国	2015	73.64	79.43	フランス	2019	79.70	85.60
韓国	2018	79.70	85.70	ドイツ	2016〜2018	78.48	83.27
インド	2013〜2017	67.80	70.40	英国	2016〜2018	79.25	82.93
タイ	2018	72.20	78.90	ロシア	2018	67.75	77.82
オーストラリア	2016〜2018	80.70	84.90	アイスランド	2018	81.00	84.10
米国	2017	76.10	81.10	エジプト	2019	72.70	75.10
ブラジル	2018	72.80	79.90	南アフリカ	2014	59.10	63.10

資料：UN「Demographic Yearbook 2017」等，日本は 2019 年 10 月 1 日現在日本人推計人口

（厚生労働統計協会：国民衛生の動向 2021/ 2022. p. 414, 2021.）

も応用されている．

　平均余命とは，x 歳の生存者が，x 歳以上生存する年数の平均のことをいう．x 歳以上の定常人口（Tx）を，x 歳の生存数（lx）で除して得る．0 歳の死亡率がかなり高いと，生後 1 カ月，1 歳の平均余命の方が，平均寿命より大きくなることもある．

　図 3-8 に 1965〜2019 年までの性別，国別平均余命を示す．2019 年の日本

人の0歳児の平均余命（平均寿命）は，男性81.41歳，女性87.45歳で，男性の27.2％，女性の51.1％が，90歳まで生きる計算になる．日本人の平均寿命の長さは，保健統計の整備されている国の中では上位を占める．また女性の平均余命は男性のそれを上回っている．平均寿命の国別比較を**表3-2**に示す．

2．健康余命（health expectancy）

健康余命とは，健康な状態で生活可能な期間のことを生命表の手法で年齢別に求めたものである．健康指標として用いられ，健康状態別余命，活動的平均余命，平均自立期間などともよばれる．健康余命を表す指標には，障害調整生存年数（disability adjusted life year：DALY）などいくつかのものがある．

E．基幹統計調査と一般統計調査

1．基幹統計調査

国が扱う保健統計は，公衆衛生活動を行う上で，その計画，評価を行う際の基本となるものである．日本では，これまで説明してきた国勢調査は総務省，人口動態調査は厚生労働省大臣官房統計情報部など，各省に統計調査部局が設置されて調査・集計・解析が実施されている．これらは統計法に基づき国民に申告の義務があり，調査者は立ち入り検査や質問をして協力を求めることができる．また，調査結果の秘密は保護されている．これを基幹統計調査という．

その他の**基幹統計調査**としては厚生労働省管轄の傷病統計（国民生活基礎調査，患者調査）と医療施設調査，文部科学省管轄の学校保健統計調査などがこれに当たる．

1）国民生活基礎調査

国民の保健，医療，年金，福祉，所得など国民生活の基礎的事項を世帯面から総合的に調査するもので，1986年から3年ごとに実施されている．過去に毎年行われていた厚生行政基礎調査，国民健康調査，国民生活実態調査，保健衛生基礎調査の4つの調査を統合したものである．名称と調査方法の変更に伴い，1989年の国民生活基礎調査からは，自覚症状，通院状況，生活影響を独立の指標として，それぞれの組み合わせにより，国民の健康状態を示し，今後の健康政策の資料とすることにしている．最近では介護票の調査も加えられている．

2）患者調査

病院および診療所を利用する患者について，その傷病状況などの実態を明らかにし，医療行政の基礎資料を得ることを目的に，1984年から3年ごとに実施されている．

調査項目は，性別，出生年月日，患者の住所，入院・外来の種別，受療の状況などである．全国の医療施設を利用する患者を対象とし，層化無作為により一定の割合で抽出した医療施設を調査対象として実施される．特定の 3 日間のうち，医療施設ごとに指定した 1 日の調査である．患者調査は，受療率（人口10 万人に対する推計患者数）を調査している．

受療率＝調査日医療施設で受療した患者数（推計）／人口×100,000

3）医療施設調査

全国の医療施設（「医療法」（昭和 23 年法律第 205 号）に定める病院・診療所）の分布および整備の実態を明らかにするとともに，医療施設の診療機能を把握し，医療行政の基礎資料を得ることを目的に実施される．1975 年から 3 年ごとに実施している．

4）学校保健統計調査

児童・生徒および園児の発育と健康状態を明らかにし，学校保健行政の基礎資料を得ることを目的として実施している．文部科学大臣があらかじめ指定する国・公・私立の小学校・中学校・高等学校・幼稚園の児童・生徒・園児（満5〜17 歳まで）を対象に，発育状態（身長・体重），健康状態（栄養状態，視力，聴力，眼・歯・口腔などの疾病・異常の有無など）について調査を行う．毎年4 月 1 日から 6 月 30 日までの間に実施された「学校保健安全法」による健康診断の結果に基づき調査を実施しており，文部科学省→県→学校の調査系統で実施している．また，近年における児童生徒等の健康上の問題の変化，医療技術の進歩，地域における保健医療の状況の変化などを踏まえ，児童生徒等の健康診断の検査項目等の見直しが行われ，直近では 2014 年に学校保健安全法施行規則が一部改正され，2016 年度から，必須項目より座高，寄生虫卵の有無は削除，四肢の状態が追加された．特に学校保健統計調査は文部科学省管轄の統計調査であり，厚生労働省以外の保健に関係する統計である．

2．一般統計調査

基幹統計調査以外の保健統計でよく使用される統計に，国民健康・栄養調査，感染症動向調査，食中毒統計などがあるが，これらは一般統計調査に入る．

◆　文　献　◆

厚生労働省大臣官房統計情報部：令和元年人口動態統計．2019．
厚生労働統計協会：国民衛生の動向 2021/2022．2021．
社会実情データ図録：http://honkawa2.sakura.ne.jp/2080.html（2022 年 1 月 5 日参照）
総務省：平成 24 年版 情報通信白書．2012．
内閣府：平成 19 年版 少子化社会対策白書．2007．
統計局：世界人口の推移(1950〜2050 年)．

UN: Demographic Yearbook 2018.

UN: 2019 Revision of World Urbanization Prospects.

読売新聞：世界人口，ピークはいつか…2064 年？ 2100 年？覇権争いや経済パワーに
　　直結．2020．https://www.yomiuri.co.jp/world/20201117-OYT1T50173（2022 年 1
　　月 5 日参照）

第 4 章 健康状態・疾病の測定方法と疫学

疫学研究の類型
＜観察疫学研究＞
記述疫学研究
　・生態学的研究
　・横断研究
分析疫学研究
　・コホート研究
　・症例－対照研究
＜介入疫学研究＞
個人割付介入研究
集団割付介入研究

疫学研究例①：John Snow によるコレラの研究
ロンドンで 1854 年にコレラが大流行した．Snow はその原因を探るため，死亡者の分布を詳細に観察した．その結果，共同井戸の水が感染源であることを解明し，コレラの感染を防止した．

疫学研究例②：高木兼寛による脚気の研究
高木は食生活と脚気の関係について着目して，食事の違いによる脚気の発症頻度を調べた．その結果，米を主食とする炭水化物中心の食事が脚気になりやすいことを突き止め，食事に麦，大豆，肉を増やすことにより，脚気を予防することに成功した．その後，脚気の原因はビタミン B_1 不足であることが動物実験等で証明された．（ビタミン B_1 は，米の胚芽に含まれているが，精米により欠如）

A．疫学の概念

1．疫学の定義と対象

　疫学とは，集団における健康に関連する事象（例：がん，糖尿病，認知症，交通事故等）の分布とその発生原因を研究する学問である．臨床医学と疫学の関係は，臨床医学を「木」，疫学を「森」に例えられる．疫学の目的は，健康に関連する事象の原因を究明し，疾病の発症の防止や改善法を提唱したりすることである．前者は基礎科学，後者は応用科学であるが，いずれも予防医学のめざすところであり，疫学は予防医学の研究と実践において重要な役割を果たしている．疫学は，観察疫学研究と介入疫学研究に大別される（左欄参照）．観察疫学研究は，仮説の設定を目的とする記述疫学と仮説の検証を目的とする分析疫学に大別される（左欄参照）．

　疫学研究の例をいくつか紹介する．まず，John Snow によるコレラの感染防止に関する研究である（左欄①参照）．

　次に紹介するのは，高木兼寛による脚気の予防に関する研究であり，脚気は江戸時代中期から日本人に多くみられた疾患である（左欄②参照）．

　最後に于維漢による克山病予防の研究を紹介する（次頁の左欄③参照）．

2．疫学的根拠と質

　疫学研究の手法は，後述（C 疫学の方法）するが，基本的には統計学的な判断基準（p 値や信頼区間）が用いられる．疫学的根拠としては，統計学的な指標（p 値や信頼区間）が用いられる．疫学的な質と関連して，さまざまな診断ガイドラインがあるが，そこで参照される研究の多くは疫学研究である．

B．疫学の指標

　疫学調査では，ある集団に発生する疾病の罹患者数などを調査し，その頻度を定量化する．そのためには，危険曝露人口（分母）と異常者数（分子）の正確な把握が必要である．

疫学研究例③：于維漢
による克山病の研究
1950年代，国政が安定し
た中華人民共和国では，
東北地区（吉林省，黒龍
江省）に漢民族が移民し
て農地開発を行った．人
口も増えたので，それま
での雑穀や大豆畑を，生
産効率が良く炭水化物含
量が豊富なトウモロコシ
畑へと転換した．その結
果，食糧の供給率は飛躍
的に向上したが，心筋梗
塞の患者が急増した．于
維漢は，心筋梗塞で亡く
なった患者の食事の変化
に着目し，トウモロコシ
中心の主食に大豆を少量
加えることにより，心筋
梗塞の発症率が極端に減
少することを発見した．
その後，克山病の原因は
微量元素であるセレニウ
ム（Se）不足であること
が，実験的に証明された．
Seをほとんど含んでいな
いトウモロコシにより克
山病が起こり，Seの入っ
た大豆の摂取により克山
病の減少をみた．

1．危険曝露人口

　危険曝露人口とは分母となる集団のことで，その構成員はある疾病等に遭遇する危険性をもっている．例えば，認知症は全員が，子宮がんは女性のみが危険曝露人口となる．

2．全数調査と標本調査（調査対象の選択）

　対象集団全員を調べる方法を**全数調査**または**悉皆調査**という．しかし，大集団（国単位等）を対象として実施することは難しい．そこで，集団から一部（標本）を抽出して調査を行う．これを**標本調査**という．以下，**標本抽出法**の例である．
①**割当抽出**：母集団をいくつかのグループに分け，それぞれのグループから何人かを適当に選ぶ
②**単純無作為抽出**：母集団の全標本に番号をつけ，乱数表で読み取る
③**系統抽出**（等間隔抽出法）：最初に任意の数字を選び，抽出率（例：1/5）を決め，抽出間隔（例：5）で選ぶ
④**層別抽出**：特性をもつ副集団に分け（層別化），各層から一定の抽出率で標本を抽出する
⑤**多段抽出**：何回かに分けて段階的に抽出する（例：全国からいくつかの自治体を抽出し，次いで世帯，そこから個人を抽出する）

3．異常者数の把握

　健康関連事象の量は危険曝露人口（分母）に対する分子である．したがってその把握には，該当する事象の定義を明確にする必要がある．各種疾患の診断方法や診断基準として，**国際疾病，傷病および死因総計分類**（International Statistical Classification of Diseases and Related Health Problems：ICD）（表4-1）が用いられている．

4．比率の種類

　比率は分子（A：疾病やある出来事の量）と分母（B：標本量）の把握によって算出される値（A/B）であり，以下に示す**比**（ratio），**相対頻度**（relative frequency），**率**（rate），**率比**（rate ratio）がある．
①**比**：分子と分母が異なる属性．例：性比（女性数／男性数），標準化死亡比（standardized mortality ratio：SMR）（観察死亡数／期待死亡数）
②**相対頻度**：分子が分母の一部を構成している場合．例：50歳以上死亡割合
③**率**：ある一定期間に発生した比率．例：死亡率，罹患率
④**率比**：分子，分母ともに率．例：**相対危険度**（ある要因曝露群の罹患率／非曝露群の罹患率）

表 4-1　ICD-10 の分類体系

章	疾病大分類	コード
I	感染症および寄生虫症	A00-B99
II	新生物	C00-D48
III	血液および造血器の疾患ならびに免疫機構の障害	D50-D89
IV	内分泌，栄養および代謝疾患	E00-E90
V	精神および行動の障害	F00-F99
VI	神経系の疾患	G00-G99
VII	眼および付属器の疾患	H00-H59
VIII	耳および乳頭突起の疾患	H60-H95
IX	循環器系の疾患	I00-I99
X	呼吸器系の疾患	J00-J99
XI	消化器系の疾患	K00-K93
XII	皮膚および皮下組織の疾患	L00-L99
XIII	筋骨格系および結合組織の疾患	M00-M99
XIV	尿路性器系の疾患	N00-N99
XV	妊娠，分娩および産じょく	O00-O99
XVI	周産期に発生した病態	P00-P96
XVII	先天奇形，変形および染色体異常	Q00-Q99
XVIII	症状，徴候および異常臨床所見・異常検査所見で他に分類されないもの	R00-R99
XIX	損傷，中毒およびその他の外因の影響	S00-T98
XX	傷病および死亡の外因	V01-Y98
XXI	健康状態に影響を及ぼす要因および保健サービスの利用	Z00-Z99

記述疫学
(1) 個体特性に関する記述法
　①性および年齢
　②人種・民族
　③遺伝情報
　④体型，肥満
　⑤性格，心理
　⑥結婚，妊娠，分娩歴
　⑦嗜好
　⑧職業
　⑨学歴
　⑩宗教，風俗習慣
(2) 場所的特性に関する記述法
　①行政区画
　②産業区分
　③自然境界区分（小地域での食中毒や感染症の発症等の場合，地図，学校，病院等の施設内の見取り図等を使用して記述する）
(3) 時間的特性に関する記述法
　①趨勢変動（年次推移）
　②季節変動
　③循環変動

　異なる集団の比率を比較する場合，集団を構成する標本の属性の違い（年齢や性別等）を考慮して調整する必要がある（例：年齢調整死亡率（標準化死亡率）（第 3 章 C-4.2）を参照，p. 41）

5．人年法

　死亡率や罹患率は，単位人年当たりの死亡数や罹患者数を用いて表すことがある．この方法は，小集団で観察期間中に転入や転出が多く，分母の把握が困難な場合によく用いられる．人年法は 1 人を 1 年間観察した場合を 1 人年とし，1 年の途中で転入（転出）または観察開始（終了）した場合を 0.5 人年とする．

C．疫学の方法

1．疫学方法論－記述疫学：発生源に対する仮説の設定

　疫学調査は大きく，観察研究と介入研究に分けられる．観察研究は，記述疫学と分析疫学とに分けられる．前者は健康関連事象の分布や特性を調べて発生原因に関する仮説の設定を行う．後者はその仮説の検証を目的としている．

1）記述疫学（Descriptive Epidemiology）

　健康関連事象の分布や特性について，個体特性，場所的特性，時間的特性の3方面から発生原因に関する仮説を設定する．

2）分析疫学（Analytic Epidemiology）

（1）分析疫学の類型

　分析疫学は，前述のように仮説の検証を目的としている．ここでは，分析疫学のうちコホート研究と症例−対照研究について紹介する．

①コホート研究

　コホート研究は，要因の有無別に健康関連事象の発生数を調べる方法である．通常，将来にわたって追跡する（前向きコホート研究）が，過去に要因に関する情報（要因曝露の有無）についての記録が残っている場合，現在までの疾病の発症や出来事の有無を調査することができる（**後ろ向きコホート研究**）．

　コホート研究では，相対危険（度）と寄与危険（度）を求め仮説の検証を行うことができる．相対危険度とは，要因曝露群と非曝露群の健康関連事象の発生率（罹患率または死亡率等）の比で表される指標であり，要因曝露による異常発生の危険性の程度を示している．**寄与危険度**とは，要因曝露群と非曝露群の率の差で表される指標であり，要因曝露がどれほど健康関連事象の発生率を高めるかを示している．いずれも関連の強固性（後述）を判定するのに用いる指標である．

　有名なコホート研究の例として，DollとHillによる喫煙と肺がんの関連を調べた研究があげられる．この研究では，英国の35歳以上の医師約6万人を要因曝露群（喫煙者）と非曝露群（非喫煙者）に分け，4〜5年にわたり肺がん死亡率を追跡調査した．その結果，相対危険度を算出した結果，喫煙者は非喫煙者に比べ，12.1倍肺がんにより死亡する危険性が高いと判定された．さらに，寄与危険度割合を算出し，肺がん死亡の92%が喫煙に原因があったと判定された．

②症例−対照研究（case−control study）

　症例−対照研究（case−control study）では，健康関連事象の発症率（罹患率や死亡率等）が不明であるので，真の相対危険度は算出できないが，ある仮説を設定すると相対危険度を推定できる．仮説の条件としては，①調査した対象｜疾病のある者（症例者）およびない者（対照者）｜が地域全体を代表している（標本が母集団を代表している）こと，②調べる疾病の発症率が低いこと，の2つである．算出される値は真の相対危険度の推定値であり，**オッズ比**とよばれている．オッズ比が1とは，ある疾患への罹りやすさが両群で同じ，1より大きい場合は，疾患への罹りやすさがある群でより高く，オッズが1より小さい場合は，ある群でより疾患に罹りにくいことを意味する．

③コホート研究と症例−対照研究の長所と短所

　一般に，コホート研究は症例−対照研究と比べ，仮説の検証が容易で，バイアスが生じる可能性が少ない等の利点がある一方で，①調査期間が長く，②費

表 4-2　症例－対照研究とコホート研究の利点と欠点

	利　点	欠　点
症例－対照研究 （後向き調査）	調査期間が短い，調査費用が少ない，まれな疾病も分析可能，調査対象が少なくてすむ．	仮説の証明が困難，種々のバイアスの入る危険性があり，罹患率などが得られない．
コホート研究 （前向き調査）	仮説の証明が容易，バイアスが少ない，罹患率が得られる．目的とする疾病以外にも観察する機会がある．	調査期間が長くかかる，調査費用がかかる．まれな疾病では調査対象が多数必要となる．調査途中で脱落者が出るおそれがある．診断基準や診断方式が途中で変わるおそれがある．

表 4-3　代表的なバイアス

選択バイアス	調査対象者を選択する時に起こるバイアス．健康診断参加者を対象とすると，健康意識が高く，健康状態がよい対象者が選ばれやすい．
情報バイアス	調査対象者から情報を得る際に起こるバイアス．患者と健康な人から病気の情報を聞く場合，患者の方が病気に対する意識が高く，健康な人よりも要因曝露をより正確に思い出す傾向がある．
交絡バイアス	交絡因子によるバイアス．交絡因子とは，曝露要因と疾病や出来事との両方に関連する第3の要因であり，曝露要因と疾病や出来事との関連の強さを見かけ上変えてしまうものである．喫煙と肺癌との関連を調べる場合，飲酒は交絡因子となる．

用が掛かり，③稀な疾病等を対象とするのは不向き，という短所がある（表4-2）．

　一方，症例－対照研究には**バイアスの影響を受ける可能性が高い**という短所がある．このバイアスとは，真の因果関係を覆い隠したり，存在しない関係があるかのように判断を誤らせたりする傾向や偏りのことである．代表的なバイアスとして，選択バイアス，情報バイアス，交絡バイアスがある（表4-3）．

　ある病院に入院している心筋梗塞患者を症例群として，心筋梗塞とコーヒー摂取との関連を調べる場合，対照群として同じ病院の胃腸病罹患者を選ぶと，症例群と対照群との間にコーヒー摂取量に差が出ても（症例群のコーヒー摂取量が対照群より多い），コーヒーの摂取が心筋梗塞の原因となっているという仮説を検証することは難しい．なぜならば，胃腸疾患罹患者はコーヒーを控える場合が多く，コーヒーを摂取している者が必然的に少なくなるからである．またこの場合，症例群にも問題がある．重症（急性期）心筋梗塞患者は入院前に死亡し，軽症者は来院しないおそれがある．したがって，この病院の心筋梗塞患者は重症例と軽症例が選択的に除かれた集団（選択バイアス）である可能性が高い．さらに，コーヒー摂取状況を聞く場合，コーヒー摂取は心筋梗塞にとって悪い要因であるとの意識がもたらされていると（情報バイアス），質問に対し過度に反応する可能性がある．また，調査者も被験者のコーヒー摂取にこだわり，無理に聞き出そうとするおそれがある（情報バイアス）．

　交絡バイアスの例としては，前述した喫煙と肺がんとの関連を検証する場合，飲酒を**交絡因子**（confounding factor：仮説とした要因以外の諸要因）とみる

ことができる．喫煙習慣のある人は飲酒習慣もある場合が多く，飲酒と肺がんとの関連も強いように判定される可能性がある．要因曝露群と非曝露群との間に交絡因子を有する率に差があると，交絡因子が健康関連事象の要因となった可能性を否定できなくなる．要因曝露群と**非曝露群**を選ぶ場合，交絡因子に差が生じないように配慮しなければならない．例えば，交絡要因とあたることが予想される性別や年齢を合わせること等が行われる．このような操作を**マッチング**という．

こうしたバイアスが存在するとデータは真の値から乖離してしまう．症例－対照研究の場合にはできるだけバイアスの影響が少なくなるようにデザインすることが大切である．

このように調査の目的に応じて適切な分析法を用いると，正確な判定ができる．

④因果関係の判定

コホート研究または症例－対照研究の結果から原因と健康関連事象との関連が得られるが，その判定基準を解説する．

・**偽の関連性**：まったく関係がないにもかかわらず偶然得られる関連である（カラーテレビの普及率の増加と肺がん死亡率の増加等）．

・**間接的関連性**：要因と健康関連事象との間に直接的な関係がないにもかかわらず，両者が共通の因子で結ばれている場合である．この例としては，コレラの死亡率と土地の高度との関連（低地ほどコレラの死亡率が高い）があげられる．これはコレラ菌による環境汚染が高度と関係し，低地ほど汚染の機会が多いために生じる関連性である．

・**因果関係**：要因と健康関連事象との間に，原因および結果としての結びつきがある場合である．要因Aがあると必ず健康関連事象Bが起こる場合，AとBは因果関係があると考えられる．AとBの間に別の要因Cがあり，A→B→Cの関係がある場合もある．前述した，大豆の摂取（A）が克山病（B）を予防した関係の場合，大豆に含まれるセレン（C）が直接関係していた．このように，AとBとの関係が直接的でなくともAとBとCが強い結びつきがある場合も因果関係があるといえる．

疫学研究で認められた関連が，偽の関連性や間接的関連性でなく因果関係であると判断する基準は次の通りである．先に示した喫煙と肺がんとの関係を例にして説明する．

・**関連の特異性**：喫煙以外にも大気汚染も肺がんの要因となる可能性があるので，喫煙は肺がんに特異的ではない．しかし，扁平上皮がんに限定すると，喫煙との関連が強く特異的である．

・**関連の強固性**：喫煙と肺がんの関連を検討する場合，喫煙量と罹患率の間に，用量－反応関係が認められれば，関連の強固性が高まる．相関係数，相対危険度，寄与危険度等が指標として用いられる．

・**関連の一貫性**：喫煙と肺癌との関連の再現性があれば，一貫性が認められる．

・**関連の整合性**：喫煙と肺癌発生が，生物学的知識や理論と矛盾せずに説明で

きれば，整合性が認められる．
・**時間の関連性**：喫煙行為の後で肺がんが発生することが認められれば，喫煙
と肺がん発生の間に時間の関連性が認められる．

２．健康科学と統計手法－平均値の検定，百分率の検定，相関の検定－

1）危険率（hazard rate）
　危険率とは，決定にどれだけ誤りがあるかを判断する確率である．したがっ
て，値が小さいほど誤りが少ないことを意味する．通常，危険率が5％以下の
場合，有意な決定と判断する．

2）分散（variance）（値のばらつき）
　平均値は，ある集団を代表させるもっとも一般的な値であり，集団の値の合
計を集団の個数で割った値である．しかし，平均値だけでは集団の性質を表す
ことはできない．なぜならば，平均値が同じでも個々の値（標本の値）のばら
つきが異なると，集団の性質は異なってくるからである．ばらつきが少ない集
団は平均値の周りに多くの標本が集まっているが，ばらつきの大きい集団は標
本が平均値から離れて分布している．そこで，ばらつきの大きさを表す指標が
必要となる．その代表的なものが分散である．分散は個々の値が平均値から平
均してどの程度離れて分布しているかを表す数値である．

3）平均値（mean value）の検定
　平均値の検定を行う場合，「対応のある場合）と「対応のない場合」で検定方
法が異なる．
　この「対応がある場合」とは，治療を行う前と後の比較をするような場合を
指し，「対応がない場合」とは，別々に調べた2群の平均値を比較する場合を
指す．

4）百分率（percentage）の比較（χ^2（カイ二乗）テスト）
　要因の有無が疾病の有無に影響しないという考えで算出した理論値と実測値
の差を調べ，要因の影響度を検定する方法である．

5）相関係数（correlation coefficient）の検定
　得られた相関関係が有意であるか否かを調べる．
　こうした分析は，Micorosoft Excel や SPSS 等の表計算ソフトや統計解析ソ
フトウェアを活用することをお勧めしたい．

疫学におけるスクリーニング検査
第1次スクリーニング：多少陰性の人がいても陽性の人を見逃さない．安価な敏感度の高い試験法を用いる．
第2次スクリーニング：真の陽性の人をみつける．高価な試験でも特異度の高い試験法を用いる．

スクリーニングの精度
敏感度：異常者を陽性と判定する割合
特異度：非異常者を陰性と判定する割合
的中度：陽性者（陰性者）を異常者（非異常）と正しく判定した割合
偽陽性率：検査で陽性と判定された人が，非異常者であった割合
偽陰性率：検査で陰性と判定された人が，異常者であった割合

D．スクリーニング検査(左欄参照)

　疫学調査は多くの対象者によって行われるため，はじめから正確で費用のかかる調査は難しい．そこでスクリーニング検査が重要となる（左欄参照）．スクリーニングの目的は，ある集団から特定の疾患を有する人等を正確，迅速，簡便，低予算で抽出することである．その有効性は，敏感度，特異度，的中率，偽陽性率，偽陰性率などで判断する．

E．新しい疫学研究の流れ

1．臨床と疫学研究

　疫学とは，人間における疾病の分布と頻度の決定因子を研究する学問であり，健康関連諸問題に対する有効対策樹立のための科学である．英語ではEpidemiology（「epi = upon，〜の上に」，「demos = people，人々」，「logos = study，学問，研究」）と表され，元来は感染症対策が中心であったが，昨今は高水準の健康要因の追究，長寿，健康増進，QOL，慢性疾患，事故等，対象範囲を広げてきている．

　臨床疫学（Clinical Epidemiology）とは，Paul（1966）によれば，疫学者が人間集団を対象にして定量的に疾病を研究してきたことと，臨床医が個々の患者に対して，意思決定（decision-making）をしてきたもの，この2つの結合を意味する．他には，臨床疫学は疫学の原理と方法を臨床医学の場で諸問題に適用する学問である（Fletcher），「臨床疫学は疫学の原理と方法論を臨床医学の場で諸問題に適用し，疫学的手法で過去のデータを解析し得られた情報を，患者を治療する意思決定の場に適用すること」と定義できる．

　臨床医学と疫学の関係を考えると，臨床医学は，臨床上の疑問に答え，入手可能最良根拠を集め臨床決断を行うという臨床的行為であるのに対し，疫学は集団を対象とし，ケースコントロール研究等，他の分野にも応用される研究手法を開発し，応用方法も研究してきた．このように，方法論開発に一歩先んじていたという点で疫学的である．この両者の関係は，最近では相互補完的な形で進んでいる．

　臨床疫学で考えなければならない事柄は，まず，臨床上の疑問として異常，検査，診断，頻度，リスク，予後，治療，予防，原因等，9点があげられ，最終的な転帰としては死亡，病気，障害，不快感，不満，貧困等の6点があげられる．

　臨床疫学はサイズとしては小規模から大規模研究まで，また，その範囲は1次予防から3次予防，緩和医療と非常に多岐にわたっている．

2．EBM（Evidence-Based Medicine）

　優秀な医師は個々の臨床の専門的知識・技能と最適な入手可能な外的根拠を十分活用する．そのどちらか一方のみでは不十分である．最近の最良の根拠のない臨床行為は急速に時代遅れになるし，患者に損害を与えることにもなる．

　EBM とは個人の専門的臨床的技能と体系立てた専門的研究による外部根拠を統合し，さらには，患者の価値観までも加えた最善の臨床行為を行うことである．つまり，現代の医師は，外的な最良の根拠を手に入れ，患者の価値観等の好みも考慮して，最善の治療を行わなければならない．つまり EBM は，①患者問題の定式化，②問題解決のための情報収集，③情報の批判的吟味，④吟味結果の患者への適用，⑤①〜④の手順の評価のステップをとることとなる．

　また，最近は外科領域（EBM に関しては内科系より遅れているといわれる）でも多数の EBM の根拠となる研究結果が多く出てきている．それらの研究結果により，文献購読に十分時間を割くことのできない忙しい臨床医に対しても，利用できる外的根拠は増大し，EBM が実践できるようになっている．

3．疫学調査と倫理（ethics）

　疫学調査（研究）は，疾病の罹患をはじめ，健康に関する事象の頻度や分布を調査し，その要因を明らかにする科学研究である．疾病の成因を探り，疾病の予防法や治療法の有効性を検証し，または環境や生活習慣と健康とのかかわりを明らかにするために，疫学研究は欠くことができず，医学の発展や国民の健康の保持増進に多大な役割を果たしている．

　疫学研究では，多数の研究対象者の心身の状態や周囲の環境，生活習慣等について具体的な情報を取り扱う．また，疫学研究は医師以外にも多くの関係者が研究に携わるという特色を有する．そこで，研究対象者の個人の尊厳と人権を守るとともに，研究者等がより円滑に研究を行うことができるよう，「**疫学研究倫理指針**」が定められている．この指針は，世界医師会による「ヘルシンキ宣言」や，わが国の個人情報の保護に関する法律等をふまえ，疫学研究の実施にあたり，研究対象者に対して説明し，同意を得る等，個人情報の保護を原則とする．また，疫学研究に極めて多様な形態があることに配慮して，この指針においては基本的な原則を示すに止めており，研究者等が研究計画を立案し，その適否について倫理審査委員会が判断するにあたっては，この原則をふまえつつ，**インフォームド・コンセント**も含め，個々の研究計画の内容等に応じて適切に判断することが求められる．この指針は，2002 年 6 月通知のものが最初であるが，その後「個人情報保護法」の成立等を受け，何度か改訂され現在のものは 2008 年 12 月一部改正のものである（**表 4-4**：文部科学省，厚生労働省，2008）．主な内容として以下の 2 つがある．

表4-4　疫学研究倫理指針

第1：基本的考え方	第3：インフォームド・コンセントなど
1　目的	1　研究対象者からインフォームド・コンセントを受ける手続など
2　適用範囲	2　代諾者などからインフォームド・コンセントを受ける手続
3　研究者などが遵守すべき基本原則	第4：個人情報の保護など
4　研究機関の長の責務など	1　個人情報の保護にかかわる体制の整備
第2：倫理審査委員会など	2　資料の保存など
1　倫理審査委員会	3　他の機関などの資料の利用
2　疫学研究にかかわる報告	4　研究結果を公表するときの措置

（文部科学省，厚生労働省：疫学研究に関する倫理指針（平成20年12月1日一部改正）より一部抜粋.）

1）倫理審査委員会

　疫学研究の実施の適否その他疫学研究に関し必要な事項について，研究対象者の個人の尊厳および人権の尊重その他の倫理的観点および科学的観点から調査審議するため，研究機関の長の諮問機関として置かれた合議制の機関をいう.

2）インフォームド・コンセント（informed consent）

　研究対象者となることを求められた者が，研究者等から事前に疫学研究に関する十分な説明を受け，その疫学研究の意義，目的，方法，予測される結果や不利益等を理解し，自由意思にもとづいて，研究対象者となることおよび資料の取扱いに関する同意をいう.

　また，実際の研究を行う場合には各機関で定められた詳細を検討することになる.

4．多変量解析（multivariate analysis）

多変量解析の主な方法
パス解析
重回帰分析
判別分析
多重ロジスティクモデル
主成分分析
因子分析
共分散構造分析
クラスター分析

多変量解析のできる主なソフトウェア
SPSS Amos Clementine
（エスピーエスエスKK）
EXCEL統計，多変量解析
（株式会社エスミ）
SAS　JMP
（SAS Institution Japan KK）

　年齢，重症度により平均値や分布に差のあるデータについては，各群（A群，B群）で，年齢（階層），重症度の比率が等しくなっているかを検討し，なっていない場合は，等しくしてから検討する必要がある．それができない場合は何らかの方法で標準化し，検討しなければならない．また，例数不足のため，統計的有意差が出ず，後から追加データを集めるとか，追加実験をするような場合，これらのデータが前回と同じ条件で集められているかどうかも検討する必要がある．測定条件，測定機器，測定の依頼先等によっても結果が変わる場合も十分考えられる.

　対策としては，すでにデータが集まっている場合には，層別化して検討していく．あるいは，多変量解析の手法を用い，前述の変数は独立変数として，考慮していく.

　多変量解析とは多くの個体に対して，複数の測定，観測を行い，その得られた測定値を相互に関連があるという視点で，解析する手法で，医学，疫学，生物学，農学等の分野で多用される手法である．特に疫学，臨床医学の場合は，

実験的手法で研究計画を組むことが不可能な場合が多く，また，対象個人個人によりその生物学的特性も千差万別であるため，多変量解析を行うべき研究対象は多くなる．

多変量解析の目的はといえば，①次元の圧縮（情報の圧縮，簡単な記述），②未知の要因の効果と影響の推定，③未知のデータの分類，判別，と考えることができる．

また，形式的分類からすれば，①外的基準の有無，②データの種類，③変数の数，から考えることができよう．

外的基準の有無とは，予測や判別の対象となるものが数値としてすでにはっきり表されているか否かである．それが量的な場合は量的外的基準，質的な場合は質的外的基準という．多変量解析の主な方法をの一部を左欄にあげたが，実際にこれを用いた調査解析を行う場合には，統計の参考書籍，それぞれの分析方法の収録されているソフトウエアを参照されたい．

また，これから新しく研究をはじめる場合には実験であれば，きちんとした実験計画を立て，誤差の管理をする必要がある．

調査の場合には無作為化比較試験を念頭に置き，前向き調査（研究）を行う必要がある．実際の解析にあたっては統計パッケージを用いるのが一般的であろう．前述の原則をふまえた上で，実際使用するプログラムの制限条項をきちんとチェックしてから用いる必要がある．

5．文献検索

1）情報検索の重要性

自分が興味をもっている分野，研究領域，疾病がどのようなものか，基本的知識，最新の知識，研究内容，疾病の診断法，治療法に熟知する必要がある．書籍，研究会等から得られる情報として，最新の文献にあたることも大いに意味がある．研究をはじめる前に，自分が興味をもっている課題，あるいは周辺領域に関してどのような研究が，どの程度進んでいるかを検討することも重要である．研究結果に関して，討論，考察を行うときも他者の研究は重要であり，よく調査して，吟味しておく必要がある．さもないと，いざ論文として発表したときに，実は研究しつくされているというのでは，費用も時間も非常に無駄である．

2）情報検索の流れ

EBM，EBN（Evidence-Based Nursing）を実施する際の臨床的問題，看護問題の解決の順序を考える場合，また，疫学研究を計画する場合，まず，手元にある著書，文献の調査がすんだ後，各種データベースにあたる．最後は，インターネット等で，最新の情報を手に入れるというのが，最近の文献検索，情報検索の流れである．以前は文献検索といわれていたが，情報化が進み，最近では情報検索という言葉が主流になっている．次に情報の種類には，一次情

医中誌 Web
医学中央雑誌刊行会（医中誌）が作成・運営する，国内医学論文情報のインターネット検索サービス．国内発行の医学・歯学・薬学・看護学および関連分野の定期刊行物，のべ約 7,500 誌から収録した約 1,400 万件の論文情報を検索することができる．

Cinii　Articles
学協会刊行物・大学研究紀要・国立国会図書館の雑誌記事索引データベースなど，多くの学術論文情報を検索の対象とする論文データベース・サービス．

JDream Ⅲ検索
科学技術の全分野を網羅しており，約 7,000 万件の文献情報を収録．データは国内外の技術文献をもとに，国立研究開発法人科学技術振興機構（JST）がデータを作成している．文献は書誌情報と抄録，文献が述べている内容を示す語や分類を収録しており，海外文献は日本語に翻訳されているため，日本語で検索して内容を確認できる．

報と二次情報がある．一次情報とは，ノイエスのある，オリジナルな研究成果で，原著論文・学会抄録・学位論文・各種研究報告書等がそれにあたる．二次情報とは，一次情報の所在等を一定の規則に従い整列させ，検索可能なように調整したもの，一次情報にアクセスするための資料，データベース，索引誌，抄録誌，文献目録等を指す．

3）特定の興味，テーマの検索

特定の主題に関する書籍には多くの情報が蓄積されている．現在までの学会の主要な考え方，確立している知見や治療法，検査法等については，書籍から系統的な情報を得る．最新情報については，雑誌論文を探す．雑誌論文の探し方には，ブラウジング（日頃から興味ある分野の新着雑誌の目次に目を通す），二次資料検索（テーマを決めて，索引やデータベースを検索する）の方法がある．

（1）日本語論文の検索

代表的なものでは「医中誌 WEB」（医学中央雑誌刊行会：https://www.jamas.or.jp/service/ichu/，有料だが，多くの大学・研究機関で契約している），「CiNii Articles（国立情報学研究所：https://support.nii.ac.jp/ja/cia/cinii_articles，無料）」，「JDream（G-Search Limited：https://jdream3.com/service/expert-finder/，有料）」などが使用されている（左欄参照）．

（2）外国語論文の検索

MEDLINE（PubMed）CINAHL BNI，Web of Science，Journal Citation Reports，The Cochrane Library，Clinical Evidence 等がある．米国国立生物工学情報センター（National Center for Biotechnology Information：NCBI）が一般公開している医学関係文献データベースである．世界最大の医学文献データベース MEDLINE の全文献も含まれており，広い収録範囲（37 言語，1946 年以降，5,700 の医学系雑誌，累積文献数は約 2,500 万），MEDLINE と PREMEDLINE の検索，効率的検索（MeSH の活用，新検索システムの漸次導入，簡便性・速報性，リンク機能，Automatic Term Mapping）等，多くの機能を備えている．検索の基本はキーワードを入力し，【Go ボタン】をクリックするが，必要に応じ Limits で検索対象を限定する．

◆　文　献　◆

Doll R, Hill AB: Lung cancer and other causes of death in relation to smoking; a second report on the mortality of British doctors. Br J Med, 2（5001）：1071-1081, 1956.

文部科学省，厚生労働省：疫学研究に関する倫理指針（平成 20 年 12 月 1 日一部改正）．http://www.mhlw.go.jp/general/seido/kousei/i-kenkyu/ekigaku/0504sisin.html（2022 年 1 月 5 日現在）

Paul JR: Clinical Epidemiology 2nd Revised. University of Chicago Press, 1966.

第 5 章 　生活習慣の予防と健康増進 ①栄養と食生活

■A．生活習慣病の概念と生活習慣

　健康管理において，自分自身で健康を維持増進するために毎日の生活習慣の修正による**自己管理**（self care）は，必須の基本事項である（**表 5-1**：日本高血圧学会，2019）．食塩摂取の制限，緑黄色野菜の積極的摂取，禁煙，適度な運動，適正は睡眠時間の複合的修正により，動脈硬化性疾患ならびにがんを含む全死因による死亡リスクは低下する．残念ながら，生命ある物は必ず死を迎えるわけであるが，これは自然の理，生理現象であり病理ではない．予防医学や健康管理学，公衆衛生学の使命は，われわれが人生中途で遭遇し得るがんや心・脳血管疾患等，さまざまな病理にもとづく未成熟死のリスクを下げて天寿を全うできるようにすることにある．それには，将来を過剰に悲観的に恐れず，低いながらもリスクが存在する現実を認識し，毎日の生活の中でできることから実行していく以外に方法はない．まずは，禁煙，運動，食習慣の修正が基本となる．特に食塩制限は，高血圧，虚血性心疾患，脳卒中のリスクを減少させることから，日本高血圧学会は 6g／日未満を目標設定している．2012 年に発表された WHO のガイドラインでは，5g／日未満を強く推奨していたが，わが国における現状は依然として 10g／日を越えていた．そこで 2019 年 12 月に厚生労働省は日本人のナトリウム（食塩相当量）の目標量を男性 7.5g／日未満，女性 6.5g／日未満と 2010 年値よりも低く設定している（厚生労働省，2019）．

表 5-1　生活習慣の修正項目

修正項目	具体的な内容
減塩	食塩摂取量 6g／日未満
肥満の予防や改善	体格指数（BMI）[※1] 25.0kg／m² 未満
節酒	アルコール量で男性 20〜30mL／日，女性 10〜20mL／日
運動	毎日 30 分以上または週 180 分以上の運動
食事パターン	野菜・果物[※2]，多価不飽和脂肪酸[※4] を積極的に摂取，飽和脂肪酸，コレステロールを避ける
禁煙	喫煙のほか間接喫煙（受動喫煙）も避ける
その他	防寒，情動ストレスのコントロール

※1) 体格指数：「体重(kg)÷ ｛身長(m)｝²」で算出
※2) おおよそ日本酒 1 合，ビール中瓶 1 本，焼酎半合，ウイスキー・ブランデーはダブルで 1 杯，ワインは 2 杯
※3) 肥満者や糖尿病患者では果物の過剰摂取に注意．野菜や果物の摂取については腎障害のある患者では医師に相談が必要
※4) 多価不飽和脂肪酸は魚などに多く含まれる．
（日本高血圧学会：一般向け「高血圧治療ガイドライン2019」解説冊子　高血圧の話．2019.）

表5-2　炭水化物の種類と特徴

種　類	特　徴
単糖類	これ以上加水分解されないもの 代表的なものに果汁に多く含まれるグルコース（ブドウ糖）やフクルトース（果糖）がある
二糖類	単糖類が2分子結合したもの 代表的なものにスクロース（砂糖．グルコースとフルクトースが結合）やラクトース（母乳中に存在．グルコースとガラクトースが結合）等がある
多糖類	多くの単糖類が結合したもの 代表的なものにデンプン（穀類や芋類に多い．多くのグルコースが結合）などがある 体内で消化されないものは、食物繊維として働く

　すでに病気の治療を受けている者は当然，主治医の指示下に服薬を継続し，検査値が少し高め，あるいは境界型の者は改めて医師に相談し，正常範囲にある者も，今この時から毎日の運動や食事に留意すべきである．

1．三大栄養素

　われわれは日常生活で，さまざまな食品を摂取し，生命活動の源にしている．食品から取り込む物質を栄養素といい，炭水化物，脂質，タンパク質を三大栄養素という．ここでは炭水化物，脂質，タンパク質の特徴や主なはたらき等を述べる．

1）炭水化物（糖質）

　炭水化物は炭素（C），水素（H），酸素（O）の3元素からできている．生体内では主にエネルギー源として利用され，炭水化物1gが4kcalのエネルギーとなる．
　炭水化物は単糖類，二糖類，多糖類に大別される．その主なはたらきは表5-2の通りである．

2）脂　質

　脂質は脂肪酸に関係のある一連の物質の総称であり，水に溶けずに有機溶媒に溶ける性質をもつ．脂質は1gで9kcalのエネルギーとなる．
　詳細は本章「C．栄養と健康」で述べる．

3）タンパク質

　タンパク質は多くのアミノ酸がペプチド結合した高分子化合物である．人体においては筋肉や皮膚をはじめ，さまざまな生体組織の構成成分である．また，人体の水分を除いた重量の半分以上を占める．

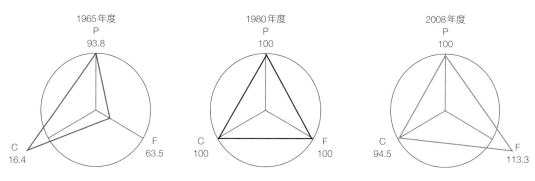

図 5-1　PFC 熱量比率の推移（1980 年度＝ 100，供給熱量ベース）
P は Protein（たんぱく質），F は Fat（脂質），C は Carbohydrade（炭水化物）.
数値は 190 年度の PFC 比率（P：13.0％，F：25.5％，C：61.5％）を 100 とした時の数値.
（農林水産省：食料需給表. https://www.maff.go.jp/j/zyukyu/fbs/）

　タンパク質は酵素，ホルモン等の材料，栄養素運搬物質，エネルギー源として重要である．タンパク質 1g は，4kcal のエネルギーとなる．また，食品中の栄養価については，動物性食品に含まれるタンパク質の方が植物性食品に含まれるタンパク質に比べて，必須アミノ酸バランスがよく，栄養価が高い．また，タンパク質が不足すると，免疫力の低下，成長不良，体力減退につながる．

4）PFC バランスの現状と課題

　三大栄養素は，エネルギーを産生する．タンパク質（P），脂質（F），炭水化物（C）由来のエネルギーが総エネルギー摂取量に占める比率を PFC バランスという．図 5-1 に日本の PFC バランスの推移を示す．1980 年度を 100 とすると，1965 年度は炭水化物の比率が 100％を越え，脂質の比率は 63.5％であった．一方，2008 年度では炭水化物の比率が 94.5％であったが，脂質の比率が 100％を越えた．推移の背景に，日本の食生活の変化が読み取れる．1965 年代は，主食として米がよく食べられていたが，主菜としての肉の摂取量が少なかった．1980 年代には主食は米を中心に，主菜は水産物や畜産物で，副菜では野菜を中心に構成され，栄養バランスに優れた食生活であった．その結果，PFC バランスも良好な結果となった．しかし，2008 年度では，米の摂取量の減少，肉類の摂取増加により，脂質の比率が増加した．

2．五大栄養素と食物繊維

　三大栄養素に無機質，ビタミンを加えたものを「**五大栄養素**」という．ここでは無機質，ビタミンと，炭水化物の一種である食物繊維について，特徴や主なはたらき等を述べる．

1）無機質（ミネラルと微量元素）

　無機質とは，人体に存在する元素のうち，酸素（O），炭素（C），水素（H），窒素（N）以外のもので，骨や歯等のからだの構成や，電解質機能に必要なも

表5-3　主な無機質（ミネラルと微量元素）の働き

名称	欠乏・過剰	効能	作用	主な供給源
カルシウム	（欠）くる病，骨軟化症，骨粗鬆症． （過）結石，他のミネラルの吸収阻害，便秘．	骨や歯を丈夫にする．心臓病を防ぐ．神経の興奮を適切に保つ．	骨や歯の構成成分，筋肉の収縮や血液の凝固因子，神経伝達物質	牛乳・乳製品，骨ごと食べられる小魚，緑黄色野菜．シュウ酸（野菜中）やフィチン（穀類中）は Ca の吸収を妨げる．
マグネシウム	通常の食生活では問題にならない．Ca と Mg の比は 2 対 1 が良い．Ca と Mg との比が多すぎると虚血性心疾患死亡者が多いというデータがある．	成長障害を防ぐ．高血圧，疲労，視力低下を防ぐ．	エネルギー代謝に関与している酵素に含まれ，代謝を促進する．筋肉の収縮や神経機能に関与．	海藻類，大豆，穀類，野菜類
リン	（欠）骨軟化症． （過）Ca 吸収抑制，副甲状腺機能亢進	細胞の成長や神経・筋肉の機能を正常に保つ．	骨や歯の成分，核酸，リン脂質，リンタンパクなどの成分になり細胞機能の発現に関与．	日常摂取する食品に多量に含有．
食塩（塩化ナトリウム）	（欠）まったく摂らないと各種代謝に影響があるが，通常は不足より過剰摂取が問題． （過）高血圧	酵素やホルモンの働きを活性化．細胞内外の物質交換，神経の刺激伝達．	細胞外液に多く存在．細胞外液の浸透圧を高める．水分調節．	日常摂取する食べ物に多く入っている（みそ汁，漬物）
カリウム	（欠）筋力の低下．（過）通常は問題にならない	神経鎮静（不眠，ストレスを和らげる）	細胞内液に多く存在	いも類，野菜類，果実類に多い
鉄	（欠）鉄欠乏性貧血	貧血・成長障害を防ぐ．	ヘモグロビン（酸素運搬）とミオグロビン（酸素貯蔵）の構成要素	肝臓，シジミ，アサリ，ヒジキ，大豆・大豆製品，緑黄色野菜
亜鉛	（欠）味覚障害	成長障害を防ぐ．感染症などを防ぐ．	各種酵素（タンパク質や遺伝子の合成）の構成要素，代謝促進	カキ（貝），牛肉，米

（新しい食生活を考える会：食品解説つき新ビジュアル食品成分表　新訂版．pp. 242－243, 2011；菱田　明，佐々木　敏：日本人の食事摂取基準　2015 年版．pp. 247－299, 2014 より引用改変）

のである．主なものとしてナトリウム，カリウム，カルシウム，マグネシウム，リン，鉄，亜鉛，銅等があげられる．そのうち，含有量が鉄より少ない元素（鉄，亜鉛，銅，クロム，ヨウ素，コバルト，セレン，マンガン，モリブデン）は（必須）**微量元素**とよばれる．微量元素は人体の全重量のうち，0.02％を占めるのみである．

　　主な無機質のはたらきは**表5-3**（新しい食生活を考える会，2011；菱田ほか，2014）の通りである．

　　無機質の欠乏は電解質異常をまねくが，なかでも微量元素の欠乏は，微量元素を活性中心におく酵素や生理活性物質の機能低下をもたらす．

2）ビタミン

　　ビタミンとは，微量で生体内の生理機能を正常に調節する有機化合物である．

表5-4　主なビタミン類のはたらき

名称（ビタミン＝V）	分類	欠乏・過剰	効能	作用	主な供給源
VA（レチノール：βカロテンはこの前駆体）	脂溶性	（欠）夜盲症，成長期に欠乏すると成長障害．（過）脳内圧亢進，妊娠中は注意	発がん予防，動脈硬化予防	視覚発現	肝臓，ウナギ，βカロテン：緑黄色野菜
VD（カルシフェロール）		（欠）くる病（骨の奇形）．（過）高カルシウム血症，腎障害	骨や歯を丈夫にする	肝・腎で活性化　プロVDからVDの変化に紫外線が必要	（干し）シイタケ，魚類
VE（トコフェロール）		通常の食生活では欠乏症も過剰症もないといわれている	老化防止，生活習慣病予防	抗酸化作用・過酸化脂質抑制	種実類，植物油
VB1（チアミン）	水溶性（過剰症はない）	（欠）脚気，疲労	老化・成長障害の防止	糖質のエネルギー変換をサポート．神経機能維持	豚肉，豆類
VB2（リボフラビン）		（欠）口内，唇，舌の炎症	老化・生活習慣病予防，成長促進	抗酸化作用，生体内各種代謝の補酵素として働く	肝臓，卵，牛乳
VC（アスコルビン酸）		（欠）壊血病（毛細血管が弱くなり内出血）（欠点）熱に弱い	老化・生活習慣病予防，抗ストレス作用	コラーゲン生成と保持，抗酸化作用	野菜，果物
VB12		（欠）悪性貧血	認知症・老化防止	葉酸とともに造血作用に関与，神経機能の正常化	肝臓，卵，魚類

（新しい食生活を考える会：食品解説つき新ビジュアル食品成分表　新訂版．pp. 244-245, 2011；菱田　明，佐々木　敏：日本人の食事摂取基準　2015年版．pp. 164-179, 194-201, 211-214, 226-229, 2014より引用改変）

生体内で合成できないため，食事を介して摂取する．その摂取基準量は微量であるが，欠乏症が起こりやすい．

　ビタミンは脂溶性ビタミン（A, D, E, K）と水溶性ビタミン（B1, B2, B6, B12, C, パントテン酸，ナイアシン，ビオチン，葉酸）に分類される．主なビタミン類のはたらきは表5-4（新しい食生活を考える会，2011；菱田ほか2014）の通りである．

3）食物繊維

　「1）炭水化物」の項でもふれたが，食物繊維は体内で消化されない多糖類である．その性質から，不溶性食物繊維と水溶性食物繊維に分けられる．それらの特徴等を表5-5に示す．

B. 栄養と健康

　われわれが摂取する食品に含まれる栄養素は，その性質と摂取量によっては健康の維持・増進につながる場合と，生活習慣病をはじめ，さまざまな疾病の原因となる場合があげられる．

　食品や栄養素と健康との関係について，わが国ではさまざまな情報が氾濫している．同時にわれわれは，多くの情報を入手しやすい環境にある（表5-6）．

表5-5　不溶性食物繊維と水溶性食物繊維

	主要成分	食品の例	効　果
不溶性食物繊維※1)	セルロース ヘミセルロース リグニン キチン	大豆，ごぼう，小麦ふすま，穀類，豆類など 小麦ふすま，大豆，穀類，ごぼうなど 小麦ふすま，穀類，完熟野菜類，豆類，ココアなど 甲殻類の殻，きのこなど	・排便促進効果（例：大腸の運動活発化，排便回数，便量の増加） ・有害物質排泄促進（例：毒性抑制）など
水溶性食物繊維※2)	ペクチン アルギン酸 ガム質 グルコマンナン	熟した果物，芋類，（キャベツ・大根などの）野菜類 こんぶやわかめなどの海藻類等 大豆や大麦・ライ麦等の麦類 こんにゃく等	・小腸における糖質・コレステロールの吸収抑制作用 ・腸内殺菌による分解・発酵によりガス生産量増加 ・排便促進効果（例：排便回数・便量の増加） ・有害物質排泄促進（例：毒性抑制）など

※1）水分を含むと膨れるためカサが増す，利用エネルギーは 1kcal／g
※2）高保水性・高粘性，腸内フローラを改善させる，利用エネルギーは 2kcal／g

表5-6　健康に関する情報源

1位	テレビ・ラジオ	77.5	7位	広告・チラシ	30.8
2位	インターネット	74.6	8位	総合雑誌	23.6
3位	新聞	60.6	9位	家庭向け医学書	22.3
4位	かかりつけの医師	60.5	10位	健康雑誌	18.7
5位	友人・口コミ	40.0	11位	保健所や自治体	16.9
6位	大学や病院・診療所	31.9			

（厚生労働省：主な情報源に対する接触度の変化（2009年と2014年の比較表．平成26年版　厚生労働白書，p.53, 2014.より作表）

　　ここで重要なのは，われわれが入手する情報には，科学的根拠の高いものから低いものまでさまざまあり，その内容を吟味しないと健康の維持・増進にはつながらないことである．

　　ここでは，わが国のメディアなどでよく取り上げられる脂質（脂肪），ポリフェノール，サプリメント，代替甘味料について，その特徴と健康への影響などについて述べる．

1．脂質

1）メタボリックシンドロームと脂肪エネルギー比率の増加

　　現在のわが国で，健康に関する言葉でよく耳にするのは "メタボ"（メタボリックシンドローム：内臓脂肪症候群）（診断基準は表6-4を参照）である．平成29年国民健康・栄養調査によると，メタボリックシンドロームが強く疑われる者と予備群と考えられる者との割合は，男女とも加齢に伴い増加する傾向にある．また，強く疑われる者と予備群と考えられる者を併せた割合は，40〜74歳の男性の2人に1人，女性の5人に1人の割合であった（図5-2：厚生労働省，2018）．

　　メタボリックシンドロームが問題となる背景に，わが国の食生活の変化，特

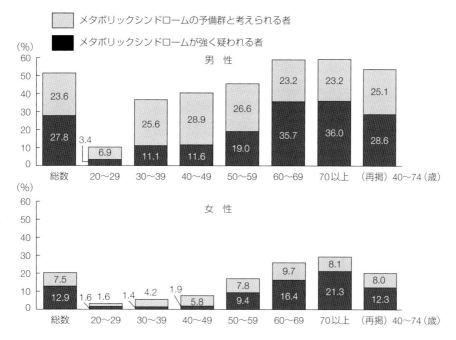

図 5-2　メタボリックシンドローム（内臓脂肪症候群）の状況（20 歳以上）

※ 1）血圧，腹囲，ヘモグロビン A1c，血清 HDL コレステロール値の測定を行い，身体状況調査の問診において血圧を下げる薬，インスリン注射または血糖を下げる薬，コレステロールを下げる薬，中性脂肪（トリグリセライド）を下げる薬の服用状況にすべて回答した 20 歳以上の者を集計対象とした．なお，女性は妊婦 3 人を除外した．
※ 2）ヘモグロビン A1c ≧ 6.0％（NGSP 値）の場合．
（厚生労働省：平成 29 年国民健康・栄養調査報告．2018 より作図）

に摂取エネルギーに占める脂肪エネルギー比率の増加傾向があげられる（図5-3：厚生労働省，2018）．また，成人の脂肪エネルギー比率については，25％を超える者の割合が男性で 40％，女性では 50％を占めている（図 5-4：厚生労働省）．メタボリックシンドロームや生活習慣病の予防の観点からも，脂肪エネルギー比率の抑制が望まれる．

2）脂質とその特徴

　脂質は 1g で 9kcal と，糖質やタンパク質に比べ，2 倍以上の効率でエネルギーを発生させる．また，生体内では細胞膜の成分，脂溶性ビタミンの確保などの重要な役割を果たしている．
　化学的には，脂質は脂肪酸に関係のある一連の物質の総称であり，水に溶けずに有機溶媒（アルコールやエーテルなど）に溶ける性質をもつ．

3）脂肪酸とその特徴

　脂肪酸は脂質の構成成分である．脂質の栄養価と性質は，構成している脂肪酸によって異なる．
　化学構造的には，脂肪酸はアルキル基（炭化水素，-R）とカルボキシル基（-COOH）からなる分子であり，R-COOH と略される．脂肪酸には，炭素の結

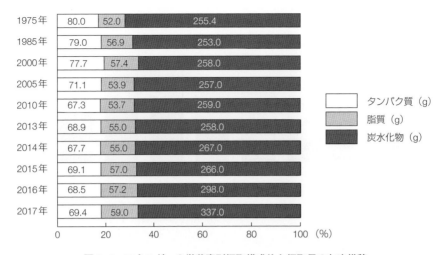

図5-3　エネルギーの栄養素別摂取構成比と摂取量の年次推移
（厚生労働省：平成29年国民健康・栄養調査報告．2018より作図）

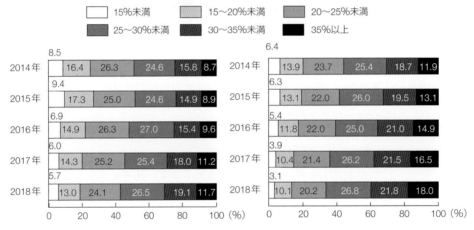

図5-4　脂肪エネルギー比率の分布の年次推移（20歳以上）
（厚生労働省：国民健康・栄養調査報告（平成25〜29年）より作図）

・n-3（ω3）系多価不飽和脂肪酸を含む油脂類
αリノレン酸：植物油
エイコサペンタエン酸（EPA）：魚油
ドコサヘキサエン酸（DHA）：魚油

・n-6（ω6）系多価不飽和脂肪酸を含む油脂類
リノール酸：植物油
γリノレン酸：月見草油
アラキドン酸：魚油，卵黄

合の仕方で飽和脂肪酸と不飽和脂肪酸がある．

i 飽和脂肪酸：飽和脂肪酸は酸化しにくい反面，摂りすぎると血中のコレステロールを増やし，動脈硬化を進行させる．肉の脂肪，やし油（パーム油）などに多く含まれている．化学構造的には，アルキル基のすべての炭素に4つの炭素または水素が結合して飽和状態（反応性が低い）になっている．

ii 不飽和脂肪酸：不飽和脂肪酸は酸化しやすいものの，中性脂肪を減らす働きがある．魚油，サフラワー油，ゴマ油に多く含まれる．化学構造的には，アルキル基に二重結合（-C＝C-）を有している．二重結合は反応性が高く，付加反応などが起こりやすい．そのため，不飽和脂肪酸は酸化されやすい．
　不飽和脂肪酸は二重結合が1つだけの**一価不飽和脂肪酸**と，二重結合が2つ以上ある**多価不飽和脂肪酸**に分類される．さらに多価不飽和脂肪酸は，最初の二重結合がメチル基から数えて3個目にあるn-3（ω3）系多価不飽和脂肪酸

表 5-6　食品に占める脂肪酸の割合（%）

	S	M	P
オリーブ	13.1	75.7	11.2
ごま	15.1	39.4	45.4
米ぬか	19.4	42.7	38.0
大豆	14.8	24.5	60.6
ピーナッツ	22.3	42.7	35.1
牛脂	47.8	48.5	3.6
豚脂	38.7	49.2	12.2
ソフトマーガリン	22.7	41.4	28.7
バター	68.8	27.9	3.3
あじ	35.6	35.5	29.2
いわし	39.7	26.8	33.4
うなぎ	28.7	52.9	18.3
さけ	23.5	48.1	28.2
まぐろ	37.8	18.4	43.7

S：飽和脂肪酸（直鎖）→動脈硬化を進行
M：1価不飽和脂肪酸（オレイン酸）→LDLを低下，
　　HDLは低下させない
P：多価不飽和脂肪酸 2価（リノール酸）→LDLを
　　低下させるが，HDLも低下させる
　　3価（リノレン酸）→中性脂肪やリポ蛋白 の低下，
　HDLの増加，血清粘度の低下→動脈硬化抑制
（中村治雄：食品機能と脂質代謝．からだの科学，
160：61-65，1991.）

表 5-7　不飽和脂肪酸（EPA，DHA）の多い魚（%）

	EPA	DHA
あじ	2.4	10.4
いわし	8.2	18.9
うなぎ	3.9	7.0
さけ	7.8	13.0
ししゃも	10.1	8.3
たら	16.7	32.9
ハタハタ	11.8	16.0
ぶり	7.2	14.3
まぐろ	2.8	29.9

EPA（5価脂肪酸）：エイコサペンタエン酸
DHA（6価脂肪酸）：ドコサヘキサエン酸
血圧上昇抑制，血液の粘度を低下させ，血栓のできるのを
防ぐ．→高脂血症，動脈硬化性疾患，血栓症，心筋梗塞，
脳梗塞や高血圧症を防ぐ．また一般に動物性脂肪は乳がん，
前立腺がん，大腸がんを増加させるが，これらの脂肪酸は
抑制する．摂りすぎると生体内酸化を増加させ，過酸化脂
質などの産生や脳出血が増加するなどの健康障害を示す．
（中村治雄：食品機能と脂質代謝．からだの科学，160：
61-65，1991.）

・n-3（ω3）とn-6（ω
6）系との食事バランス
n-3（ω3）系と n-6（ω
6）系の食事からの摂取割
合　は n-6：n-3 = 4：1
が推奨されている．この
バランスが悪くなると，
高血圧，動脈硬化，心筋
梗塞などの一因となる．
また，n-6系を多く摂る
と血液は固まりやすくな
り，n-3系を多く摂ると
血液は固まりにくくなる．

と，6個目にある n-6（ω6）系多価不飽和脂肪酸に分類される．多価不飽和
脂肪酸は体内で合成されず食物から摂取する必要があるため，必須脂肪酸と呼
ばれている．また，多価不飽和脂肪酸は血中脂質（中性脂肪やコレステロール）
量を下げる働きがあり，健康の維持・増進につながる重要な役割がある．

iii 各種脂肪酸を含む食品：飽和脂肪酸，一価不飽和脂肪酸，多価不飽和脂肪
　酸を含む主な食品と，これら脂肪酸の占める割合を表5-6 に示す．飽和脂
　肪酸は動脈硬化を進行させる作用がある．一価不飽和脂肪酸（例：オレイン
　酸）は LDL コレステロール（LDL）を低下させるが，HDL コレステロール
　（HDL）は低下させない．多価不飽和脂肪酸は，二重結合の数により，性質
　が異なる．二重結合が2つの2価のもの（例：リノール酸）はLDLを低下さ
　せるが，HDL も低下させる．一方，二重結合が3つの3価のもの（例：リ
　ノレン酸）は，中性脂肪やリポ蛋白の低下，HDL の増加，血清粘度の低下
　という作用がある．その結果，動脈硬化が抑制される．

　多価不飽和脂肪酸のうち，エイコサペンタエン酸（EPA：5価脂肪酸）とド
コサヘキサエン酸（DHA：6価脂肪酸）は，魚介類に多く含まれる．EPA や
DHA を多く含有する魚類を表5-7 に示す．

　EPA や DHA は血圧の上昇を抑制し，血液の粘度を低下させ，血栓ができ
るのを防ぐはたらきがある．その結果，脂質異常症（高脂血症），動脈硬化性
疾患，血栓症，心筋梗塞，脳梗塞や高血圧症の発症を防ぐ．一般に，動物性脂
肪は乳癌，前立腺癌，大腸癌を増加させるが，EPA や DHA はこれらのがん
の発症，増殖を抑制する．さらには，生活習慣病の予防にも寄与すると考えら

1. 共通の生理作用

・抗血栓作用（血小板凝集抑制作用）
・血中脂質（中性脂肪，コレステロール）低下作用
・制がん作用（乳癌，大腸癌）
・抗アレルギー作用
・抗炎症作用
・抗糖尿病作用（血糖値低下作用）

↓

生活習慣病の予防（魚を食べると体によい）

2. DHAの生理作用

・学習機能向上作用（記憶改善，健脳作用）
・網膜反射能向上作用（視力低下抑制作用）

↓

知能の発達，老化の防止（魚を食べると頭が良くなる）

図5−5　EPAとDHAの生理作用

れている．また，DHAは知能の発達や老化の防止にも寄与すると考えられている（図5−5）．

現在のわが国は，メタボリックシンドロームや生活習慣病の増加が問題となっている．その解決策として，食事の内容を見直すことが重要である．脂質についても，構成する脂肪酸の種類により，健康に及ぼす影響は異なっている．本章で扱った内容を参考に，食事面からの生活の見直しを行い，健康状態の改善を図ることが望まれる．

2．ポリフェノール

1）特　徴

ポリフェノールとは，分子内に複数のフェノール性ヒドロキシ基（ベンゼン環，ナフタレン環などの芳香環に結合したヒドロキシ基）をもつ植物成分の総称である．植物が光合成をするときにつくられる糖分の一部が変化してできた物質で，多くの種類が存在する．植物性色素の一種でもあり，野菜や果物など多くの植物性食品に含まれている．また，ポリフェノールはアクの成分でもあり，切ったら色が変わる野菜には必ず含まれている．

2）生理機能

その強力な抗酸化作用に注目して多くの研究が進められている．また，緑茶やウーロン茶に含まれるポリフェノールは，食後の中性脂肪濃度，体脂肪の低減効果を有することが近年報告された．作用メカニズムとしては，膵リパーゼ活性の阻害により，小腸からの脂肪吸収を抑制することが示されている（岸本，近藤，2010）．

ポリフェノールの中には脳血液関門を通過するものも見出されている．ポリフェノールがアルツハイマー病のリスクを軽減させる可能性が考えられているが，まだ臨床的な証明までに至っていない（板倉，2010）．

表5-8　主なポリフェノールと含有する食品

主な成分名	主な食品	特徴
カテキン	茶，ワインなど	殺菌作用，血圧上昇抑制
アントシアニン	ブドウ，イチゴなど	視力回復，肝機能の向上
タンニン	茶，赤ワインなど	殺菌効果，胃腸病の予防など
イソフラボン	大豆，豆腐や納豆（大豆加工食品）	女性ホルモンのバランス調整
クロロゲン酸	コーヒー豆	抗酸化作用
リグナン類	ゴマ	抗酸化作用
クルクミン	ウコン	抗酸化作用，抗炎症作用
ケルセチン	玉ねぎ，ブロッコリーなど	抗酸化作用，抗炎症作用
ルチン	そば，アスパラガス	高血圧予防，貧血予防

　以上の点から，ポリフェノールは生活習慣病の予防や老化防止に役立つと考えられている．

3）主なポリフェノールと含有する食品

　ポリフェノールの種類は7,000種類とも8,000種類ともいわれているが，まだ全容はわかっていない（近藤，2011）．主なポリフェノールと，それを含有する食品を表5-8に示す．

3．サプリメント

　わが国のサプリメントは，ビタミン類やミネラル類などをはじめ，特定の栄養成分を含んだものとなっている．しかし，サプリメントについて法令上の定義はない．

　わが国で市販されているサプリメントは，錠剤やカプセル，粉末，飲料タイプなどの形状である．これらは欧米の例にならったものと思われる．問題は，それらの栄養や健康に関する表示である．わが国では，カプセルや錠剤形態を含めて，栄養機能食品や特定保健用食品の表示については，2015年4月より施行された「食品表示法」の定める食品表示基準において規定されている（梅垣，2015）．

1）欧米でのサプリメントの位置づけ

　米国では「栄養補助食品健康教育法」において，ダイエタリーサプリメントを定義している（表5-9：細谷ほか，2010）．すなわち，同法におけるダイエタリーサプリメントは，成分・素材の1つまたはそれらの組み合わせからなるものであり，4つの条件があげられている（浜野，2010b）．

　EUでは2002年にフードサプリメントに関するEU指令が出され，13種類のビタミンと15種類のミネラルについて，2005年8月1日からEU全域で，フードサプリメントに関する唯一の法律として施行されている（浜野，2010a）．

表5-9　米国におけるダイエタリーサプリメントの定義

成分・素材	条　件
・ビタミン類 ・ミネラルハーブ類および他の植物 ・アミノ酸類 ・食事として摂取されているもの，濃縮されたもの，代謝産物，構成成分，抽出されたもの	①食事を補完することを目的とした食品（タバコを除く）. ②カプセル，錠剤，液状，粉末，ソフトジェルといった形態で，通常の食品あるいは食事としての摂取を想定するものであってはならない. ③カプセル，錠剤，液状，粉末，ソフトジェルといった形態でない場合であっても，通常の食品あるいは食事としての摂取を想定するものであってはならない. ④「ダイエタリーサプリメント」である旨の表示

（細谷憲正ほか：食品保健の科学—健全な食生活と役に立つサプリメントの基礎知識—. 丸善, p. 236, 2010.）

表5-10　主な代替甘味料の種類と特徴

代替甘味料	種類	甘味度	主な用途
エリスリトール	糖アルコール（人工甘味料）	砂糖の75%	清涼飲料水
ステビア	天然甘味料	砂糖の10〜300倍	漬物，佃煮，ヨーグルト
アスパルテーム	合成甘味料（人工甘味料）	砂糖の200倍	飲料，菓子
スクラロース	合成甘味料（人工甘味料）	砂糖の600倍	飲料，製パン
アセスルファムカリウム	合成甘味料（人工甘味料）	砂糖の200倍	飲料，菓子，漬物

オリゴ糖
・単糖が3個〜10個程度，グリコシド結合したもの. 結合する単糖の種類によって三糖類，四糖類などがある.
・三糖類ではラフィノース，四糖類ではスタキオースが知られている. これらはヒトの消化酵素では分解できず，吸収されにくいため，難消化性オリゴ糖という.
・難消化性オリゴ糖は，大腸で腸内有用菌であるビフィズス菌の栄養源となり，増殖させる. 同時に，ウェルシュ菌などの腸内有害菌の増殖を抑制する. このような働きのある物質を，プレバイオティクスという.

4. 代替甘味料

代替甘味料は，低エネルギーの飲料や菓子などに砂糖の代わりとして広く使われている.

代替甘味料の主なものとして，糖質系甘味料の糖アルコール（エリスリトールなど），非糖質系甘味料の天然甘味料（ステビアなど），合成甘味料（アスパルテームなど）があげられる. これらのうち，糖アルコールと合成甘味料は化学的に合成されたもののため，人工甘味料と呼ばれる.

代替甘味料の主なものの特徴は，表5-10の通りである.

代替甘味料は食品衛生法により，食品添加物とされるもの，食品とされるものに分かれる. 食品添加物とされるものは，天然甘味料，合成甘味料と糖アルコールの一部（ソルビトール，キシリトールなど）である. **食品添加物**は，食品安全委員会で食品健康影響評価を行い，許容一日摂取量を設定している. さらに安全性確保のため，厚生労働省は食品安全委員会の意見と聞いた上で，人の健康面に問題がない場合に限り，使用を認めている.

C. 食生活と健康

1. 栄養・食生活と健康，QOL，社会環境の質との関連

健康日本21（第2次）の栄養・食生活に関する目標は，QOLの向上と社会環境の質の向上をめざして設定されている. QOLの向上のために，主要な生

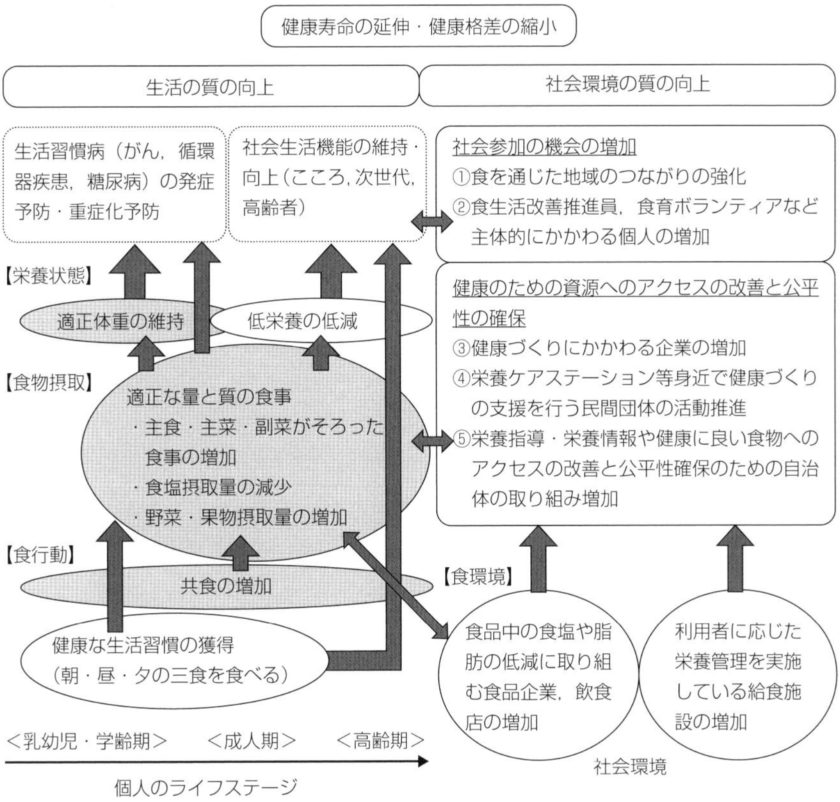

図 5-6　栄養・食生活目標設定の考え方
（厚生科学審議会地域保健健康増進栄養部会，次期国民健康づくり運動プラン策定専門委員
会：健康日本 21（第 2 次）の推進に関する資料. p. 92, 2012.）

活習慣病（がん，循環器疾患，糖尿病）予防の科学的根拠があるものを中心に，
栄養状態，食物摂取，食行動の目標が設定されている．さらに，ライフステー
ジを通した社会生活機能の維持・向上のために，子どもは健康な生活習慣の獲
得として 3 食食べること，高齢者は低栄養の予防・改善が設定されている．ま
た，社会環境の質の向上のためには，食生活面からも「社会参加の機会の増加」
と「健康のための資源へのアクセスの改善と公平性の確保」をすることで寄与
できるとされた（**図 5-6**：厚生科学審議会地域保健健康増進栄養部会，次期
国民健康づくり運動プラン策定専門委員会，2012）．

2．栄養素，食品・食材料，料理・食事，食生活の関連

栄養・食生活関連の特徴は "食べる物" があることである（**表 5-11**：武見，
2008）．

まず，"栄養素" 等は，エネルギー，炭水化物，タンパク質，脂質，ビタミン，
ミネラルに大きく分けられ，基準は「食事摂取基準」である．次に "食品・食
材料" は，**食品成分表**（18 分類），**6 つの基礎食品**群，3 色食品群，4 群点数法，
糖尿病や腎臓病交換表などがあり，基準は「食品構成」で，例えば，6 つの基

表 5-11　食生活指針（2000 年策定）

①食事を楽しみましょう.
②1 日の食事のリズムから，健やかな生活リズムを.
③適度な運動とバランスのよい食事で，適正体重の維持を.
④主食，主菜，副菜を基本に，食事のバランスを.
⑤ごはんなどの穀類をしっかりと.
⑥野菜・果物，牛乳・乳製品，豆類，魚なども組み合わせて.
⑦食塩は控えめに，脂肪は質と量を考えて.
⑧日本の食文化や地域の産物を活かし，郷土の味の継承を.
⑨食料資源を大切に，無駄や廃棄の少ない食生活を.
⑩「食」に関する理解を深め，食生活を見直してみましょう.

（文部科学省，厚生労働省，農林水産省，2016 年 6 月一部改正）

礎食品群は行政機関で，3 色食品群は学校教育で活用されている.

食品や食材料は，調理されて“料理や食事”として整えられる.内容は料理とその組み合わせの主食・主菜・副菜と牛乳・乳製品，果物であり，基準は「食事バランスガイド」である.

“食生活”は，誰と，いつ，どこで，どのように食べているかで，近年は時間栄養学の観点からいつ食べるかが注目されている.全体の基準は「**食生活指針**」であり，2000 年に策定され，2016 年に改定された（**表 5-11**）.食生活指針の食事内容について，どのくらい食べたらよいか具体的に表したものが，日本版フードガイド「**食事バランスガイド**」（**図 5-7**：厚生労働省，農林水産省，2005）である.

食べる側とつくる側からそれぞれをみると，栄養素は目に見えないが，分析結果が数字で出る.しかし，正確な把握が難しい食品・食材料では，食べる側は重量把握が難しいが，つくる側は把握できる.料理・食事は食べる側は目安量で把握，つくる側は目安量と提供量が比較できるという特徴がある.

3．食事内容・量の把握

栄養・食生活の把握は，何を把握するのかによって食事調査内容や方法が異なる.ここでは，**食事調査法**のみ記載する（佐々木，2005）.

1）陰膳法（duplicate method）

陰膳法は，被験者が食べた食事と同じものを科学的に分析し，摂取栄養素量を推定するもの.集団の平均栄養素摂取状況を把握するのに用いられ，多くの手間と経費がかかる.

2）秤量法（weighing method）

食べた物すべてを秤量する方法で，正確なデータが得られる.被調査者の負担が大きく長期間の記録は困難である.国民健康・栄養調査（p. 65 参照）もこの方法である.

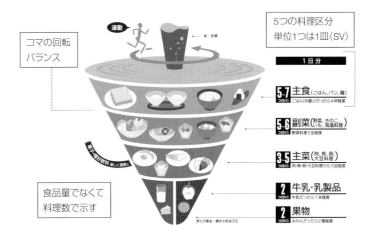

図 5-7　食事バランスガイド（厚生労働省，農林水産省，2005）

3）食物記録法（diet record）

　被調査者が食べた物を記録する方法で，秤量法と目安量法がある．目安量法は，記録された目安量から重量を推定する．

4）24 時間思い出し法（24-hour recall）

　被調査者に面接し，調査前の 24 時間に食すべての食物を思い出してもらい，料理・食品と量を聞き取り調査する．

5）食物摂取頻度法（food frequency method）

　食品や料理のリストの調査票に，一定期間内に日常摂取している食品などの摂取頻度を記載する調査法．FFQ（food frequency questionnaire）または簡易食事調査法といわれる．1 食・1 皿当たりの平均的な摂取量（ポーションサイズ）を示し，それに比べてどの程度多いか少ないかを相対的に答える方法を，半定量食物摂取頻度調査法という．

6）食事歴法（diet history questionnaire）

　食事歴法は，食事記録法や食事思い出し法に比べて習慣的な摂取量がわかる．また，食行動や調理，調味など栄養素以外の情報も同時に得られる．簡易版は，簡易型自己式食事歴法調査票（brief-type self-administered diet history questionnaire：BDHQ）で，他の調査法に比べて簡便である．

7）生体指標（biomarker）

　血液や尿の生化学検査は，栄養状態や食事摂取量の把握にも用いられる．食事と身体構成成分や排泄量との相関が高いものについて適用される．例えば，タンパク質や食塩摂取は尿中の窒素量やナトリウム量から推定できる．
　その他，身長，体重，皮下脂肪の身体計測からは摂取栄養素量の過不足，上腕囲はタンパク質の過不足の指標となる．

D．給食と健康

1．給食の役割

　給食は喫食者の栄養を確保し，健康の保持・増進を図り，かつ利用者に対する栄養教育をはじめ，利用者の家族や地域社会の食生活改善をはかるなど，その与える影響は大きい．日本では戦前から一部企業や学校で実施されていたが，戦後多くの小学校で学校給食が始まり，現在ではそれぞれの施設における給食の役割は非常に重要なものになってきている（表5-12）．

　健康日本21（第2次）「栄養・食生活」の目標では，利用者に応じた食事の計画，調理および栄養の評価・改善を実施している特定給食施設の割合の増加（平成22年度70.5％→令和4年度80％）を目指している．

2．児童福祉施設給食・学校給食

　保育所等の児童福祉施設における給食は，子どもの健やかな発育・発達をめざして提供されるものであり，子どもの食事・食生活を支援していくものである．

　また，学校給食は，成長期にある児童生徒の心身の健全な発達のため，栄養バランスのとれた豊かな食事を提供することにより，健康の増進，体位の向上を図ることはもちろん，食に関する指導を効果的に進めるための重要な教材である．

1）保育所給食

　保育所給食は何らかの理由で家庭内保育ができない乳幼児を集団的に預かり，心身ともに健全な発育を助けることを目的に設置された児童福祉施設の1つである．保育所給食の意義は，乳幼児の発育と健康の保持増進のために必要な食べ物を与え，給食を通して望ましい生活習慣を形成することにある．児童福祉施設最低基準2011年6月の改正において「児童福祉施設は児童の健康な生活の基本としての食を営む力の育成に努めなければならない」と食育に関する項目が追加された．

2）学校給食

　学校給食は「学校給食が児童及び生徒の心身の健全な発達に資するもの」であり，学校給食の普及充実及び学校における食育の推進を図ることを目的としている．

特定給食施設
特定かつ多数の者に対して継続的に食事を提供する施設のうち栄養管理が必要なものとして厚生労働省令で定めるもので，継続的に1回100食以上または1日250食以上の食事を提供する施設をいう．

食育基本法
国民が生涯にわたって健全な心身を培い，豊かな人間性を育むことができるように，食育を総合的かつ計画的に推進することを目的とし，2005年7月に施行された．この法律では，特に将来の日本を担う子どもの食育を重点課題としている．

表 5-12　給食の歴史と関連法規

1872 年	群馬県の富岡製糸工場にて日本で初の事業所給食が開始.
1889 年	山形県鶴岡市の私立忠愛小学校にて貧困児童を対象に無料で学校給食を開始.
1947 年	都市部の児童約 300 万人を対象に補食給食の開始.
1952 年	栄養改善法の施行. 給食の目的を栄養素摂取不足からの回避, 欠乏対策とする.
1954 年	学校給食法の施行.
2003 年	健康増進法の施行. 集団給食施設から特定給食施設へ.

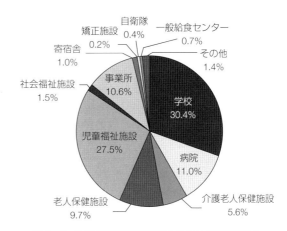

図 5-8　施設の種類別構成割合（2019 年度末現在）
（厚生労働省：令和元年度 衛生行政報告例の概況. 2021.）

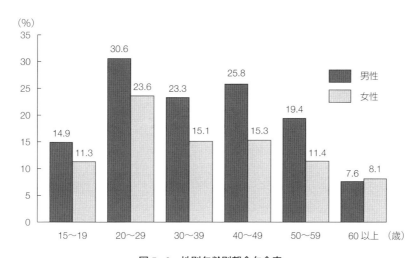

図 5-9　性別年齢別朝食欠食率
（厚生労働省：平成 29 年国民健康・栄養調査結果. 2018.）

3．事業所給食

1）事業所を通じての健康教育

　事業所給食の目的として, 従業員の健康維持・増進, 生産性の向上, 福利厚生があげられる. 事業所給食では, 従業員の性別や年齢, 身体活動レベルなどから, 食事摂取基準を参考にエネルギーや栄養素の基準を設定する.

　近年では, 従業員の生活習慣病罹患率が高くなり, 栄養管理された給食を通した栄養教育の必要性が高まっている.

　「健康な食事・食環境」コンソーシアムでは（左欄参照）, 2018 年に「健康な食事・食環境」認証制度を立ち上げ, スマートミール（左欄参照）を継続的に健康な環境で提供する事業所を認証している.

2）生活習慣病予防のための取り組み

　朝食を食べたり食べなかったりという不規則な生活習慣をしている人は，毎日朝食を食べる人よりもメタボリックシンドロームになるリスクが女性で 4 倍以上，男性で 2 倍近く高くなるという研究結果（和田，2013）が発表された．

　事業所給食の対象者となる 20 歳代は，男性 30.6 ％，女性 23.6 ％と男女ともに朝食を食べない人の割合が高いことが問題となっている（図 5-9）．

　第 3 次食育推進基本計画では，20 歳代および 30 歳代の男性で朝食を食べない人の割合を，2016 年度 24.7 ％から 2020 年度までに 15 ％以下とすることを目標としている．

4．高齢者施設給食

　高齢者施設給食の目的は，高齢者に必要な栄養量を給与することであり，栄養バランスの整った食事の摂取により，健康の維持・増進を図ることにある．また，食事は高齢者にとって楽しみであり，施設に入所している高齢者に楽しく生きがいをもって生活してもらうためには年間行事や季節を考慮した食事計画が必要である．

1）高齢者の低栄養

　高齢者にみられる栄養障害は，嚥下障害，水分不足，低栄養，褥瘡などがあげられる．なかでも低栄養は「PEM」と呼ばれるタンパク質・エネルギーの欠乏により生じる栄養失調を指すが，体重減少や免疫機能の低下，感染症に罹りやすい状態になるなど，注意が必要である．

2）介護食市場のこれから

　高齢者の増加により高齢者福祉施設では慢性的な人手不足が続いており，医療費や介護費の圧縮などを目的に在宅介護が推進されている．

　日本はすでに超高齢社会となっており，嚥下や咀嚼に問題のある要支援・要介護が必要な高齢者を対象とする介護食や，いわゆる健常高齢者を対象とした高齢者食，その他治療食の市場は微増から増加傾向にある（矢野経済研究所，2020）．

　市販用高齢者向け食品市場は 2020 年度見込で 157 億円だが，2030 年度は278 億円と予測されている．（富士経済，2020）

5．病院給食

　患者一人ひとりの病状に応じて，摂取するエネルギー量や栄養素を調節したり，形態を考慮した食事を提供することにより，直接的または間接的に疾病の治癒に寄与することを目的としている．治療食は，それぞれの疾患に関する治療ガイドライン等の栄養管理指針をもとに，適切なエネルギーおよび栄養素量

一般食と治療食
一般食は，各栄養素についての特別な制限がなく，患者個々の性別・年齢・体位・身体活動レベル・症状などに合わせた食事摂取基準にて作成された食事で治療食以外のものをいい，治療食は，医師の発行する食事箋（食事内容に関する指示書）にもとづき，患者の病態に応じた食事摂取基準で提供される食事をいう．

を設定する．

1）病院における栄養教育

　入院患者では，栄養ケアと栄養管理，食事療法を習得させ，退院後の食事について自己管理できるよう支援する．外来患者においては，患者が日常生活を営みながら食事療法を実践できるよう栄養教育を行う．

2）NST（栄養サポートチーム）

　医師・管理栄養士・薬剤師・看護師・臨床検査技師などの専門家が連携し，それぞれの知識や技術を持ち寄って最善の方法で栄養を支援するチームをNST（栄養サポートチーム）という．

◆　文　献　◆

新しい食生活を考える会：食品解説つき新ビジュアル食品成分表 新訂版．2011．
富士経済：市販用高齢者向け食品の現状と将来展望．2020．
浜野弘昭：食品機能の表示に関する制度（総論）．pp. 111－118．（細谷憲正，林裕造，上野川修一：食品保健の科学，丸善，2010a.）
浜野弘昭：健康食品の表示と制度の国際調和．pp. 234－249．（細谷憲正，林裕造，上野川修一：食品保健の科学，丸善，2010b.）
細谷憲正ほか：食品保健の科学－健全な食生活と役に立つサプリメントの基礎知識－．丸善，p. 236，2010．
板倉弘重：神経系疾患のリスクを低減する食品．pp. 80－87．（細谷憲正，林裕造，上野川修一：食品保健の科学，丸善，2010.）
Karasek RA, Theorell T, Schwartz JE et al.: Job characteristics in relation to the prevalence of myocardial infarction in the US Health Examination Survey（HES）and the Health and Nutrition Examination Survey（HANES）. Am J Public Health, 78（8）：910－918, 1988.
岸本良美，近藤和雄：循環器系疾患の予防をする食品（高血圧，高コレステロールなど）．pp. 95－101．（細谷憲正，林裕造，上野川修一：食品保健の科学，丸善，2010.）
近藤和雄：コーヒーと健康 ポリフェノールと動脈硬化．日本栄養士会雑誌，54：907－909，2011．
厚生労働省：平成29年国民健康・栄養調査結果．2018．
厚生労働省：令和元年度衛生行政報告例の概況．2021．
厚生科学審議会地域保健健康増進栄養部会，次期国民健康づくり運動プラン策定専門委員会：健康日本21（第2次）の推進に関する資料．p92, 2012.
厚生労働省，農林水産省：食事バランスガイド．2005．
中村治雄：食品機能と脂質代謝．からだの科学，160：61－65，1991．
農林水産省：食料需給表．https://www.maff.go.jp/j/zyukyu/fbs/（2022年1月5日参照）
佐々木敏：わかりやすいEBNと栄養疫学．同文書院，p. 111，2005．
武見ゆかり：内臓脂肪を減らす食生活指導．p. 152．（門脇孝ほか：メタボリックシンドロームリスク管理のための健診・保健指導ガイドライン，南山堂，2008.）
梅垣敬三：健康食品の実態と安全性確保．日本栄養士会雑誌，58（9）：633－635，2015．

第6章　生活習慣の予防と健康増進　②運動と生活習慣

┃A．運動・身体活動と健康

1．運動・身体活動の効用－体力・身体活動・運動の概念－

　運動,体力という言葉は一般的な用語として広く用いられている．力が強い,あるいはボールを遠くまで投げられるといった動作の結果を体力があると表現することがよく認められる．実はこの体力をいくつかの視点から定義しようとする試みが1960年代から1970年代後半にかけていくつか提案されている．ここでは現在広く用いられている構成概念のひとつを図6-1に示す．図中の行動体力は学校等で実施されている体力・運動能力テストにより定量的に測定でき,成長期を中心に適度に負荷をかけることにより,さらなる向上が期待できる．行動体力のうち特に成人期以降に増加する虚血性心疾患などの疾病の予防・治療の観点から「健康関連体力」（Health Related Fitness）が1983年にPateにより提唱されており「身体組成」,「筋力・筋持久力」,「心肺持久力」,「柔軟性」の4項目から構成されている．一方,防衛体力には免疫能力や精神的ストレスへの抵抗力が含まれ,運動・身体活動が有効であることを多くの研究が示している．

　「身体活動」はよく「運動」と同義に解釈され発汗を伴うものという印象をもつことが多くみられるが,近年,用語の再定義がされている．厚生労働省が

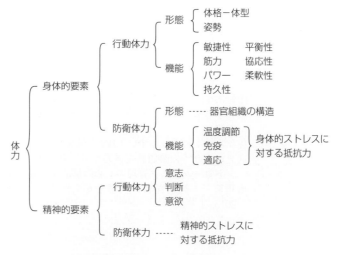

図6-1　体力の構成要素 （猪飼道夫：運動生理学入門 改訂版. 杏林書院, 1969）

2006 年に発表した「健康づくりのための運動基準 2006 - 身体活動・運動・体力 - 」では，「身体活動とは，骨格筋の収縮を伴い安静時よりも多くのエネルギー消費を伴う身体の状態」と定義し，対して運動を「体力（スポーツ競技に関連する体力と健康に関連する体力を含む）の維持・向上を目的として計画的・意図的に実施する身体活動」として区別している．運動・身体活動は運動強度により低強度，中等度，高強度と分類される．**運動強度の指標**は安静時の**エネルギー代謝量**（酸素摂取量換算で体重当たり 3.5mL／kg／分）を **1MET** とし，その何倍に当たるかを意味する，METs（MET（単数形），METs（複数形））で表され，1.5〜3METs 未満を低強度，中等度は 3〜5.9METs，高強度を 6METs 以上とする考え方が一般的となっている．さらに近年，「座位および臥位により 1.5METs 未満の全ての覚醒行動」を座位行動と定義し，身体不活動とは別の概念として扱う研究結果が多く発表されている．ここでは身体活動・運動と生活習慣病の予防，健康増進の関連性から整理する．

2．運動・身体活動不足の影響

　現代社会は自動車，公共交通機関などの発達に伴い日常生活において自らの手足を使って移動する身体活動の量，頻度が減少している．「平成 31 年度 国民健康・栄養調査」によると，男性の**歩数**の平均値は 6,793 歩，女性の歩数の平均値は 5,832 歩であり，**健康日本 21**（第 1 次）が施行され身体活動の啓発活動がされているものの男性は横ばい，女性は明らかな減少傾向が認められている．

　Dunstan ら（2012）は成人が 1 日の覚醒時間のうち座位行動が 55〜60％を占め，中強度以上の身体活動が締める時間はわずか 5％程度に過ぎないことを報告している．この状況は日本においても同様で，先の国民健康・栄養調査（2013 年）でも「座ったり寝転がったりして過ごす時間（身体不活動の状況）が，1 日に 10 時間以上ある者の割合は，平日で男性 25.8％，女性 20.3％，休日で男性 27.6％，女性 21.4％である．」との結果が発表されている．近年，座位行動に含まれるテレビ視聴，パソコン，携帯電話・スマートフォン等の利用時間の多寡が肥満を増長させているなど，健康状態に影響していることが多く報告されている．このような**運動・身体活動量の低下**は呼吸・循環機能の低下，骨格筋の萎縮，糖・脂質および骨代謝機能の低下を引き起こし，生活習慣病を招くことが懸念されている．さらにこの身体活動量の不足は今では先進国のみの問題ではなく，世界的な健康課題と認識され，WHO は 2009 年，中・高強度以上の身体活動量が週に 150 分に満たない身体不活動（Physical Inactivity）が死亡を引き起こすリスク要因の第 4 位（1 位：高血圧，2 位：喫煙，3 位：高血糖，5 位：肥満・過体重），全死亡に対する人口寄与危険が年間 320 万人であるとする報告書を発表している．

表6-1　運動・身体活動の効果

罹患率・死亡率が減少するとする強いエビデンス	
・全死亡	・2型糖尿病
・冠動脈疾患	・乳がん
・高血圧	・大腸がん
・脳卒中	・うつ
・メタボリックシンドローム	・転倒

強いエビデンスを有する
・心血管能力，骨格筋系体力の向上
・体格，身体組成を健康的に保つ
・骨の健康を向上する
・身体的生活機能の維持
・認知機能の向上

(Lee IM et al.: Effect of physical inactivity on major non-communicable diseases worldwide: an analysis of burden of disease and life expectancy. Lancet, 380 (9838)：219－229, 2012 より引用作表.)

3．運動・身体活動の効果

　運動・身体活動が身体に及ぼす効果について表6-1にまとめた．定期的な運動により冠動脈疾患や糖尿病に対して治療効果が得られることは広く知られているところである．さらにエビデンスの蓄積により乳がん，大腸がんへの予防効果も確定的とされている．また，超高齢社会を迎え，高齢者が自立した生活を長く送るためには，運動器の機能を維持することが重要である．高齢期には，運動器に関連するサルコペニア（加齢に伴う筋量や筋力の減少），骨粗鬆症に伴う骨折，変形性関節症等による関節障害が合併しやすく自立機能の喪失リスクが高まることが指摘されている．また，認知症患者数の増加が今後公衆衛生上も大きな問題となることが懸念される．運動・身体活動はこれら運動器の機能維持・改善，認知症への有効性を示す研究が蓄積されている．

　このように運動・身体活動は個人の健康状態を良好に保つ上で有効なばかりでなく，社会的，経済的な影響も期待されている．WHOはカナダのトロントにおいて「身体活動のトロント憲章」を発表し，個人の健康のみならず，社会的，経済的な影響を鑑みて身体活動の積極的な推進を世界に促している（表6-2）．

4．健康づくりのための身体活動ガイドライン

1）わが国のガイドライン

　1989年に当時の厚生省は「健康づくりのための運動所要量」を発表した．このガイドラインは主に冠動脈疾患に罹患する危険性を低く保つために必要な体力を維持することを目的としたガイドラインであった．発表当時，国民の疾病構造は冠動脈疾患だけではなく，糖尿病，高血圧症，脂質異常症などの生活

表6-2　身体活動の健康，社会，経済に対する影響（身体活動のトロント憲章）

A　健康に関して
　　a. 身体的健康への有益性
　　　　・子どもの身体的および社会的発達
　　　　・成人の慢性疾患のリスク軽減，精神的健康の増進
　　　　・高齢者の機能的自立，転倒・骨折リスクの低減，加齢に伴う疾病の予防
　　b　身体不活動の影響
　　　　・子どもおよび成人の肥満増加の原因となっている
　　　　・心疾患，脳卒中，糖尿病，がんなどの慢性疾患を引き起こす
　　　　・世界中でで毎年300万人以上，予防できるはずの死を招いている
B　持続的発展が可能な社会の実現に関して
　　　　・歩行，自転車，公共交通などの活動的な移動手段を推進することにより大
　　　　　気汚染，温室効果ガスの排出を削減
　　　　・車に依存しない都市の実現が身体活動推進につながる
　　　　・活動的な移動手段への投資により，交通弱者にとってもより公平な移動手
　　　　　段を提供することにつながる
C　経済に関して
　　　　・身体不活動が直接的，間接的に医療費の増大の原因となっている
　　　　・身体不活動が生産性，健康寿命に重大な影響を与えている
　　　　・身体活動を推進する政策，対策が慢性疾患の予防，健康増進，社会のつながり，
　　　　　QOLの改善，経済発展，持続可能な社会発展をもたらす投資となる

（井上茂ほか：身体活動のトロント憲章日本語版−世界規模での行動の呼びかけ−.
運動疫学研究, 13（1）: 18−29, 2011 より改変）

習慣病患者が増加する時代がはじまっていた．その対策として運動処方とい
う概念のもと運動により生活習慣病の改善，発症を予防しようとする取り組
みであった．これはハイリスクアプローチと位置づけることができる．その
後，2006年に厚生労働省は20〜69歳の国民を対象とした身体活動量と運動量
について望ましい値を「健康づくりのための運動基準2006−身体活動・運動・
体力−」として，同時に啓発ツールである「健康づくりのための運動指針2006
（エクササイズガイド2006）」を発表した．このエクササイズガイド2006は
「METs」で表した運動強度と時間の積を「エクササイズ」とする単位を提唱し，
1週間に23エクササイズを推奨値とした（図6-2）．これらのガイドライン
は健康日本21（第1次）の方針をふまえてハイリスクアプローチとしての運動
処方の視点とポピュレーションアプローチの身体活動・運動を啓発する2つの
考えを両立させようと作成された．身体活動・運動の重要性について普及啓発
を一層推進する必要性を踏まえ，新たな科学的知見をふまえながら併せて利用
者の視点を意識した新たな基準および指針が2013年に発表された（表6-3）．
　2013年度に改定された身体活動ガイドラインも，2006年度版と同様に18〜
64歳の成人には週当たり23METs・時の身体活動を推奨している点は同じで
あるが「一日10分でも良いので現在より少しでも身体活動量を増やす」ことを
全年齢層に対して推奨している．同時に発表された運動指針の「アクティブガ
イド」では「＋10（プラステン）」との標語を掲げアメリカのガイドラインと同
様に身体不活動の影響を周知し，国民の身体活動を少しでも啓発したいとの意
図が示されている．こういった考えの根拠には，週に1MET・時の身体活動
量を増加させるだけでも非感染性疾患に対する相対危険度を0.8％低下させる

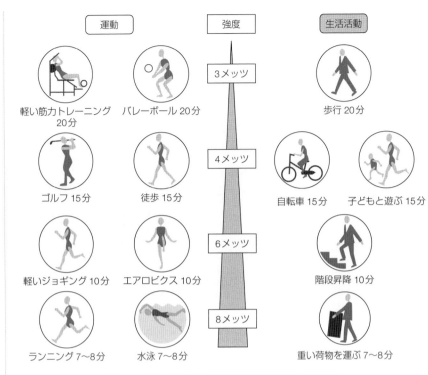

図6-2 1エクササイズに相当する活発な身体活動
（厚生労働省：健康づくりのための運動指針2006－生活習慣病予防のために－. 2006.）

表6-3 健康づくりのための身体活動基準

(1) 18～64歳の基準
　①身体活動量の基準
　　強度が3メッツ以上の身体活動を23メッツ・時/週行う
　　例：歩行程度以上の強度の身体活動を毎日60分行う
　②運動量の基準
　　強度が3メッツ以上の運動を4メッツ・時/週行う
　　例：息が弾み汗をかく程度の運動を毎週60分行う
(2) 65歳以上の基準
　①身体活動量・運動の基準
　　強度を問わず，身体活動を10メッツ・時/週行う
　　例：臥位・座位行動にならない身体活動を毎日40分行う
(3) 全年齢層における考え方
　①身体活動
　　現在の身体活動量を，少しでも増やす
　　例：今より毎日10分ずつ長く歩く
　②運動
　　運動習慣をもつ
　　例：30分以上の運動を週2日以上行う

（厚生労働省：健康づくりのための身体活動基準2013. 2013.）

システマティック・レビュー
課題に対して研究の選択基準を明らかにし，過去に行われた複数の独立した研究結果をできるだけ系統的，網羅的に収集し，統合の可否を十分に検討した上で統計モデルを用いて解析することにより，課題に対して恣意性の少ない評価を得ようとする方法.

という量－反応関係を示した**システマティック・レビュー**の結果があること，身体活動の最短持続時間や実践頻度について，例えば「1回の身体活動で20分以上継続しなければ効果がない」といった指摘があるものの科学的根拠が乏

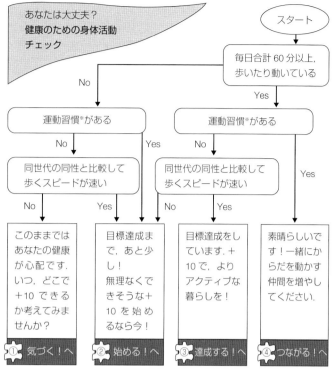

図6-3　アクティブガイド
（厚生労働省：健康づくりのための身体活動基準 2013. 2013.）

ソーシャル・キャピタル

Putnam RD に よ れ ば，ソーシャル・キャピタルは「人々の協調行動を活発にすることによって，社会の効率性を高めることのできる，「信頼」「規範」「ネットワーク」といった社会組織の特徴」と定義される．この定義は，個人/住民の主観的評価である信頼感や規範意識などの2つの認知的（主観的）要素と，社会ネットワークを有するか否かという構造的な要素という3つの要素をあわせると考えられる．

しいという研究結果，および国民の約6割が1日10分なら増加させる意思があるとの調査結果から設定された経緯がある．さらにアクティブガイドでは行動科学のステージ理論を踏まえて図に示すチャートを提示し，個人が自身の運動行動ステージのいずれに位置するかを認識した上で適切な身体活動を実施できる手助けとなるよう配慮されている（図6-3）．ここでは無関心層への「①気づく」からはじまり，「④つながる」では維持期層に対する啓発方法としてして近年注目されているソーシャル・キャピタルの考え方が取り入れられている．

2）幼児期運動指針

　近年，幼児の肥満が大きな健康課題として認識されるようになり，文部科学省は2012年に「幼児期運動指針」を策定した．そこでは「毎日60分以上楽しく体を動かすことが望ましい」としている．これは，3〜6歳の小学校就学前の子どもを対象に運動習慣づくりを通して，幼児期に必要な多様な動きの獲得や体力・運動能力の基礎を培うとともに，さまざまな活動への意欲や社会性，創造性等を育むことを目指すものである．

有酸素運動
運動時の直接のエネルギー源であるアデノシン3リン酸を有酸素性のエネルギー供給機構から得ながら行う運動．例えば，ウォーキング，ジョギングが代表例．酸素摂取量あるいは心拍数を測ることにより運動の強度，あるいは有酸素運動の遂行能力を測ることができる．

3）世界のガイドライン

　日本と同様に生活習慣病罹患患者の多い米国では以前から疾病予防などに望ましい運動量についてガイドラインが示されており，2018 年に保健福祉長官により新たなガイドラインが示されている．この中で中・高強度の身体活動を週当たり 150 分の実施を推奨している．例えば，「ウォーキング」や「ジョギング・ランニング」は，いずれも中・高強度の有酸素性運動に位置する有効性の高い身体活動といえる．近年，ジョギング・ランニングの愛好家が増えているものの習慣的に実施している人口がまだまだ少ないことも日本と同様である．週間のない人々に対して「何もしないよりは何らかの身体活動を実施することが有益である」とのメッセージを示している．同様なガイドラインがカナダ，オーストラリア等から発表され，世界保健機関（WHO）からも「Global Recommendations on Physical Activity for Health」として発表されている．この WHO のガイドラインは 2018 年に「More Active People for a Healthier World」へと改定され，世界の身体不活動人口を 2025 年までに 10 ％，2030 年までに 15 ％減少させる目標を掲げ世界中での啓発活動に取り組んでいる．

B．メタボリックシンドローム

1．日本人の環境変化と肥満

　近年，食生活の欧米化や多様化（24 時間営業の飲食店やコンビニエンスストアの増加）により摂取エネルギーが過剰となる傾向がある．一方，交通機関が整備され，電気製品等の生活関連機器の普及により，エネルギー消費量が減少する傾向がある．したがって，摂取エネルギーが過剰である上に消費エネルギーが少なくなり，体内に使い切れないエネルギー源が蓄積してしまう．この余ったエネルギー源が体脂肪に変化して肥満となる．現在の日本は，肥満者が増えやすい環境にあると考えられる．

2．皮下脂肪と内臓脂肪

　体脂肪はエネルギーを備蓄している脂肪細胞からなる組織であるが，皮下脂肪と内臓脂肪に大別される．どちらもエネルギーを備蓄している組織であるが，その他に皮下脂肪は体温の保持，内臓脂肪は内臓の保護という役割があるが，過剰になると，脂肪肝，**糖尿病**の原因ともなる．どちらも適正な量であることが大切である．

3．メタボリックシンドロームの概念

　体脂肪が増加した状態が肥満であり，**体脂肪率が男性で 25 ％，女性で 30 ％を超えると肥満と判定される．**通常体脂肪が増加すると体重も増加するので，

身長に対する体重の割合で算出される body mass index（BMI ＝体重（kg）÷身長（m）^{2}）も肥満の判定に用いられる．日本では，男女ともに 25 を超えると肥満と判定される．

　肥満は 2 型糖尿病，脂質異常症，高血圧症等の生活習慣病の原因となることが知られているが，BMI が 40 を超えた肥満者でもこれらの症状がみられない場合がある一方で，BMI が 25〜30 くらいの軽度の肥満者でもこれらの症状がみられる場合がある．このことから，蓄積した脂肪の種類が問題であることが示唆された．一般の人の内臓脂肪型肥満と皮下脂肪型肥満の人のへその高さの腹部 CT 写真でこの様子を観察すると，皮下脂肪型といわれる内臓脂肪と皮下脂肪の面積比 0.4 未満の内臓脂肪が少ない，女性に多い下半身・臀部肥満型（洋ナシ型）肥満は良性肥満といわれる一方，内臓脂肪型といわれるその比が 0.4 以上で，男性に多い上半身・腹部型（リンゴ型）肥満は悪性肥満といわれる．内臓脂肪は皮下脂肪より減量により減少しやすく，動脈硬化の危険因子を減らすことが可能である．特に，ショ糖の制限，禁煙・禁酒，運動は内臓脂肪の減少に有効といわれる．

　軽度の肥満でも脂質異常症などの症状がみられた人の場合には，内臓脂肪の増加が顕著な人がみられる一方で，いわゆる肥満者であっても脂質異常などの症状がみられない場合には内臓脂肪より皮下脂肪の増加が顕著であった．したがって，内臓脂肪型肥満が 2 型糖尿病，脂質異常症，高血圧症等の生活習慣病の基盤となっていることが明らかになった．また，心筋梗塞や脳梗塞という命にかかわる動脈硬化性疾患も肥満度とは関係なく，内臓脂肪の蓄積と密接な関係があることが明らかになった．

　内臓脂肪が増加して，糖尿病，脂質異常症，高血圧症のリスクが高い状態を**内臓脂肪症候群**（メタボリックシンドローム：metabolic syndrome）として定義して，診断基準を確立する動きが世界中で起こっている．

　日本では，動脈硬化学会，肥満学会，糖尿病学会，循環器病学会，高血圧学会，腎臓病学会，血栓止血学会，内科学会の 8 学会が参加した委員会によってメタ

表 6-4　メタボリックシンドロームの診断基準

ウエスト周囲径	男性≧85cm 女性≧90cm
上記に加え以下のうち 2 項目以上	
高トリグリセライド血症 かつ/または 低 HDL コレステロール血症	≧150mg/dL <40mg/dL
収縮期血圧 かつ/または 拡張期血圧	≧130mmHg ≧85mmHg
空腹時血糖	≧110mg/dL

（メタボリックシンドローム診断基準検討委員会：
メタボリックシンドロームの診断基準．2005．）

ボリックシンドロームの定義および診断基準についての検討が行われ，2005年4月8日に発表された（**表6-4**）．この基準のコンセプトは内臓脂肪の蓄積を必須項目とした上で，血糖値が高い，血清脂質値に異常がある（血清トリグリセリド値が高い，またはHDLコレステロール値が低い），血圧が高い等のうち，2つ以上の項目が重なっている場合にメタボリックシンドロームと診断する．内臓脂肪の蓄積は，できればCTスキャンで測定して内臓脂肪の面積が100cm^{2}という基準を超えれば異常とするが，簡易的にはウエスト周囲径をメジャーで測定し，内臓脂肪100cm^{2}にあたる，男性85cm，女性90cm以上を判定基準としている．女性の方が男性よりも皮下脂肪が厚いので，基準値が高くなっている．

4．メタボリックシンドロームの解消

　メタボリックシンドロームと診断されれば，心筋梗塞等の循環器系疾患になりやすいことを認識して，内臓脂肪を減らす（ウエスト周囲径を減らす）努力をすべきである．幸いにして，内臓脂肪は溜まりやすいのと同時に皮下脂肪よりも運動や食事制限で減りやすい性質がある．したがって，長時間行うと脂肪の燃焼効率が高くなる有酸素性運動（ウォーキング等）がメタボリックシンドロームの解消に有効である．

C．特定保健指導と健康づくり政策

1．特定保健指導

　生活習慣病の中でも，心疾患，脳血管疾患などの重要な危険因子である糖尿病，高血圧症，脂質異常症などの有病者やその予備群が増加している．また，その発症前の段階であるメタボリックシンドロームが強く疑われる者と予備群と考えられる者を合わせた割合は，男女とも40歳以上で高く，男性では2人に1人，女性では5人に1人の割合に達している．受療実態をみると，高齢期に向けて生活習慣病の外来受療率が増加し，75歳頃から入院受療率が上昇している．メタボリックシンドロームは若年期から生活習慣に留意することにより防ぐことが可能と考えられる．生活習慣病の境界域でとどめることができれば，通院を減らすことができ，重症化や合併症の発症を抑え，入院に至ることも避けることができる．また，このことは中長期的には医療費の増加を抑えることも可能となる．こうした考え方に立ち，国・都道府県・医療保険者がそれぞれ目標を定め，必要な取り組みを進めることとなった．このうち医療保険者は，生活習慣病対策による医療費適正化効果の直接的な恩恵を享受できること，また対象者の把握が比較的容易であり，健康診査・保健指導の確実な実施が期待できることなどから，特定健康診査・**特定保健指導**の実施義務を担うこととなった．特定健康診査の結果によりメタボリックシンドロームと判断される者

に対して実施する,「動機付け支援」,「積極的支援」を「特定保健指導」という.「特定保健指導」は医師,保健師,管理栄養士等の医療関連職に加えて健康運動指導士がかかわることができる,「情報提供」ないし「個別面接」からなる「動機づけ支援」,あるいは 3〜6 カ月程度の「積極的支援」に位置づけられる支援プログラムを行う.特定保健指導の効果は血圧,空腹時血糖などの検診結果のみならず医療費に対しても減少効果を認めている.ただし 65 歳以上の対象者に対する効果が低いなど課題も明らかとなっている.

2．ヘルスプロモーションと健康づくり政策

　ヘルスプロモーション（Health Promotion：健康増進）の考え方は 1946 年に WHO が提唱した健康の定義から出発し,1950 年代に Leavell HR と Clark EG らによって一次予防の中に位置付けられた.さらに後には個人の生活習慣を改善するだけではなく,生活環境や地域社会経済状況の変化を求める広い活動を積極的に増強する活動と捉えられている.ヘルスプロモーションという考えが生まれ,現代の健康づくり政策に至る流れを図 6-4 に示した.ヘルスプロモーションの概念は 1974 年にカナダのラロンド保健大臣から発表されたラロンド報告がきっかけとなったと考えられる.この報告書ではカナダ国民の健康を規定している条件として従来の単一特定病因論から多数の要因に基づく多因子病因論の考え方に立ち,遺伝,環境,ライフスタイル,保健医療政策,中でもライフスタイルがもっとも重要な要因であると述べている.この流れには当時の疫学の発達による病因の解明から疾病予防の重要性が認識されると同時に社会的にも住民参加への意識が高まっていた背景があったといえる.1978 年には旧ソビエト連邦のアルマ・アタで開催された WHO/UNICEF の国際会議において「アルマ・アタ宣言」が採択され,医療の重点を予防を含む一次医療に転換する,「プライマリ・ヘルス・ケア」の理念が示された.ここでは治療や予防,健康の保持増進のために地域住民が主体的に参加することなど新たな考えが打ち出された.1986 年,ラロンド報告を受けるようにカナダのオタワ市で,The First International Conference on Health Promotion（第 1 回ヘルスプロモーションに関する国際会議）という WHO の国際会議が開かれ,後に「オタワ憲章」とよばれるようになる CHARTER（憲章）が採択された.「オ

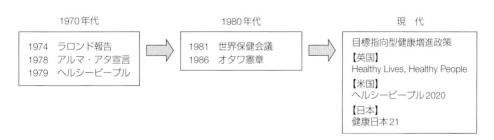

図 6-4　健康増進の変遷

非喫煙者に対する喫煙者の死亡倍率

喉頭癌	32.5 倍
肺癌	4.5 倍
咽頭癌	3.0 倍
肝臓癌	3.0 倍
食道癌	2.2 倍
他の癌	1.5 倍前後
肺気腫	2.2 倍
胃潰瘍	1.9 倍
クモ膜下出血	1.8 倍
虚血性心疾患	1.7 倍

（国立循環器病研究センター：まだ　たばこを吸っているあなたへ.）

ニコチン
タバコの煙の主成分であり，これが快感を与える神経伝達物質を放出させ，その感覚が精神的依存性になる．ニコチン濃度が低下すると身体的依存を示し，それが続くと禁断症状を示す．一酸化炭素は体内組織が酸欠状態になり，動脈硬化が進行し，脳卒中，虚血性心疾患などの循環器系疾患の原因になる．さらに，肺気腫，慢性気管支炎などの呼吸器系疾患をも引き起こす．

タール
タバコの燃焼により生ずる粘着性の粒子状物質でその中に多くの化学物質を含み，発がん作用や肺気腫の原因になる．非喫煙者に対する喫煙者の死亡倍率をみると，いずれの疾患でも非喫煙者に比べ高率であることがわかる．

日本の喫煙率の経年変化
男性（20 歳代，総数）
1970 年（79.9%, 77.6%）
1990 年（66.3%, 60.5%）
2010 年（38.3%, 36.6%）
2019 年（25.5%, 27.1%）
女性（20 歳代，総数）
1970 年（9.8%, 15.6%）
1990 年（19.5%, 14.3%）
2010 年（15.1%, 12.1%）
2019 年（7.6%, 7.6%）
（厚生労働省：最新たばこ情報.）

タワ憲章」は「目標指向型健康増進政策」を方向付け，その後各国の健康政策に影響を及ぼしている．米国ではいち早く 1979 年からラロンド報告の基本概念に基づき，「ヘルシーピープル」という健康政策を打ち出していた．ここではライフスタイルを重視し，疾病の予防と健康増進に国が積極的な役割を果たすことを強調している．さらにこの概念は英国が 1992 年，国営医療制度改革の一環として開始した「The Health of the Nation」，また，日本の「21 世紀における国民健康づくり運動」，通称「健康日本 21」に受け継がれている．

D．喫煙行動

1．喫煙の害

タバコ（ナス科のニコチアナ属）の原産地は中南米で，コロンブスの遠征以降ヨーロッパに伝えられ，急速に世界中に広まった（日本でも 17 世紀はじめに生産がはじまった）．タバコが問題視されるのは，その煙の中に多数の有害物質が含まれるためである．タバコの煙には有害性が知られている化学物質だけでも 200 種類以上あり，この中の 50 種類位（ベンツピレン，アミン類，ベンゼン，ホルマリンなど）は発がん性があるとされている．米国の調査によると，がんの原因の 35％は喫煙によるとされている．また肺胞に炎症が起こり，息苦しくなり，種々の呼吸器障害を起こす**慢性閉塞性肺疾患**（chronic obstructive pulmonary disease：COPD）は，日本ではそのほとんどの人が喫煙者であるといわれており，注意を要する．さらに COPD は受動喫煙でも起こる可能性のあることも知られている．

タバコの害で，昔から特に問題となるのはニコチン，一酸化炭素，タールである（左欄参照）．

2．喫煙の現状と対策

1）日本人の喫煙率

1970 年代より前の日本人男性は，20 歳になり喫煙が許されればほとんどの人が喫煙をはじめるのが普通であった．それに対して，20 歳代の女性の喫煙率はきわめて低かった．しかし，1980 年代以降，喫煙と発がんの問題が大きくなるにつれ，男性の喫煙率は低下し，特に 60 歳代以降で顕著に低下した．21 世紀になると男女とも 20 歳代の低下が顕著になった（左欄参照）．

2）受動喫煙

タバコの害には本人がたばこの煙を吸う主流煙とタバコを吸う人のそばで受動的にたばこの煙を吸う副流煙の影響がある（受動喫煙）．主流煙はフィルターで有害物質の一部が除かれた煙になるが，副流煙はフィルターを通らないため 2〜4 倍の多くの有害物質が含まれる．受動喫煙の人はタバコを吸う人より薄

まった煙を吸うとはいえ，その煙草の中には多くの有害物質が含まれることになる．特に妊婦や子どもへの影響は大きく，低体重児の出産率の上昇や受動喫煙の妻の肺がん率の上昇が指摘されている．さらに，喫煙者の母を持つ3歳児は非喫煙者の母親の4.3倍も喘息性気管支炎になりやすいとされている．

3）対　策

中学生の喫煙率の調査によると，父の喫煙の影響より母の喫煙の影響が大きいといわれ，また早期から喫煙するほどその影響を受けやすいとも言われている．また，喫煙をやめるとその時点以降の喫煙の影響がなくなるので，なるべく早い時期からの禁煙が推奨される．日本では1900年（明治33年）に未成年者喫煙禁止法が定められ，未成年者の喫煙禁止，親権者の制止義務，販売者の年齢確認義務などが定められ，親権者や販売者には罰金などの罰則規定が適用されている（未成年者本人には罰則は適用されない）．

E．飲酒健康影響

1．飲酒の健康影響

胎児性アルコール症候群
出生前後の成長遅滞，中枢神経系の障害，顔面の形成不全に加え，学童期以降にも学習・衝動コントロール，対人関係などの障害となる．

昔から"酒は百薬の長"ともいわれ，私たちの生活に潤いを与え，元気さを与えてくれるように思われてきたが，過度の飲酒は個人のみならず社会的にも多くの影響を与える．過度の飲酒による健康影響として高血圧，肝障害，糖尿病などがあげられ，それが中毒量に達すれば精神症状や行動に異常を起こすアルコール依存症になる．さらに，妊娠中の母親の慢性的アルコール摂取は流産の原因になるばかりでなく，胎児性アルコール障害を引き起こすし（左欄），いわゆる一気飲みにより急性アルコール中毒・中毒死も引き起こす．社会的影響としては飲酒運転，暴力，虐待，自殺などの原因にもなる．

2．エタノールの代謝

体内に吸収されたアルコールは主に肝臓のアルコール脱水酵素（alcohol dehydrogenase：ADH）によりアセトアルデヒドに分解され，さらにアセトアルデヒド脱水酵素（aldehyde dehydrogenase：ALDH（これにはアセトアルデヒドが高度になると働く1型と低濃度のときに働く2型がある））により酢酸になり，さらに水・二酸化炭素となり，無毒化される．これらの酵素の有無により酒に強い人と弱い人の差が出てくる．

3．本当は喫煙より有害？　アルコール対策

15％の日本酒1合（180mL：アルコール量は22g）とほぼ同量のアルコール量のある他の酒類の飲酒量換算
5％ビール　　　500mL
43％ウイスキー　60mL
25％焼酎　　　　100mL
12％ワイン　　　200mL
（銀河工房）

一般的に適正な1日当たりのアルコール量は日本酒換算（左欄参照）で1合以内といわれている．ほぼ毎日3合以上の慢性摂取は健康影響が出やすくなり，

5合以上の常用者は将来アルコール依存症になりやすくなるといわれている.
この点，喫煙は受動喫煙や火災の原因になるという社会的な影響もあるが，喫煙の影響は喫煙者自身の健康問題であり，飲酒の社会的影響とは質的に異なる.

一口にアルコール摂取者といっても，からだに良いから〜社会的にも危険な量までさまざまな影響が出るのが特徴である．喫煙と並んで日本は飲酒にも寛大な傾向がみられるが，欧米では飲酒の害が社会問題化しており，WHOはアルコールの有害量の摂取により250万人（世界の死亡の4％）が死んでいることを重視し，2010年5月21日のWHO総会で「アルコールの有害の使用を減らす世界戦略」を採択した．また，著名な医学雑誌である「Lancet」に掲載された「薬物の有害性に関するスコア」（David et al., 2010）によれば，本人に対する有害性ではヘロイン，コカインよりやや低いが，タバコより上位（タバコは6位，飲酒は4位）だが，他者に対する有害性では断トツに1位（2位のヘロインの2倍，タバコの5倍）であった.

■F．疲労・休養・心の健康・ストレスと睡眠

疲労・休養・心の健康ついては第12章「E．職業と健康障害」の1，を，心の健康は2（p.195）を参照されたい.

ストレスについては，第7章「D．ストレスと精神衛生」（p. 105）を参照されたい.

1．睡眠

睡眠時間は人によってかなり差があり，数時間〜9時間前後とかなりの幅がある．寝つきの悪い人（ストレスの強い人），睡眠中たびたび目の覚める人（前立腺肥大，過活動膀胱など排尿障害を持つ人），朝早く目の覚める人，睡眠時間数は多いのに熟睡感のない人など，さまざまな人がいるが，それにより昼間強い眠気に襲われたり（肥満や脂質代謝の異常による睡眠時無呼吸症候群が疑われる場合もある）する人は生活習慣の見直しを行った方がよいと思われる．一般に何かに打ち込んで，それを楽しんで行っているような人は短時間睡眠でもあまり問題は出てこないようであるが，実際には精神的に満たされていても身体的負荷が大きな場合もあるので，やはり適正睡眠（6〜8時間）の確保は重要だと思われる．厚生労働省はその対策のために，2014年3月に新たに「健康づくりのための睡眠指針2014〜睡眠12箇条〜」を作成し，国民一人ひとりの睡眠の質の向上を提案している（表6-5）.

表6-5　健康づくりのための睡眠指針2014 〜睡眠12箇条〜

1. 良い睡眠で，からだもこころも健康に．
2. 適度な運動，しっかり朝食，ねむりとめざめのメリハリを．
3. 良い睡眠は，生活習慣病予防につながります．
4. 睡眠による休養感は，こころの健康に重要です．
5. 年齢や季節に応じて，ひるまの眠気で困らない程度の睡眠を．
6. 良い睡眠のためには，環境づくりも重要です．
7. 若年世代は夜更かし避けて，体内時計のリズムを保つ．
8. 勤労世代の疲労回復・能率アップに，毎日十分な睡眠を．
9. 熟年世代は朝晩メリハリ，ひるまに適度な運動で良い睡眠．
10. 眠くなってから寝床に入り，起きる時刻は遅らせない．
11. いつもと違う睡眠には，要注意．
12. 眠れない，その苦しみをかかえずに，専門家に相談を．

（厚生労働統計協会編：国民衛生の動向2021／2022．p. 103, 2021.）

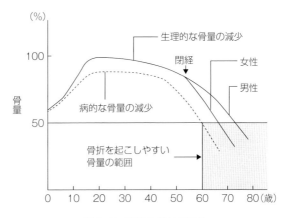

図6-5　加齢と骨量の変化

骨量は20歳頃をピークに，以降は次第に減少していく（サルコペニア）．老化や閉経はその度合いをますます加速するもので，骨粗鬆症になりやすくなる．適度な運動を行う，日光に当たる，カルシウムの摂取を心掛けるなどして骨量を増やすことが予防につながる．カルシウムの接種は骨粗鬆症になってからも骨量を増やすのに有効である．
（山口和克：病気の地図帳．講談社，1992.）

G．骨・関節疾患

1．急激な骨量の変化と筋肉の衰え−ロコモティブシンドローム−

　骨とともに全身を支えるのが筋肉だが，基礎代謝を高めるためにも重要な役割をしている．筋肉量は40歳を過ぎると骨量同様急速に下がりはじめ，トレーニングをしないと毎年1％下がるといわれる．体内の臓器の多くは老化を止めることは難しいが，筋肉量は筋トレをすれば，それほど強い運動でなくても何歳からでも機能を高めることができるといわれている．

　筋肉，骨，関節，軟骨，椎間板のような運動器に障害が起こる状態をロコモティブシンドロームといい，高齢者は動けなくなり，要介護状態になる危険が増す．（図6-5）

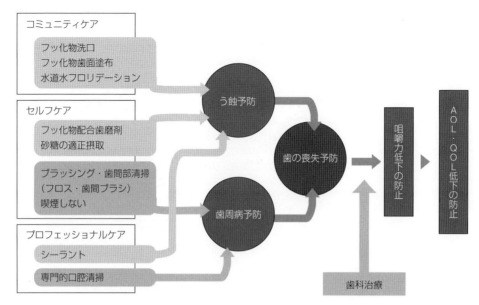

図6-6 歯の喪失の2大原因であるむし歯と歯周病の予防対策
(厚生労働省生活習慣病予防のための健康情報サイト)

20本以上の歯を有する者の割合
年齢 (1993, 1999, 2005, 2011, 2016)
40〜44歳代 (92.9, 97.1, 98.0, 98.7, 98.8)
50〜54歳代 (77.9, 84.3, 88.9, 93.0, 95.9)
60〜64歳代 (49.9, 64.9, 70.3, 78.4, 85.2)
70〜74歳代 (25.5, 31.9, 42.4, 52.3, 63.4)
80〜84歳代 (11.7, 13.0, 21.1, 28.9, 44.2)
(厚生労働統計協会編：国民衛生の動向2021/2022. p. 130, 2019.)

口腔ケア非実施群と実施群の入院日数の差
(非実施群, 実施群)
消化器外科
42日間　29日間
心臓血管外科
39日間　29日間
小児科
132日間　84日間
血液内科
108日間　96日間
2013年11月中央社会保険医療協議会に出された資料
(熊本日日新聞HP)

H. 歯科保健行動

1. 口腔保健の重要性

　咀嚼にそれほど重要でなく，生えてこない人もいる4本の親知らずを除くと大人の歯（永久歯）は28本ある．年を取ると急速に減少し，咀嚼がうまくできないで食物の吸収が悪くなるなど弊害が大きくなる．左欄にある程度咀嚼が普通にできると思われる20本以上の歯を持つ人の年代別，経年変化を示した．これをみると，昔は50歳以上になると急激に20本以上の歯を持つ人は急減していったが，今はどの年代も大幅に増加した．しかし，平均寿命80歳以上の現在の状況から考えると，現在でも歯の不自由な人が多いことがわかる．近年高齢者のみならず，子どもたちでも**口腔ケアの重要性**が認識され（一例として左欄に口腔ケア非実施群と実施群の入院日数の比較を記した），従来は機能のみでいわれた口腔ケアの重要性が保健・医療の多くの分野で重要性が認識されるようになった．

2. 予防対策

　1980年代後半頃から愛知県などではじまった8020運動（80歳になっても20本以上の歯を持とうという運動）は，2000年に「21世紀における国民健康づくり運動」で，2010年までに80歳で20本以上の歯を持つ者を20％とする目標が立てられた．現在80歳代前半の達成率は20％を大きく超えており，70歳代がこの12年間で31.9％から52.3％を超えたことを考えると，「健康日本

表 6-6　不慮の事故による死因別（上位 5 位まで）にみた年齢別死亡数

死因	総数	0～14 歳	15～29 歳	30～44 歳	45～64 歳	65～79 歳	80 歳以上
年齢区分総数（万人）	12,643	1,541	1,846	2,372	3,327	2,453	1,104
死因別人数（人）	41,210	287	810	1,180	4,131	11,389	23,413
交通事故	4,593	95	448	429	975	1,486	1,160
転倒・転落・墜落	9,643	12	76	139	613	1,808	6,995
不慮の溺死および溺水	8,016	60	121	125	622	3,021	4,067
不慮の窒息	8,873	81	33	111	643	2,215	5,785
過度の高温＋低温曝露	2,859	4	15	79	524	952	1,357

年齢区分：0～44 歳は各 15 歳ごとに，45～64 は 20 歳，65 歳以上を 2 分した．日本人総数は四捨五入した値（正確には 1 億 2,644 万人）．
（総務省統計局：年齢区分総数．平成 30 年人口動態統計．2018.）

21（第 2 次）」の 80 歳の目標値である 50％の達成も可能に近づいたようにも思える．現在，厚生労働省は図 6-6 のような予防対策の徹底を図っており，その実現に向かっている．

Ⅰ. 不慮の事故と自殺

1. 不慮の事故

昔は乳幼児の窒息（授乳時），溺死（日本の場合風呂場），転倒が多かったが，最近は母子保健対策が行き届くようになり，減少した．交通事故死（左欄参照）は，1970 頃がピークで 16,000 人以上もあったが，2000 年以降急激に減少し，2020 年には戦後すぐで，ほとんど個人の車所有者のいない時代より少なくなった．これは道路や信号や横断歩道の整備，車の性能の向上，警備体の強化，マナーの向上などによると思われる（表 6-6）．

65 歳以上の高齢者にとっては，ここにあげた不慮の事故の要因のすべてにおいて断トツに高い値を示している．

しかしよくみると，まだ現役時代の 50 歳代頃から急速に増加していることもうかがえる．若いつもりでいても老化はすでにはじまっているので，適切な栄養とともに，体力向上の機会を常に心掛ける必要がある．

2. 自殺

自殺の年次死亡率の変化を左欄と図 6-7 に示した．1970～1990 年代中頃まではそれほど大きな変化はみられなかったが，国民皆保険が実施されていなかった 1960 年以前は若者の結核を苦にしての自殺の数が顕著だった．さらに高齢者の病気や生活苦からの自殺も多かったが，医療保険，介護保険，年金制度が充実してきて高齢者の自殺率は是正されるようになった．また，2000 年以降に 40～60 歳代の男性の自殺率が急増した．この当時，技術革新（パソコンや電子機器の普及）があったり，小泉内閣による「聖域なき構造改革」により，

交通事故死の経年変化（人）

1948 年	3,848
1955 年	6,379
1960 年	12,055
1970 年	16,765
1980 年	8,760
1990 年	12,277
2000 年	9,073
2010 年	4,948
2020 年	2,839

（Car Watch, 2021）

自殺者の年次別死亡率

	男性	女性
1970 年代	18～21	11～15
1996 年	19.3	12.4
1997 年	26.0	15.3
2003 年	27.0	14.5
2009 年	25.7	14.3
2010 以降直線的に低下		
2019 年	16.0	9.4

（資料：警察庁自殺統計原票データ，総務省「国勢調査」及び「人口推計」より厚生労働省作成）

原因動機別自殺者数の年次推移（総数はこの間ほぼ低下傾向）

動機（人）	2010年	2015年	2019年
家庭	4,497	3,641	3,039
健康	15,802	12,145	9,861
経済，生活	7,438	4,082	3,395
勤務	2,590	2,159	1,949
男女	1,103	801	726
学校	371	384	355
その他	1,513	1,342	1,056

（資料：警察庁自殺統計原票データ，総務省「国勢調査」及び「人口推計」より厚生労働省作成）

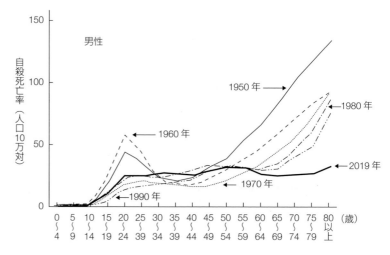

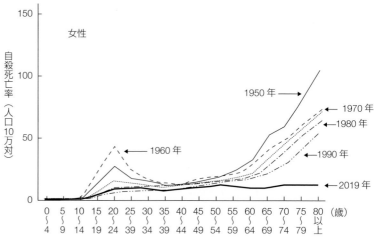

図6-7　日本の性・年齢別自殺死亡率（人口10万対）の経年変化
（厚生労働統計協会：国民衛生の動向 2021/2022. p. 70, 2021.）

「官から民へ」や年功序列・終身雇用制から，非正規社員の増加などが叫ばれるようになり，リストラも横行し，それとともに大きな社会問題になったためと思われる．

　しかし，社会が安定化する（変化した現状に慣れてきた？）とともに，2010年以降はほぼ直線的に減少するようになり，戦後最も少ない自殺者数になってきた．原因動機別でみてもほとんどの項目で減少している．

◆　文　献　◆

Car Watch：2020年の交通事故死亡者数は2839人，統計開始以来最小を更新し初めて3000人を下まわる．2021．https://car.watch.impress.co.jp/docs/news/1298268.html（2022年1月5日現在）

Dunstan DW, Howard B, Healy GN et al.: Diabetes Res Clin Pract. Diabetes Res Clin Pract, 97（3）: 368–376, 2012.

eStory Post：HP．http://estorypost.com/social-network/（2022 年 1 月 5 日現在）

銀河工房：http://www.amc-s.com/promo/alcohol.html

猪飼道夫：運動生理学入門 改訂版．杏林書院．1969．

井上　茂，岡浩一朗，柴田　愛ほか：身体活動のトロント憲章日本語版－世界規模
　での行動の呼びかけ－．運動疫学研究，13（1）：12-29，2011．

国立循環器病研究センター：まだたばこを吸っているあなたへ．http://www.ncvc.
　go.jp/cvdinfo/pamphlet/general/pamph65.html（2016 年 3 月 1 日現在）

厚生労働省：健康づくりのための運動基準 2006－身体活動・運動・体力－．2006a．

厚生労働省：健康づくりのための運動指針 2006－生活習慣病予防のために－．
　2006b．

厚生労働省：健康づくりのための身体活動基準 2013．2013．

厚生労働省：平成 30 年度の国民健康・栄養調査．2018．

厚生労働省：特定健康診査・特定保健指導の円滑な実施に向けた手引き（第 3 版）．
　2018．

厚 生 労 働 省： 最 新 た ば こ 情 報．http://www.health-net.or.jp/tobacco/product/
　pd090000.html（2020 年 2 月 3 日現在）

厚生労働省生活習慣病予防のための健康情報サイト：「8020」達成のために必要な予
　防対策．http://www.e-healthnet.mhlw.go.jp/information/teeth
/h-01-005.html（2020 年 2 月 3 日現在）

厚生労働統計協会編：国民衛生の動向 2021/2022．2019．

メタボリックシンドローム診断基準検討委員会：メタボリックシンドロームの診断
　基準．2005．

Lee IM, Shiroma EJ, Lobelo F et al.: Effect of physical inactivity on major non-
　communicable diseases worldwide: an analysis of burden of disease and life
　expectancy. Lancet, 380（9838):219 - 229, 2012.

文部科学省科学技術・学術審議会資源調査分科会報告：日本食品標準成分表 2015 年
　版（七訂）．p. 3. 2015.

Nutt DJ, King LA, Phillips LD et al.: Drug harms in the UK: a multicriteria decision
　analysis. Lancet, 376（9752): 1558-1565, 2010.

U.S. Department of Health and Human Services: Physical Activity Guidelines for
　Americans 2nd ed. 2018.

U.S. Department of Health and Human Services: Healthy People 2020. 2011.

WHO: Ottawa charter for health promotion. 1986.

WHO: GlobalHealthRisks 2009.

WHO: Global Recommendations on Physical Activity for Health. 2010.

WHO: Global Action Plan on Physical Activity 2018-2030.

総務省統計局：年齢区分総数．平成 30 年人口動態統計．2018．

徳永勝人，中村　正，久保正治ほか：内臓脂肪症候群．日本内科学雑誌，81（11）：
　1831-1835，1992．

山口和克：病気の地図帳．講談社，1992．

●●●

第7章　主要疾患の疫学と対策

●●●

▌A．私たちの健康を守るために−病気の発生と予防−

1．各臓器の特徴と疾病−臓器別疾病とその特徴−

1）細胞，組織，器官，系，個体

　生物の基本構成要素である各細胞が集合して一定のパターンを示す構造単位を組織といい，これらは**上皮組織**，**支持（結合）組織**，**筋組織**，**神経組織**に分類され，各機能と役割を果たす．例えば，胃においては粘膜組織（層），筋層，漿膜層があり，これらが集合することにより器官や臓器が形成されて，その機能は明確となる．さらに各器官が集合すれば，呼吸器系，循環器系，脈管系，消化器系，泌尿生殖器系，神経系，内分泌系，感覚器系，筋骨格（運動器）系等の系が，そして各系の統合により個体が完成する（**表7-1**）．また，公衆衛生学の視点からは，個々の人が各役割を全うすることにより集団として，また社会として，より一層の大きな課題の達成，新しい機能の開発や能力の発見が可能となることを通じて，人類は進化，成長してきたのだとも考えられよう．

　　細胞→組織→器官→系→個体→集団

2）各臓器の特徴と疾病

　ここでは各臓器の機能の特徴と主に生活習慣に関連して発症，進展する疾病

表7-1　組織の分類と機能

上皮組織	・上皮細胞の形・配列により，①扁平上皮，②立方上皮，③円柱上皮，④線毛上皮，⑤移行上皮に分類される． ・腺：皮膚や粘膜の上皮結合組織に落ち込んで生じ，体液や消化液を分泌する外分泌腺とホルモンを分泌する内分泌腺からなる． ・膜：上皮組織とその下にある結合組織からなり，器官を包み，またその内腔を被い，①粘膜，②滑膜，③漿膜に分類される．
支持組織	・身体を支柱する機能を示し，細胞（実質）とその間隙を満たす基質（間質）からなる． ・支持組織は上皮組織に比較して基質が豊富であり，基質の性質により組織の性質が決定され，①結合組織，②軟骨組織，③骨組織，④血液・リンパ液に分類される．
筋組織	・収縮能を有する筋細胞（筋線維）が集合して構成される． ・筋線維の種類により，①骨格筋，②心筋，③平滑筋に分類され，①，②は顕微鏡で観察すると横縞が認められることより横紋筋ともよばれる．
神経組織	・電気的興奮により情報伝達を担う神経細胞と，神経細胞の働きを補助する神経膠細胞（グリア細胞）に分類される． ・脳および脊椎は神経細胞の集合体であり，生体の機能維持に重要な役割を受けもつ．

について臓器別に簡明に示す（表 7-2，表 7-3）．各臓器の解剖および生理は各専門書に委ねる．また一部の疾患例については，後述の，「2．健康管理と健康教育」および「D．ストレスと精神衛生」で解説を加える．

表 7-2　各臓器の特徴と主な疾患

系	器官	主な機能	疾患例
呼吸器系	肺／気管／他	・呼吸器系は，鼻→咽頭→喉頭→気管→気管支→肺からなる ・気管は約 10 cm の細長型の管で，第 4-5 胸椎の高さで左右気管支に分岐する ・気管支は肺門より肺内入ると樹枝状に分岐し，葉気管支→細気管支→呼吸細気管支→胚胞管→肺胞嚢→胚胞となり，肺胞内の空気と毛細血管内の血液間で O_2 と CO_2 のガス交換を行う ・右肺は上葉・中葉・下葉の 3 葉からなり，左肺は上葉・下葉の 2 葉からなる	・慢性気管支炎 ・気管支拡張症 ・肺気腫 ・慢性閉塞性肺疾患（COPD） ・気管支喘息 ・肺癌
循環器・脈管系	心臓／血管	・心臓の容積は，その人の手拳大，重量は体重の約 1／200 程度 ・循環血液量は，体重の 1／13 程度 ・心臓は 1 日に約 100,000 回収縮・拡張する 　70 拍／分×60 分×24 時間＝100,800 拍／分 ・1 日の総拍出量→100,000 回×50〜80 mL（1 回拍出量）＝5,000〜8,000 L→約 5〜8 トン ・脳・腎臓・肝臓の 3 大重要臓器への血流量は拍出量の約 30〜40％，心臓自身への血流は冠動脈を通して 5％ ・左心系＝肺毛細血管→肺静脈→左心房→左心室→大動脈→動脈→体組織毛細血管 ・右心系＝体組織毛細血管→静脈→大静脈→右心房→右心室→肺動脈→肺毛細血管	・冠動脈性心疾患 　（狭心症・心筋梗塞） ・急性冠症候群 ・心不全 ・大動脈瘤 ・高血圧 ・動脈硬化
消化器系	肝臓	・重量は 900〜1,200 g で右葉と左葉からなる ・主な機能として，①胆汁を産生分泌（脂肪の消化），②糖新生（血糖調整），③血液凝固因子産生，④解毒作用（体内に入った有害物質を分解解毒し，胆汁中に排泄），⑤血液の貯蔵，⑥合成能（血漿アルブミンや体蛋白合成に必要なアミノ酸の合成・貯蔵，酵素の合成など）	・ウイルス性肝炎 ・慢性肝炎（慢性肝疾患） ・脂肪肝 ・アルコール性肝障害（ASH） ・非アルコール性脂肪肝炎（NASH） ・肝硬変 ・肝細胞がん
	胆嚢／胆管／膵臓	・胆嚢は肝臓下面のナス様の袋．胆嚢より出る胆嚢管は肝臓よりの肝管と合流して総胆管を形成し，大十二指腸乳頭に開口する．胆嚢は肝臓よりの胆汁を貯留濃縮後，十二指腸内に放出し脂肪の消化を助ける ・膵臓は胃の後面に位置し，15 cm 程度の細長型を示し，重量は 60〜70 g．膵臓は外分泌作用として種々の消化酵素を含む膵液を十二指腸内に分泌して消化を助ける．また内分泌作用にはランゲルハンス島の β 細胞からのインスリンによる血糖低下，α 細胞からのグルカゴンによる血糖上昇作用がある	・胆石 ・胆嚢がん ・胆嚢炎 ・胆嚢ポリープ ・胆管がん ・急性膵炎 ・慢性膵炎 ・膵臓がん ・糖尿病
		・消化器系の器官には，①食物を消化・移送・吸収するための消化管と，②消化液を分泌するための臓器がある ・消化管は，口→咽頭→食道→胃→小腸（十二指腸・空腸・回腸）→大腸（盲腸・結腸・直腸）→肛門からなる．全長約 9 m に及ぶ ・食道は粘膜・筋層・外膜の 3 層構造よりなり，筋層上部は骨格筋であるが，下部は平滑筋	・逆流性食道炎 ・食道がん ・胃炎 ・胃・十二指腸潰瘍 ・胃がん ・大腸がん

| 消化器系 | 食道／胃／小腸／大腸 | ・食道は上顎切歯より15cm，気管分岐部（切歯より25cm），横隔膜貫通部（切歯より40cm）の3カ所に生理的狭窄部位がある
・口中で唾液により消化分解された食塊を食道蠕動にて胃へ運ぶ
・胃は粘膜・筋層・外膜の3層構造よりなり，特に筋層が発達している
・胃では食道よりの食物を一時貯留して，強い蠕動運動（機械的消化）と主に塩酸とペプシンよりなる胃液（化学的消化）にて粥状に消化して，小腸での吸収を促す・小腸（十二指腸・空腸・回腸）の全長は6〜7m
・十二指腸の全長は12横指（約25cm），大十二指腸乳頭に総胆管と膵管の開口部があり，脂質乳化作用を示す胆汁と蛋白質・脂質の加水分解酵素を含む膵液を得て，続く空腸および回腸での食物の更なる消化，吸収を促す
・大腸は，①盲腸，②結腸，③直腸よりなる
・大腸では小腸より蠕動運動にて移動してきた食物残渣より，水，電解質，ビタミンなどを吸収する | ・大腸ポリープ
・大腸憩室炎
・過敏性大腸症候群
・下痢便秘交代症 |
| 泌尿器系 | 腎臓／尿管／膀胱／尿道 | ・腎臓→尿管→膀胱→尿道を合わせて尿路とよぶ
・腎臓は腹腔後上部の第12胸椎−第3腰椎の両側にある腹膜後臓器であり，右腎は左腎よりも約1.5cm低位にある
・内側の陥凹部の腎門に，腎動脈・腎静脈・尿管が入出する
・腎臓は皮質と髄質よりなり，皮質内の腎小体と髄質内の尿細管を合わせた単位をネフロン（腎単位）とよび，血液中の老廃物のろ過と必要物質の再吸収を行い体液と体内の酸塩基平衡を調整する
・尿管は左右一対の25〜30cmの管にて腎臓より出て膀胱へ注ぐ
・膀胱は尿を一時貯留し，約500mLの容量をもつ | ・慢性腎臓病（CKD）
・腎動脈硬化症
・尿路結石 |

表 7-3　脳・神経系特徴と主な疾患

系	器官	主な機能	疾患例
脳・神経系	中枢神経	・脳から脊髄までの神経組織 ・脳は形態的に大脳，大脳から脊髄間に位置する脳幹，大脳の後下方で脳幹後部の小脳の3つに分かれる ・大脳は脳の8割を占め，主な働きは情報収集，行動の判断，指令を担う ・脳幹部は間脳（視床・視床下部），中脳，橋，延髄により構成されて，網様体意識の維持，覚醒と睡眠の調節，運動神経系および感覚神経系の調整を担う．また呼吸中枢，循環器系を制御して生命維持に重要 ・小脳は大脳からの指令を調整，スムーズな運動を導く	・脳腫瘍 ・脳出血 ・脳梗塞 ・くも膜下出血 ・統合失調症 ・アルツハイマー病 ・パーキンソン病
	末梢神経	・脊髄から先の神経組織を指して，解剖学的には脳神経と脊髄神経に分類される ・一方，機能的には自律神経系と体性神経系に分類される ・体性神経系はさらに遠心性（中枢→末梢）の運動神経と求心性（末梢⇒中枢）の知覚神経に分類される ・自律神経系はさらに交感神経と副交感神経系に分かれて，ともに意識の支配を受けずに遠心性に心臓や胃・腸管等の内臓活動を調整する	・末梢神経障害（ニューロパチー）には自己免疫性，栄養・代謝性，遺伝性，感染症等に起因されるものがある

表7-4　健康管理・健康教育と予防

健康教育：火の用心の呼び回り（1次予防）→自立的（成人健常人）
健康管理：火の見櫓を建てる（2次予防）→支援的（小児・高齢者・有疾患者）

1次予防	・病因対策　例）患者の隔離 ・宿主対策　例）遺伝相談，結婚相談，健康教育（運動処方，栄養指導など） ・環境対策　例）寒冷対策，騒音対策，塵肺対策，プールの消毒
2次予防	早期発見・早期治療 例）健康診査，がん健診，人間ドックなど
3次予防	リハビリテーション

2．健康管理と健康教育

　ここでは，主に動脈硬化に基づいて発症・進展の経過を示す心および脳血管系疾患をモデルとして，危険因子の説明と，またその予防ならびに健康管理の考え方について，最近の臨床的動向をふまえて解説する．

　予防医学や公衆衛生学においては，対象の特性と状況に応じた**健康管理**と**健康教育**を適切に組み合わせて適用することにより，個人，あるいは地域や職場，学校等の集団の健康づくりが推進される（**表7-4**）．この場合，健康管理は早期発見・早期治療に基づく疾病の重症化と合併症の出現を未然に防ぐ2次予防的な「火の見櫓を建てる視点」であるのに対して，健康教育は疾病の発生リスクを低下させる1次予防的な「火の用心の呼び回りの視点」にある．前者は支援的であり，有疾患者や高齢者，また小児等，心身の予備力が低い者に対する安全管理に効果を発揮し，後者は健常成人の健康づくりにおいてコスト面で特に有用である．

B．老化と動脈硬化（arteriosclerosis）

1．動脈硬化

　2021年に厚生労働省が発表したわが国の男女の平均寿命（0歳平均余命）は，男性81.64歳，女性87.74歳と共に過去最高齢を更新した。女性は1985年以来，連続して世界第1位であり，男性もスイスの81.9歳に次いで世界第2位の長寿を維持している．死因の上位3は悪性新生物（がん），心および脳血管疾患で占められるが，これは進歩した医学と医療の拡充，栄養状況や衛生環境の改善等に基づく幼若年期の急性感染症等による死亡が減少した先進国に典型的な疾病構造である．しかし，これらのデータは，裏を返せば，長生きをすると誰でもがんや動脈硬化に罹りやすくなるということを示唆する．特に動脈硬化は，血管は全身に及ぶことから，ある意味で老化とより密接な関係にある．例えば，100歳以上の死亡者の剖検（死因やそれを修飾する病因の確認のための解剖）ではがんが発見されることは稀であるが，動脈硬化は必ず認める．ジョ

老化は，動脈硬化，がん化，退行変性と表裏一体である．

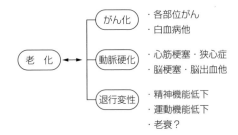

図7-1　老化とは？

ンズ・ホプキンス大学，オックスフォード大学の教授を務めた Osler は「ヒト
は血管とともに老いる」と述べている．動脈硬化は，発症進展の機序と部位に
より，①アテローム（粥状）硬化，②中膜硬化（メンケルベルグ型），③細動脈
硬化の3つのタイプに分類される．

2．退行変性

　一方，より本質的に老化に近い病理学的表現の1つに退行変性がある．細胞
自体の経時的変化により，細胞機能が低下・停止し，細胞死に至るまでの経過
を指し，その究極の死を壊死（necrosis）という．例えば，筋肉であれば，個々
の筋肉細胞の数が減ったり，縮小したりして機能が低下する．その結果，筋力
が落ち，代わりに線維化した結合組織が増えて硬くなり，全体としての容量が
小さくなる．また肺であれば，個々の肺胞が劣化して肺活量も容積も小さくな
る等，こうした変化が各臓器で進行すると，最終的には身体全体の機能が低下，
すなわち老衰していく．つまり，ある意味において，「老化はがん化，動脈硬化，
退行変性と表裏一体の関係にある」ともいえる（図7-1）．

3．動脈硬化の危険因子（表7-5）

　米国東部マサチューセッツ州ミドルセックス郡フラミンガム町の住民を対
象に，1948年より現在まで調査が進められた FraminghamHeartStudy（フ
ラミンガム心臓研究）は，感染症研究の手法であった「疫学」を，はじめて
循環器疾患に採用して冠動脈疾患の原因と，その危険因子（冠危険因子）を
明らかにした研究であり，その後の30年間で米国の心血管疾患の発症率
を半減させたのみならず，現在までこの研究により明らかにされた危険因
子は，世界的に動脈硬化疾患の予防と治療の現場で活用されている．心お
よび脳血管系疾患の危険因子は，その後 MRFIT（MultipleRiskFactorInte
rventionTrial），あるいは NIPPONDATA80 および 90，日本脂質介入試験
（JapanLipidInterventionTrial：J-LIT），久山町研究等，国内外の疫学研究に
より，さらにその影響が明らかにされている．また1990年代から2000年に
かけて，強い危険因子である LDL コレステロールを低下させ得るスタチン系

HOMA-R
インスリン抵抗性の簡便
な指標として早朝空腹
時の血中インスリン値
と血糖値より，下記式
（HOMA-R＝空腹時イン
スリン値（μU/mL）×空
腹時血糖値（mg/dL）/
405にて計算される．イン
スリン抵抗性の目安は2.5
≦HOMA-R（正常域は＜
1.6）

**非アルコール性脂肪肝
炎（NASH）**
Non-alcoholic steato-
hepatitis の略語．飲酒習
慣がないにもかかわらず，
アルコール性肝障害に類
似して肝硬変への進展を
示す肝疾患．未解明な点
もあるが，脂肪肝に酸化
ストレス，インスリン抵
抗性，免疫系の関与が加
わり発症すると考えられ
ている．治療は運動と食
事の修正が基本．

表 7-5　動脈硬化の危険因子

危険因子	概　要（基準値を含む）
高血圧	・本章 C-1「わが国の高血圧の現状と分類基準」を参照
高 LDL コレステロール血症	・診断基準：空腹時採血で≧140 mg/dL
低 HDL コレステロール血症	・診断基準：空腹時採血で＜40 mg/dL ・9.6 年間の観察研究で HDL 値が全死亡と有意な逆相関（NIPPON DATA90）
高トリグリセリド血症	・診断基準：空腹時採血で≧150 mg/dL ・高 LDL コレステロール血症や低 HDL コレステロール血症と比較すると，単独では冠動脈性心疾患に対してやや弱い危険因子であるが，最近の疫学報告では≧150 mg/dL でその発症率が高くなることが示されている
2 型糖尿病 （耐糖能異常を含む）	・糖尿型の診断：下記の①〜④のいずれかの糖尿病型が観察された場合に糖尿病型と判定する（1 時点での高血糖の存在確認） ①早朝空腹時血糖≧126 mg/dL ②75 g 経口糖負荷試験（OGTT）で 2 時間値≧200 mg/dL ③随時血糖≧200 mg/dL ④グリコヘモグロビン A1c（HbA1c）値≧6.5% ・上記①〜④の糖尿病型を別の日に行った検査で再確認できれば糖尿病と診断できる. ・ただし，血糖値と HbA1c を同時測定し，ともに糖尿病型であれば初回検査のみで糖尿病と診断する. その他，口渇や多飲，多尿等の自覚症状，また糖尿病を示す過去のデータをふまえて診断する.（日本糖尿病学会，2014.） ・尿糖検査は，腎臓の糖排泄閾値や内服薬剤の影響を受けるため，糖尿病の診断には用いない→確定診断には血糖検査が必須である ・欧米では糖尿病患者は非糖尿病者に対して冠動脈性心疾患のリスクは 2〜6 倍で報告される ・わが国の非糖尿病者に対する糖尿病患者の冠動脈性心疾患の初発の発症リスクは 2.6 倍（久山町研究）となる ・冠動脈性心疾患の 2 次予防において，欧米では糖尿病を有する者は，冠動脈性心疾患の既往を有する者と同等レベルの危険因子であるが，わが国では糖尿病は高血圧，喫煙とほぼ同等レベルの危険因子である（J-LIT）
インスリン抵抗性	・末梢筋および脂肪組織，肝臓，血管壁のインスリン受容体の感受性とそれに伴う代償性高インスリン血症が存在する状態をインスリン抵抗性とよぶ ・インスリン抵抗性により血糖値は上昇し，肝臓では HDL の合成低下とトリグリセリドの増加，腎臓での水分の再吸収亢進と血管の拡張障害による血圧上昇，さらに高インスリン血症による動脈壁の直接傷害を通じて糖尿病，血清脂質代謝異常，高血圧の相乗作用により動脈硬化を促進する ・後に内臓脂肪およびアディポネクチンとともにメタボリック・シンドロームの概念に進展していく
高尿酸血症	・内臓脂肪蓄積に伴う尿酸産生の亢進 ・インスリン抵抗性による腎臓での尿酸排泄低下
肥満（特に内臓型）	・BMI（Body Mass Index）＝体重（kg）/身長（m）^{2} ・疾患リスクとの関係から BMI＝22 が健康理想体格とされる. よって，健康理想体重は，身長（m）^{2}×22 より求められる 　例）身長 170 cm の場合，1.7×1.7×22＝63.6 kg ・BMI≧26.4→高血圧や糖尿病などの他の危険因子合併頻度は上昇する
喫　煙	・男性では非喫煙者に対する毎日 20 本以下の喫煙者の心筋梗塞のリスクは 1.56 倍，21 本以上では 4.25 倍である（NIPPON DATA80） ・非喫煙者に対する毎日 20 本の喫煙者の脳卒中死亡のリスクは男性で 1.60 倍，女性でも 1.42 倍である（NIPPON DATA80）
ストレス	・詳細は本章 D「ストレスと精神衛生」を参照
タイプ A 行動性格	・米国人医師である Friedman と Rosenman が，彼らの患者観察を経て整理体系化した冠動脈性心疾患のリスクとなる性格・行動パターン ・強い目標達成衝動と責任感，競争心旺盛で野心的，常に時間に追われて切迫的で性急，過敏かつ警戒的な性格傾向を示す

加　齢	・老化と動脈硬化は表裏一体 ・女性は閉経後にリスクが増加するが，両側卵巣摘出術を受けた患者はそれより若年であっても危険因子として考慮すべき
家族歴	・冠動脈性心疾患について，特に第一度近親者の家族歴，また早発発症家族歴(男性＜45歳，女性＜55歳)の場合には強い危険因子となる
メタボリック シンドローム	・第5章参照
慢性腎臓病（CKD）	・CKDとは，腎臓の障害（蛋白尿など），もしくは糸球体ろ過量（GFR）＜60mL/min/1.73㎡の腎機能低下が3カ月以上持続するもの ・CKDでは心筋梗塞，心不全，脳卒中の発症率と死亡率が高い ・CKDと心血管疾患の危険因子の多くは共通である(心腎連関)ことから，新たな動脈硬化の危険因子，またメタボリック・シンドロームとの関係からも注目されている

薬剤の開発，臨床での普及に伴い，心・脳血管疾患の発症および死亡のリスクは30％以上低下したが，さらなる予防効果を求める姿勢から，それ以外のリスク，病態の捉え方を模索する過程で共通の病態基盤をもつ複数の危険因子が一個人に集積する「メタボリックシンドローム」の概念が提唱されるようになった．共通の病態基盤の主軸をなすのが，インスリン抵抗性と肥満（特に腹部内臓型肥満）であり，メタボリックシンドロームはLDLとは独立した「beyondcholesterol」の危険因子である．

C. わが国の高血圧（hypertension）の現状と分類基準

わが国では1965〜1990年にかけて，医学の進歩と医療の拡充に基づく国民の血圧水準の低下により脳卒中罹患率・死亡率ともに大きく減少した．しかしながら，その一方で国民の長寿化による動脈硬化性疾患の罹患リスクは増加し，現在でも死因の30％近くは心および脳血管疾患により占められる．高血圧は高コレステロール血症，喫煙とともに動脈硬化に対する主要な危険因子であり，放置すれば脳卒中のみならず冠動脈性心疾患（狭心症・心筋梗塞）や心不全による死亡を増大させるが，適切な治療によりリスクを減少させることができる．仮に，治療により収縮期血圧を5mmHg低下させた場合の脳卒中死亡の減少は16％，2mmHgの場合でも6.4％と大きな予防効果が予測可能である．俗に臨床医の間では「体重4kgの減量は軽い降圧剤1つ分に相当する」といわれ，定期的な運動や食習慣の改善だけでも，医療費の節約効果が期待し得る．反面，140/90mmHg以上を高血圧と定義した場合に，30〜40歳代の80％以上が未治療の状況にあるのも現実である．

表7-6（日本高血圧学会，2019）に，わが国における血圧値の分類基準を示した．収縮期血圧と拡張期血圧が異なる分類となる場合は，高い方の分類に入れる．

一方，2014年に日本人間ドック学会が高血圧の基準範囲として147/94mmHg以上とする旨を提言したが，これは全国の人間ドック受診者の中で

表 7-6　血圧値の分類基準（診察室血圧）

分　類	収縮期血圧 (mmHg)		拡張期血圧 (mmHg)
正常血圧	＜120	かつ	＜80
正常高値血圧	120〜129	かつ	＜80
高値血圧	130〜139	かつ/または	85〜89
Ⅰ度高血圧	140〜159	かつ/または	90〜99
Ⅱ度高血圧	160〜179	かつ/または	100〜109
Ⅲ度高血圧	≧180	かつ/または	≧110
（孤立性）収縮期高血圧	≧140	かつ	＜90

（日本高血圧学会：一般向け「高血圧治療ガイドライン 2019」解説冊子
高血圧の話．2019.）

慢性疾患の治療歴等のない人々の測定値をもとにした数値であり，高血圧の基準は 140/90mmHg 以上を原則とする．すなわち，日本人間ドック学会が示す数値は現時点での健常人に関する統計学的な標準値・基準値であり，日本高血圧学会はじめ世界的に認知されている 140/90mmHg は，将来の冠動脈性心疾患や脳卒中を予防する公衆衛生学および臨床医学的観点からの臨床判断値である．このように，臨床医学，また保健学は常に予防的観点に立って事態を判断して行動していく．

D．ストレスと精神衛生

1．ストレスとは？

セリエ（Hans Selye）
1907〜1982 年，ウィーン生まれ，父は外科医．秀才の誉れ高く，17 歳でチェコのプラーグ医科大学に学び，1929 年に医師免許．1931 年に博士号を取得．1945 年，カナダのモントリオール大学教授就任．1935 年発行の生物学雑誌 proceedings of Royal Society の論文にて，はじめて「ストレス」の用語を用いた．

　「ストレス」とは，もともと，機械工学のエンジニアたちが使用していた工学専門用語である．例えば，ゴム球やスプリングを圧縮したり，伸ばしたりの外力を加えると，これらは縮んだり，伸びたりしてその中に力の不均衡が生じる．この「歪み，歪んだ状態」のことを，彼らは「ストレス」とよんでいた．この用語を今から約 90 年前に医学の分野にはじめて導入したのが，生理学者 Selye である．彼は 1936 年に「ストレス学説」を提唱し，その中で動物が外から刺激を受けたときに，それに応じて体内に生じた防衛と傷害の反応の総和を「ストレス」，この刺激を与える原因を「**ストレッサー**」と定義した（**表 7-7**）．彼のストレス説によれば，すべての傷害，過労，また不安，焦燥，心労等の精神的機能は，まず一様に急激な**アドレナリン分泌**を誘導し，リンパ節の縮小，表層血管の収縮，内臓血管の拡張に基づく警告反応を引き起こす．次いで，下垂体−**副腎皮質ホルモン群**による防衛反応による適応を示すが，適応力を越えると破綻を生ずる．具体的実験例として，ネズミを檻に入れて寒さや水に浸ける等の負荷を与え続けると，免疫系に関与する胸腺やリンパ腺は縮小して，生体防御に必要なホルモンを分泌する副腎は肥大する．また，これとともにネズミの胃には潰瘍が生じてくる．ネズミははじめ，ストレッサーからの刺激に対

表7-7　H. Selye の汎適応症候群
（General Adaptation Syndrome：GAS）

・生体が外部刺激を受けた際に生ずる非特異的な "歪み"
・ストレス刺激（侵襲）に対する適応と破綻
・警告反応期：ショックにより抵抗力低下
・抵抗期：神経系・内分泌系・免疫系の共同作用により内部
　環境を正しく保つ（恒常性維持）→抵抗力増大
・疲弊期：ストレス過剰に強く長い→疲弊→抵抗力低下

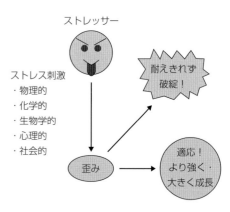

図7-2　破綻と適応

してホルモンや神経系を動員して生体の抵抗力を高めて，一生懸命に適応しようとする．しかし，適応範囲を越えると，今度はこれらの体内の自己防衛反応が過剰に働いたことにより，かえって自分自身を傷つけてしまう．このような適応と破綻の混在する状態を「ストレス」と，Selye は称したのである（**図7-2**）．しかし，現在では一般的に「ストレッサー，またそれが与える刺激」も含めて，「ストレス」という言葉で表現する場面が多い．

　その後，臨床家たちもまた，人間でもネズミと同様にストレスを表す生体の変化を認めることを確認した．例えば，頭部の大けがや全身の大やけど等，非常に強い身体的ストレス刺激を受けると，無意識・昏睡下にあっても患者の胃や十二指腸には急激に潰瘍が形成されること，また日常生活における精神的，社会的なストレス刺激も，潰瘍の発症誘因となり得ることに気づき，さまざまな健康障害の誘因，要因と成り得ることが明らかにされてきた．

2．ストレスと健康障害

　狭心症や心筋梗塞，また胃潰瘍や十二指腸潰瘍等の発症には，日常生活や社会的ストレスが影響することは広く知られるところである．例えば，胃潰瘍や十二指腸潰瘍では，「仕事の多忙」，「不規則な食事」，「寝不足の持続」，「収入の減少」等は代表的な発症誘因であり，これらは同時に再発の誘因でもある．また喫煙者では一度，潰瘍が治癒しても，再発率が高いことも証明されている．**表7-8**にストレスに関連して発症，またその経過に影響を受け得る身体的な健康障害と疾患について，その関連性を示す．しかし，ここでもっとも重要なことは，いずれの健康障害および疾患とも，精神的ストレスのみでは決して発症，進展し得ず，ベースには器質的異常や物理的・化学的・生物学的外部刺激，遺伝的素因，生活習慣，もともとの性格傾向が大きく関与していることを忘れてはならない．何でもストレスの影響，結果と片付けてしまう前に，必ず医師や専門家による鑑別診断のステップを踏んでおくことを怠ってはならない．

早朝高血圧
通常，血圧は夜間に低く，朝方から覚醒後に交感神経の急激な活性化により上昇する．最近，降圧剤により昼間の血圧はコントロールされていても，例えば外来診察時の血圧に比較して朝の自宅血圧が特に高いような場合には，心・脳血管疾患の発症リスクが高くなることから，注目を得ている．

表7-8　ストレスと健康障害

身体的健康障害	ストレスおよび生活習慣との関連性
本態性高血圧	・過度の緊張や興奮などの心理的ストレスの持続から，交感神経系の亢進により副腎髄質・神経終末部からアドレナリンやノルアドレナリンの血中分泌を増加させ，血管収縮，心拍数上昇，心筋収縮力の増強により血圧は上昇する ・交感神経には日内リズムが存在し，朝方から活発化することから，高血圧患者の半数で早朝高血圧がみられる ・就業中に平均で収縮期血圧は7mmHg，拡張期血圧は4mmHg上昇するといわれる ・高血圧には，抑圧された敵意，攻撃性，強迫傾向，不安，抑うつ傾向などの性格因子との関連が指摘されている
冠動脈性心疾患 （狭心症・心筋梗塞）	・自律神経は日内変動（circadian rhythm）により，日中は活動型の交感神経が優位になり，夜は休息型の副交感神経が優位となるが，特に交感神経は早朝から亢進してくることより，冠動脈の収縮が起こりやすく，狭心症・心筋梗塞は早朝より起床後2時間以内に発症頻度が高い ・過度の精神的ストレスの持続は交感神経の過度の興奮を誘導し，脂質代謝や血液凝固因子に悪影響を及ぼし，動脈硬化に基づく血栓症を誘発し得る ・タイプA行動性格
不整脈	・交感神経の興奮は心臓の電気的経路の性質の変化や，心筋内の異常な興奮の出現を招き，不整脈を誘発する ・不眠，過労，喫煙，過度の飲酒などは不整脈の誘因となる
気管支喘息	・心因のみでは発症せず，アレルギー物質への曝露や感染などがベースにある場合が多い ・呼吸器系は自律神経系と体性神経系の二重の神経支配を受けていることより，その病状はヒステリー的側面と心身症的側面がみられる ・自己中心的，依存的，衝動的で適応力に乏しい性格傾向を示す場合がある
胃潰瘍 十二指腸潰瘍	・胃潰瘍と十二指腸潰瘍を合わせて消化性潰瘍とよぶ ・ライフスタイルや性格（ストレス対処行動）に影響されやすく，再発傾向を示す ・再発率：2〜3年で25%，5〜6年で46%，8年以上の経過観察で63% ・胃潰瘍の発症頻度は全人口の2%以下，中高年者に好発（70歳代＞50歳代） ・危険因子：①高齢者→全身の動脈硬化性疾患（高血圧，心・脳血管疾患，糖尿病他）とともに胃内の動脈も硬化，②若年者で喫煙，ストレス，疲労など生活習慣や鎮痛剤の乱用など ・十二指腸潰瘍の発症頻度は全人口の2〜3%，若年者に好発（30歳代＞20歳代） ・十二指腸潰瘍は喫煙者で再発率が高く，また夜勤者に多い．例）警備員，タクシー運転手，運送業
下痢便秘交代症	・大腸の生理的機能異常 ・発症機序：不規則な生活（食事，排便）→便意があるのに排便せず→便が腐敗→腸管を刺激→軽い大腸炎→下痢や便秘を繰り返す ・規則正しく食後に排便させる習慣をつけさせることで予防，また改善可能
過敏性大腸症候群	・男女差なく，40〜50歳代に多く，真面目で気苦労の多い人に好発する ・症状：腹痛，腹部膨満，排便異常など
糖尿病	・精神的ストレスは交感神経の興奮，副腎皮質ホルモンおよび下垂体からのACTHの分泌亢進を誘導して血糖値を上昇させる ・精神的ストレスは血糖低下作用を示すインスリン分泌を抑制し，血糖値を上昇させる
筋緊張性頭痛	・発症には，精神的ストレスの存在だけではなく，対人関係やストレスに対して緊張しやすい緊張性性格の関与が指摘されている ・頭頸部の筋肉に過度な緊張収縮と血管の収縮を生じ，続く二次的な血管拡張により頭痛を生ずる
月経異常	・過度の精神的緊張やショックは，月経周期を崩し，過少月経や無月経，また頻発月経，月経困難症を招く
心因性頻尿 （過敏性膀胱）	・尿所見，また膀胱や尿道などの泌尿器系に器質的異常を認めないにもかかわらず，頻尿や残尿感，排尿違和感を訴える ・心理的緊張により尿意を催し，そのことに強くとらわれてしまう病態であり，末梢神経の障害や異常に由来する神経因性膀胱とは異なる

表 7-9　ライフステージとストレッサー

ライフステージ	特　徴	典型的ストレッサー
青年期	多感，衝動的⇒精神的エネルギー大⇒ストレッサーに対する適応障害（適応不足・適応過剰）	新環境：入学，就職，結婚，転勤
壮年期	社会の中で地位を確立し，その達成に向けて努力の世代	仕事：技術革新の波，情報の国際化，出世競争，人間関係 家族・家庭：子どもの成長，離反，単身赴任
老年期	高齢者特有の寂寥感	健康，病気，経済などの不安

3．ライフステージとストレッサー

　複数の全国調査によれば，現代人が運動やスポーツに期待するものは，「生活習慣病の予防」や「体力の増強」という身体的なことよりも，精神的な「ストレスの解消」の方が圧倒的に多い．また日本人の 2 人に 1 人が毎日の生活で「ストレス」を感じており，中でももっともストレスを感じる世代は男女とも 35～54 歳の働き盛りと報告されている．さらに，ストレスの原因として上位にランクされるものは，25～54 歳の男性では「仕事上のこと」が多く，高齢になるにつれて「自分の健康，病気」の比率が増えてくる（表 7-9）．各年代に応じて，個人の内的成熟度と人生体験，体力，経済状況等により，そのストレッサーは変遷をしていくが，一方で各年代に共通してストレスの原因として上位にあげられるのは，男女ともに「人間関係」である．現代社会には，ストレス刺激が満ち溢れている．また，インターネットをはじめとするテクノロジーの発達により，われわれを取り巻く環境はますます高度に情報化され，急速に複雑化・多様化しつつある．しかし，このような状況で紆余曲折しながらも，人間は鍛えられ，未来に向けて適応能力を高めて進化していくのかもしれない．

E．医原性疾患・難病

1．医原性疾患とは

　一般には「医療行為により引き起こされた疾患」を医原性疾患（iatrogenicdisease）という．例えば，医薬品の副作用，不適切な手術や検査ミスによる医療過誤があげられ，治療を受けたが故に生じた患者側の障害を意味する．臨床医は常にその責任と使命において，最善の医療行為を行うように努めるが，医療は他のさまざまな技術同様に，常に発展途上であり不完全である．したがって，中には医療関係者の意図にかかわらず，その時点において医師がベストと考える治療法を選択しても，医療行為によっては患者を害する危険性を常に伴う．医原性疾患の中には発生とほぼ同時に判明するものもある一方で，後に医学や医療技術の進歩により判明する，あるいは発症までの長い潜伏期を経て，

ようやく以前の医療行為がその医原性疾患をまん延させる原因であったことが明らかとなる場合もある．

医原性疾患の原因には，誤診や医療過誤（不適切な薬物選択，不適切・未熟な手術や検査等）のほかにも，院内感染，医療器具，医薬品，医療材料等にもとづくもの等があげられる．なお，医療事故は，①過失の有無を問わない医療事故と，②その有無を問われる医療過誤，また③実際には被害は生じなかったニアミス例の潜在的医療事故に分類される．

2．難病と難病対策

1）難病とは

難病とは，医学的に明確に定義された病気の名称ではなく，「不治の病」の社会通念として用いられてきた言葉である．したがって，難病であるか否かは，その時代の医学および医療水準や社会事情によって変化し得る．難病に共通する疾患的な特徴の1つは，根本的な治療は困難で，かつ慢性的な経過をとることから患者と家族に対して経済的・身体的・肉体的負担が大きい点にある．

1972年の厚生省（当時）の「難病対策要綱」には，「①原因不明，治療方針未確定であり，かつ，後遺症を残す恐れが少なくない疾病，②経過が慢性にわたり，単に経済的な問題のみならず介護等に著しく人手を要するために家族の負担が重く，また精神的にも負担の大きい疾病」と，定義されている．なお，自立生活が送れないことや生命の維持が困難なことは難病の条件に含まれない．

2）難病対策

難病対策事業は1972年の「難病対策要綱」にもとづき，1972年に①調査研究の推進，②医療施設の整備，③医療費の自己負担の解消を3本柱として事業が開始されたが，現在では，③を医療費の自己負担の軽減（特定疾患治療研究事業）とし，また新たに，④地域における保健医療福祉の充実・連携，⑤QOLの向上をめざした福祉施設の推進（難病患者等居宅生活支援事業）が加えられ，この5項目を柱に各種事業が運営・推進されてきた．

◆　**文　献**　◆

Garber CE, Blissmer B, Deschenes MR et al.: American College of Sports Medicine position stand. Quantity and quality of exercise for developing and maintaining cardiorespiratory, musculoskeletal, and neuromotor fitness in apparently healthy adults: guidance for prescribing exercise. Med Sci Sports Exerc, 43（7）：1334－1359, 2011.

Haskell WL et al.: Physical activity and public health: updated recommendation for adults from the American College of Sports Medicine and the American Heart Association. Circulation, 116: 1081－1093, 2007. 厚生労働省：日本人の食事摂取基準(2020年版)．2019.

日本高血圧学会：一般向け「高血圧治療ガイドライン2019」解説冊子　高血圧の話．2019.

SMON
亜急性脊髄視束末梢神経症，Subacute Myelo-Optico-Neuropathy の略語．下痢，腹痛に続く，下肢のしびれ感等の知覚障害を主徴とする．生命予後はよいが，視力障害を伴う脊髄炎として1955年頃からわが国各地で発生．疫学調査より整腸剤キノホルムの多量連用との因果関係が示唆された．

日本糖尿病学会：糖尿病治療ガイド 2014−2015．文光堂，2014.
Rose G: The Strategy of Preventive Medicine. Oxford University Press, 1994.

第 8 章

感染症の疫学と予防対策

■A．病原微生物の生体侵入

1．さまざまな病原体とその特徴

　　各種の病原微生物とそれを媒介する昆虫とそれと闘い排除しようとする血球の形と大きさを図8-1（町田，1999）に示した．細菌の仲間の形は球状か桿状（写真8-1：日本電子，1961）しかないが，ウイルスは多彩な構造をもってい

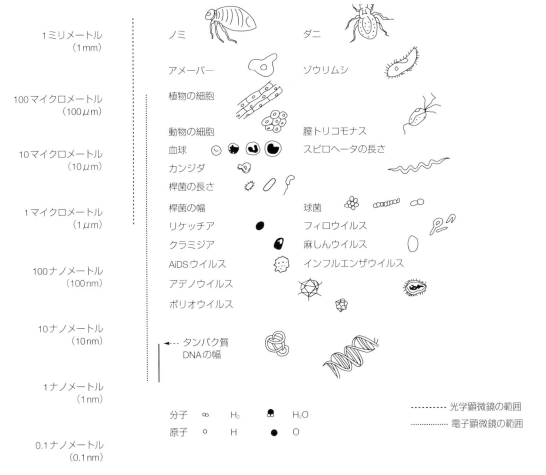

1ミリメートル （1mm）	ノミ　　　　　　　　ダニ
	アメーバー　　　　　ゾウリムシ
100マイクロメートル （100μm）	植物の細胞
	動物の細胞　　　　　膣トリコモナス
10マイクロメートル （10μm）	血球　　　　　　　　スピロヘータの長さ
	カンジダ
	桿菌の長さ
1マイクロメートル （1μm）	桿菌の幅　　　　　　球菌
	リケッチア　　　　　フィロウイルス
	クラミジア　　　　　麻しんウイルス
	AiDSウイルス　　　　インフルエンザウイルス
100ナノメートル （100nm）	アデノウイルス
	ポリオウイルス
10ナノメートル （10nm）	タンパク質 DNAの幅
1ナノメートル （1nm）	
	分子　∞　　H_2　　　H_2O　　　　　　　光学顕微鏡の範囲
	原子　○　　H　　　●　O　　　　　　　　電子顕微鏡の範囲
0.1ナノメートル （0.1nm）	

図8-1　生物体の大きさと微生物
（町田和彦：忍び寄る感染症．早稲田大学出版部，p. 41，1999.）

(a) ブドウ球菌   (c) インフルエンザ

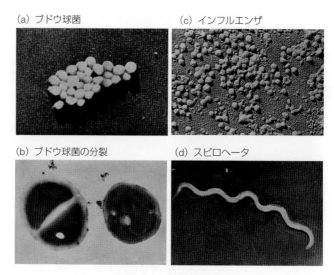

(b) ブドウ球菌の分裂   (d) スピロヘータ

写真 8-1　細菌の写真
（日本電子：人間生活と極微の世界. p. 25, 26, 28, 1961.）

①通常の細菌の分類と
主な種類
1. スピロヘータ
梅毒トレポネーマ
2. グラム陰性球菌：淋菌,
髄膜炎菌
3. グラム陽性球菌：ブド
ウ球菌，肺炎（双）球菌
4. グラム陰性桿菌：赤痢
菌，大腸菌，コレラ菌
5. グラム陽性桿菌結核菌,
ライ菌，百日咳菌

②細菌の大きさ
通常 1μm, 長さは数 μm.
スペロヘータの仲間は 10
μm 以上ある.

③細菌の色
・グラム陽性菌（濃紺色）
クリスタルバイオレット
などの染色液で染まり,
脱色されない.
・グラム陰性菌（赤色）
染色された色がアルコー
ルで脱色されるため，通
常赤い色素で染色される.

④細菌の形
ウイルスは多彩な形をも
つが，細菌は球状か桿状
（コレラ菌の仲間はやや曲
がった桿状でコンア菌と
いう）

る．感染症が起こるためにはその原因となる病原微生物の感染が必要となる．
病原微生物を大きく分けると下記のように 1）〜4）に分けられる

1）多細胞生物

　核膜の中に核酸があるため**真核生物**といわれている．基本的には人間の細胞
（DNA と RNA を持つ）と同じである．寄生虫は多細胞動物で，現在の日本で
は川魚（条虫）や近海ものの魚（アニサキス）の生食が注意されるが，し尿を肥
料としていた昔は回虫や蟯虫に悩まされた．真菌はカビの仲間，原虫は原生動
物の仲間であり，細菌の仲間に効く抗生物質は効力がなく，それぞれの仲間に
特有な薬により治療される．

2）細菌の仲間

　通常の細菌の仲間（bacteria）は大きさや宿主との関係で 5 つに分けられ
るが，多くの細菌は次の共通点を持つ．DNA，RNA の両核酸をもつが，核
膜をもたず，植物の細胞壁とは成分が異なる細胞壁をもっている．細胞内器
官は未発達で，その代わりにメソゾームをもち，基本的には 2 分裂により増
える．この仲間を**原核生物**という．この群はこの仲間共通な**抗菌剤（抗生物
質）**が効くという共通性をもっている．典型的な細菌（左欄参照）は人口培地
で増殖（培養）ができ，その中には土や水の中でも増殖できるものもある．主
に大きさ，色，形に分けられる（左欄①〜④参照）．これら通常の細菌のほか
に，細胞壁のない**マイコプラズマ（mycoplasma）**，動物由来の球形のリケッ
チア（richettsia）や昔は大型球形ウイルスと思われるほど小さな**クラミジア
（Chlamydia）**等もこの仲間に入るが，ウイルス同様生物体以外では増殖でき
ない．

3）ウイルス（Virus）

　ウイルス（virus）は単に大きさが小さいという以外に，前述1）や2）と異なり，RNA または DNA のどちらかの核酸とわずかな酵素しかもたず，すべて宿主の核酸やタンパク質を利用して増殖する．**インフルエンザ**，ヘルペス，HIV，新型コロナ等の例外を除くとウイルス性の病気は化学療法剤が無効であることが多く，その治療は対症療法に頼ることが多い．そのため，その予防にはワクチンが重要である．

4）プリオン（prion）（左欄参照）

　この病原体による病気としては，アルツハイマー病に似た症状の脳症である**クロイツフェルト・ヤコブ病**（Creutzfeldt-Jacob disease：CJD）が 1920 年代より知られている（病原体は 1982 年に同定）．1986 年に牛の狂牛病として知られるようになった牛海綿状脳症が英国でヒトにも感染するようになり（新型 CJD），世界中で大問題になった．

2．病原微生物の侵入と感染の発生

　ヒトが病原微生物により発症するためには，病原要因（感染源），環境要因（感染経路），宿主要因（宿主の感受性）の 3 要因が必須である．その中の 1 つの要因が欠けても感染は起こらない．

1）感染源（source of infection）

　表 8-1 にみられるような病原微生物そのもの，あるいはそれらが生活している場所（病原巣）をいう．病原巣はヒトの呼吸器，消化器，皮膚，血液，動物，土や水等が重要である．特にヒトの場合は，発病している人だけでなく，症状がまだ出ていない人や症状が治まっても人に感染させる可能性もあり，その人々をまとめて保菌者（carrier）という．また，ヒトと動物が同一の宿主となる場合には人畜（獣）共通感染症という（左欄参照）．

2）感染経路（route of infection）

　病原体が病原巣を出て宿主に伝搬する経路をいう．その経路には**表 8-1**（町田，2010）にみられるように，大きく分けると直接感染と間接感染がみられる．直接感染にはヒトとヒトの接触，傷口からの侵入，動物の咬傷等の**直接接触感染**，咳・くしゃみによる小滴からの**飛沫感染**，および胎盤，産道，母乳からの**母子（垂直）感染**がある．間接感染には多くの呼吸器系，消化器系の原因である**空気感染**や**媒介物感染**，動物や昆虫が原因で起こる**媒介動物感染**がある．

3）宿主の感受性（susceptibility of host）

　病原微生物に対してのヒトの防御反応の強さをいう．左欄にみられるようにもって生まれた先天的因子や栄養，体力，休養，**ストレス状態**等のライフスタ

プリオン
まったく核酸や酵素をもたず，脳にあるプリオンというタンパク質が感染性をもったものと思われている．しかも，耐熱，耐薬品性で，他の微生物とはまったく異なっている．

人畜（獣）共通感染症
ヒトと脊椎動物が共通にもつ感染症．一般的には動物の病気がヒトに感染することをいう．脊椎動物にかかわらず節足動物による感染症やヒトと動物間の感染症のように広くいう場合には動物原性感染症という．

表8-1 病原微生物の感染経路

			多細胞生物
真核生物	寄生虫		回虫，蟯虫（ぎょうちゅう），条虫，アニサキス
	真菌	カビの仲間	白癬菌（水虫），カンジダ，クリプトコッカス
			単細胞生物
	原虫	原生動物の仲間	マラリア原虫，赤痢アメーバ，膣トリコモナス，ニューモシスチス・カリニ肺炎，エキノコックス
原核生物（細菌の仲間）	スピロヘータ	大型の細菌	梅毒トレポネーマ，ライム病（ボレリア），レプトスピラ（ワイル病）
	細菌	グラム陰性球菌	淋菌，流行性髄膜炎菌
		グラム陽性球菌	ブドウ球菌，連鎖球菌，肺炎双球菌
		グラム陰性桿菌	赤痢菌，大腸菌，サルモネラ菌，コレラ菌 緑膿菌，百日咳菌，インフルエンザ菌
		グラム陽性桿菌	結核菌，破傷風菌，ライ菌，ジフテリア菌
	マイコプラズマ	細胞壁のないもっとも小さな細菌	肺炎マイコプラズマ
	リケッチア	動物由来の球形微生物	発疹チフス，ツツガムシ，Q熱，日本紅斑熱
	クラミジア	小型の細菌に似た細胞内寄生体	オウム病，トラコーマ，鼠径リンパ肉芽腫症 クラミジア性感染症
			生物と無生物の間
1つの核酸	ウイルス	DNAウイルス	アデノ（風邪），ヘルペス（潰瘍，水痘），パピローマ（いぼ，子宮頸癌），B型肝炎
		RNAウイルス	AIDS(HIV)，フィロ(エボラ，マールブルグ)，麻しん，インフルエンザ，日本脳炎，狂犬病，ポリオ，ライノ（鼻かぜ），A型肝炎，C型肝炎，コロナ
			単なるタンパク質？
？	プリオン	核酸ももたない	牛海綿状脳症（狂牛病），クールー，スクレイピー

リケッチア，クラミジア，ウイルスの名前は名前の下のそれぞれの語句を省いた．
（町田和彦：感染症ワールド第3版．早稲田大学出版部，p.17，2010.）

免疫の種類
先天免疫（先天抵抗性）
種族抵抗性（動物差），家族抵抗性，人種差
獲得（後天免疫）
①自然能動免疫
不顕性感染，顕性感染
②人口能動免疫
予防接種
③自然受動免疫
胎盤経由で抗体獲得
④人口受動免疫
免疫血清療法，γグロブリン療法
注：能動免疫は体内に入った抗原に対して自分で抗体を産生して予防．受動免疫はあらかじめ他者が作った抗体を胎内に入れて，感染を予防

イルが個人の免疫力に与える影響のほか，各種獲得免疫の状態により差が出てくる．

B．感染と生体防御

1．非特異免疫細胞の活躍

　病原微生物が体に入ってくると生体はさまざまな反応を示す．その様子を図8-2（町田，2010）に示し，それらに関与する白血球を表8-2に示した．病原微生物の侵入経路は傷口と粘膜（口・鼻から肛門までの消化管と生殖器）で，普通の皮膚からは通常は入らない．まず，機械的バリアーや生物・化学的バリアーで阻止されるが，そこをすり抜けて体内に侵入するとマクロファージや好中球等の貪食細胞やナチュラルキラー細胞（NK細胞, natural killer cell）のような非特異的免疫細胞に除去されるが，時には体内で増殖する（感染の成立）．

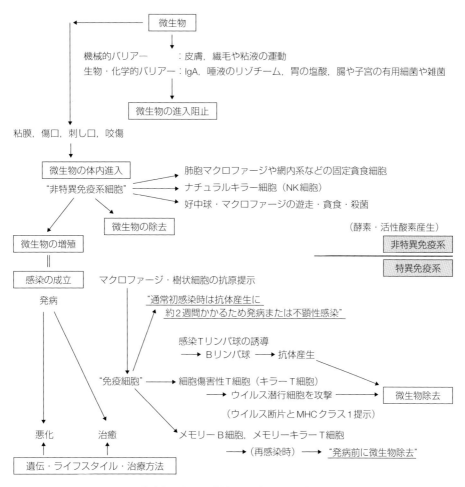

図 8-2　微生物の侵入と生体反応（非特異免疫と特異免疫）
（町田和彦：感染症ワールド第 3 版．早稲田大学出版部，p. 28，2010.）

表 8-2　免疫に関する白血球

白血球の種類	形と核の構造	働　き
好中球		細菌の貪食・殺菌（非特異免疫） 活性酸素の産生
好酸球		寄生虫防御 IgE 産生（アレルギー関与）
単球		異物の貪食・殺菌（非特異免疫） 抗原の提示
リンパ球		T細胞：Bリンパ球活性化，細胞性免疫 Bリンパ球：抗体産生（特異免疫），液性免疫
NK細胞		ナチュラルキラー細胞：病原微生物やがん細胞を攻撃・破壊（非特異免疫）

2．特異免疫細胞の活躍

　このような状態になるとマクロファージ上に提示された微生物の抗原をTリンパ球が認識し，Bリンパ球やキラーT細胞にその情報を与え，それぞれの細胞は**液性免疫**（抗体による）や細胞性免疫により病原微生物を除去する．しかし，初回の感染は抗原の提示から十分な免疫能の発現までに2週間以上かかるため，ほとんどの微生物はその間に病気を起こしてしまう（発病・発症）．このときのからだの免疫状態により，ほとんど症状が出ない場合（不顕性感染），発病するが治癒する場合，死亡する場合と予後は分かれる．なお，2回目以降はその情報はメモリーB細胞やメモリーキラーT細胞により記憶され，感染直後から免疫能が発現されるため，同じ抗原に対してはほとんど再発を免れる（表8-3：町田，2010）．

3．発症と潜伏期・不顕性感染・感染発症指数

　病原微生物が体内に入り増殖すると，ヒトの生体防御機能によりさまざまな病気の進行がある．微生物の侵入から発病までの期間（潜伏期（incubation time））はそれぞれの病原微生物によりかなり大きな差があり，また，感染が起きても発病するかどうかは個人の生体防御機能によるばかりか，病原微生物の量や種類によっても異なる．感染しても病気の症状を示さないことを不顕性感染という．感染後発病する割合を感染発症指数というが，痘そうや麻しんのように大きな流行があると感受性者のほとんどが罹患する病気がある一方，日本脳炎やポリオのように1,000人に1人が発症するにすぎないものまである．

C．感染拡大の防止

1．伝染病予防法と感染症法

1）伝染病予防法とそのほかの予防法

　1897年に「**伝染病予防法**」ができ，その後約100年にわたり強制隔離や交通遮断等，強い法規制を伴う伝染病の拡大防止策がとられてきた．表8-4（町田，2010）にみられるような感染症は，当時おそろしい伝染病として届け出が義務付けられ（**法定伝染病**），時には人権侵害も公然と行われて，伝染病の予防と発病者の治療が行われた．その結果，これら11の法定伝染病は日本脳炎を除き，細菌性疾患のため抗生物質の普及や医療の進歩もあり，現在ではほとんど問題のない状態にまでなった．「伝染病予防法」に指定された疾患は，これらの法定伝染病のほか，**指定伝染病**（致命率の高い感染症が新たに流行した場合に法定伝染病に準ずる対策を行う疾患：ポリオ，ラッサ熱，腸管出血性大腸菌感染症）や**届出伝染病**（13種，届け出のみを行う）があった．

表 8-3　生体防御に関係する細胞

骨髄中	血 液 中			
多能性幹細胞	リンパ球系共通前駆細胞	特異免疫系	T細胞系前駆細胞	**細胞性免疫** T（Thymus derived）リンパ球：胸腺で自己抗原（主要組織適合抗原 MHC に弱い反応をするものだけが選ばれ血清中に入る ヘルパーTリンパ球（T4）：非自己抗原を認識しBリンパ球を活性化する キラー（細胞傷害性）T リンパ球（T8）：非自己抗原を細胞表面に現している細胞（ウイルスの感染している細胞など）を攻撃して破壊する
			B細胞系前駆細胞	**液性免疫** B（Bone marrow derived）リンパ球：血中でほとんど核のみの小型細胞 　活性化して→　形質細胞：大型化し抗体産生 　　　　　　→　メモリーB細胞：次回の感染にすぐに対応
	骨髄系造血幹細胞	非特異免疫系	単球	活性化するとマクロファージに，貪食・活性酸素産生，抗原の提示
			顆粒球　好中球	おもに細菌の増殖・活性酸素産生
			好酸球	寄生虫防御・IgE 産生（アレルギーに関与）
			好塩基球	炎症・アレルギーに関与
			NK細胞	リンパ球の仲間で病原微生物や癌細胞など異物の入った細胞を攻撃し破壊 NK＝Natural Killer
		非免疫系	赤血球	酸素の運搬（呼吸，エネルギー産生）
			血小板	血液凝固作用

上記の血管中細胞のほかに異物の排除機構に関係する固定細胞が臓器にある

抗原の提示	皮膚	ランゲルハンス細胞
	リンパ節内	樹状細胞（骨髄系幹細胞由来）
	腸管	バイエル板のM細胞
IgA 産生		バイエル板中の IgA 産生細胞
貪食作用・異物処理		肝クッパー細胞，肺，腹腔マクロファージ
アレルギーの発現		肥満細胞（表皮，真皮，血管周囲に存在）

（町田和彦：感染症ワールド第3版．早稲田大学出版部，p. 31，2010.）

表 8-4　旧法定伝染病の大流行時の患者数，死亡者数および致命率と現在の状況の比較

伝染病名	大流行				1995～1997 年の平均	
	年次	患者数	死者数	致命率（%）	患者数	死者数
コレラ	1879	162,637	105,786	65.0	145	0.3
赤痢	1893	167,305	41,282	24.6	1,193	2.3
腸チフス	1886	66,224	13,807	20.8	74	0
痘そう	1946	73,337	18,676	25.4	0	0
発疹チフス	1946	32,366	3,351	10.3	0	0
猩紅熱	1940	19,325	388	2.0	4	0
ジフテリア	1945	85,833	7,826	9.1	1	0
ペスト	1905	282	107	37.9	0	0
パラチフス	1945	10,059	526	5.2	48	0
流行性脳脊髄膜炎	1945	4,386	1,072	24.4	5	0
日本脳炎	1950	6,196	2,430	39.2	5	0.3

（町田和彦：感染症ワールド第3版．早稲田大学出版部，p. 41，2010.）

表8-5　感染症法に基づく分類と主な処置

分類	種類	①外出規制	②入院勧告	③就業規制	④無症状者への適用	⑤交通制限
1類感染症	エボラ出血熱, マールブルグ, ラッサ熱, クリミア・コンゴ出血熱, ペスト, 痘瘡, 南米出血熱の7種	×	○	○	○	○
2類感染症[※1]	急性灰白髄炎, 結核, ジフテリアSARS, MERS, 鳥インフルエンザ(H5N1), 鳥インフルエンザ(H7N9)の7種(左欄参照)	×	○	○	×	×
3類感染症	コレラ, 腸管出血性大腸菌感染症, 細菌性赤痢, 腸チフス, パラチフスの5種	×	×	×	×	×
4類感染症[※2]	動物・飲食物などの物件介してヒトに感染する感染症(左欄参照)	×	×	×	×	×
5類感染症[※3]	感染症動向調査により届けられる主に人から人への感染症(左欄参照)	×	×	×	×	△
新型インフルエンザ等感染症	新型コロナウイルス感染症	○	○	○	○	△

○：可能, ×：不可能, △：条件付きで可能
※1) SARS：重症呼吸器症候群, MERS：重症呼吸器症候群,
※2) A型肝炎, E型, 肝炎, オウム病ツツガムシ病, マラリア, デング熱, 狂犬病, 日本脳炎他44種届出
※3) アメーバ赤痢, 侵襲性髄膜炎, 百日咳, インフルエンザ(鳥インフルエンザや新型インフルエンザを除く), 水痘, 麻疹, 風疹, 梅毒, 破傷風, メチシリン耐性黄色ブドウ球菌(MRSA), 後天性免疫不全症候群(AIDS)他49種類

表8-5以外の感染症法に指定された感染症
指定感染症：政令で1年間に限定して指定される感染症(既知の感染症で1～3類, 新型インフルエンザなど感染症に分類されない感染症で, 1～3類などに準じた対応の必要が生じた感染症)
新感染症：当初は都道府県知事が厚生労働大臣の指導助言を得て個別に救急対応する感染症であるが, 政令で要件指定後は1類感染症と同湯な扱いをする感染症

感染症法以前の伝染病予防法以外の法律
トラホーム(トラコーマ), 寄生虫病, 性病, 結核, ライ, 後天性免疫不全症候群等についてはそれぞれ別の法律があり, 届け出の義務の他, 予防, 消毒, 治療についての細かい指導が行われた.

2)　感染症法(正式名「感染症の予防及び感染症の患者に対する医療に関する法律」)

「伝染病予防法」をはじめとする各法律は制定当初は重要な疾患であったため, それらの疾病のまん延に対して有効な役割を果たしてきたが, 国民の感染症に対する予防の徹底, 発症時の対策, 細菌性疾患や多くの感染症に対する抗生物質をはじめとする治療薬の発達, ウイルスや毒素に対するワクチンの接種, 対症療法の発達等により1970年代以降それほどの効果も得られなくなった. さらに, 強制隔離等に伴う人権侵害や届け出の煩雑さが問題になり, 特にウイルス性疾患に対する対策が伴わなかったこともあり, 徐々に廃止に向かい, 1999年4月より「感染症法」が施行された.

「感染症法」に指定された各感染症とその内容については**表8-5**と左欄で述べた.

3) 伝染病予防法と感染症法の比較

「伝染病予防法」は主に国内で起こっていた伝染病対策を念頭に置いたものであったが, 「感染症法」は現在の国内状況のみならず, 今後予想される日本以外でまん延している感染症も視野に入れ, 日本ではいまだ起こっていない各種出血熱や動物の病気である人獣共通感染症をはじめとし, 「伝染病予防法」とは比べ物にならないほど多くの感染症が指定されている.

「感染症法」のもう1つの特色は1962年より行われてきた伝染病流行予測事業(当時問題になっていた7つの小児感染症), 1981年から行われてきた感染症サーベイランス事業(小児ウイルスが中心とした17疾患), さらにそれらを

表 8-6　検疫法の条項 感染症の種類

感染症法上の分類	種類
第 2 条第 1 号	エボラ出血熱，クリミア・コンゴ出血熱，痘そう，ペスト，マールブルグ病，南米出血熱，ラッサ熱─類感染症
第 2 条第 2 号	新型インフルエンザ等感染症（新型インフルエンザ，再興型インフルエンザ，新型コロナウイルス感染症，再興型コロナウイルス感染症の 4 つ）新型インフルエンザ等感染症
第 2 条第 3 号	鳥インフルエンザ A（H5N1），鳥インフルエンザ A（H7N9），中東呼吸器症候群（MERS）二類感染症ジカウイルス感染症，チクングニア熱，デング熱，マラリア四類感染症
施行令第 1 条 第 34 条	検疫感染症以外の感染症で，国内に侵入するおそれのある重大な感染症[※1]，指定感染症
第 34 条の 2	未知の新たな感染症[※2]，新感染症

伝染病予防法・らい予防法による人権侵害

「感染症法」に改正になったもう 1 つの大きな理由は，「らい予防法」のもとに行われた強制移住やそこから出られないような隔離や法定伝染病の患者や保菌者に対する強制的な伝染病病棟への隔離等，人権を無視した法規制が公然と行われてきたことに対する反省であった．「感染症法」では隔離も説明と同意にもとづいた入院勧告を基本としており，入院もいたずらに長期にならないように配慮されている．

まとめ結核，肝炎，性病等も加えた結核・感染症発生動向調査事業をふまえて，一元的な発生情報の収集，分析および公開・提供をしていく方法が受け継がれたことである．

　2001 年 9 月に起きた米国における同時多発テロとその直後に起きた炭疽菌事件は「感染症法」にも多くの修正をなすきっかけとなり，2003 年と 2007 年の改定により地球上から撲滅したはずの痘そうの 1 類への追加，日本にほとんどない多くの人蓄（獣）共通感染症の追加，一元化した法律のもとでの対策が強いられるため最後まで特別な法律であった「結核予防法」の廃止（2 類へ追加）等の処置が行われた．

2．外来伝染病の予防─検疫（quarantine）

　検疫はヨーロッパで 14 世紀にペストの大流行があったとき，港の外で 40 日間停泊することを義務付けたことからはじまった．日本では 1879 年に「コレラ予防規則」により実施され，1951 年に「**検疫法**」が施行された．現在では 1971 年の国際保健規則による国際的な取り決めに準じて行われるようになった．現在日本には海港 80 カ所，空港 30 カ所（2015 年 4 月現在）の検疫所があり，「検疫法」に基づいてヒトの検疫，貨物の検疫，港湾衛生業務，海外感染症情報の収集と提供，申請業務のほか，「食品衛生法」に基づく輸入業務監視業務も行っている（表 8-6）．

ワクチンの種類

「不活化ワクチン：（トキソイド）ジフテリア破傷風，（病原体そのものを不活化）日本脳炎，インフルエンザ，B 型肝炎，急性灰白随炎（ポリオ），（コンポートワクチン），百日咳，新型コロナウイルス感染症
生ワクチン：BCG，麻しん，風しん，水痘，おたふくかぜ

1）予防接種（vaccination）

　予防接種は誰でもかかる小児の疾患や発病すると重症になる感染症等，特に治療法のないウイルス性疾患に対して疾病の予防に大きな成果を上げてきた．本来予防接種は，集団免疫を増加させることにより感染症の発生や流行を阻止することに重点が置かれていたが，近年破傷風，風しん，B 型肝炎等，個人の予防にも使われるようになった．

任意接種ワクチン
定期接種でも指定された年齢に接種を行わないと有料になるが，それ以外のワクチンも下記のように任意接種として有料で行われている．
・おたふくかぜワクチン
・A型肝炎ワクチン
・髄膜炎ワクチン
海外に行く時用
・狂犬病ワクチン
・黄熱病ワクチン

MMR（新三種混合）ワクチン
麻しん（M），おたふくかぜ（M），風しん（R），は世界中で三種混合ワクチンとして行われている．日本では国産のおたふくかぜワクチンで多数の髄膜炎患者が出たため，1989年より麻しん，風しんの単独接種が続けられていたが，2007年の大学生の麻しん流行が問題になり，接種率を上げるため，2種混合ワクチンとして接種されるようになった．

パピローマウイルス（子宮頸がん）ワクチンの積極的な勧奨
パピローマウイルス感染により起こる子宮頸がんは近年若年層で増加している．そのため世界中で有効な子宮頸がんワクチン接種が推奨されている．日本でも2010年に公費助成が開始され，2013年4月から定期接種になった．しかし，接種後の体の痛みや重篤な副反応が指摘されるようになったことなどもあり，同年6月以降厚労省はワクチンの積極的勧奨を控えていたが，2022年から再開されるようになった．

（1）予防接種法

「予防接種法」は1957年に「伝染の恐れのある疾病の発生及びまん延を予防するために，予防接種を行い，公衆衛生の向上及び増進に寄与するとともに，予防接種による健康被害の迅速な救済を図る」ことを目的としてつくられ，予防接種は国民に義務付けることにより強制接種や勧奨により行われてきたが，1994年の法改正により，法律に基づいて市町村が実施主体となって実施する「定期接種」でも，「受けるよう努めなければならない」努力義務とされるようになってきた．また，国民に対して予防接種の対象疾病の特性，必要性，有効性，その他についての広報や啓発を行う等，十分な勧奨を行うこととされるようになった．「定期接種」は2群に分けられ，集団予防を目的とする感染症に対する「A類疾病」と個人予防を目的とする感染症（B類疾病）に分けられた．時期が明示されている「A類疾病」は無料（時期以外は有料）であるが，「B類疾病」主に特定な年齢の高齢者が指定されているが，必ずしも無料でなく，自治体により異なる．病現行の定期により接種されている予防接種を図8-3（厚生労働統計協会，2019）に掲げた．

（2）不活化ワクチン（左欄参照）

現行の「予防接種法」の中では毒素を不活化したトキソイド，ホルマリンなどで病原体そのものの毒性をなくした不活化ワクチン，病原体そのものでなく抗体を作る病原体の一部を接種するコンポーネントワクチンなどがある．生ワクチンと異なり，接種した抗原が体内で増加しないので抗体産生が少ないため頻回の接種が必要である．副作用としては病原体そのものの反応というより，不活化処理に伴うアレルギーが問題になることがある．

（3）生ワクチン（左欄参照）

現行の予防接種の中では，BCG，麻しん，風しん，水痘，おたふくかぜが生ワクチンである．不活化されていないため感染し，増加するため高い抗体が得られるので，長期に抗体が維持される利点があるが，高度に弱毒化したとはいえ病原体そのものを使用していて，生きているため発熱や発疹等がかなり出ることもある．

（4）2013～2016年の改正

日本のワクチン行政は世界の趨勢とはかなりかけ離れていたが，やっとヒブワクチン（小児の重症肺炎や骨髄炎を予防するインフルエンザ菌B型ワクチン），肺炎球菌（小児）ワクチン，水痘ワクチン，ヒトパピローマウイルスワクチン（子宮頸癌ワクチン），肺炎球菌（高齢者）が新たに定期接種として追加されたほか，生ワクチンにより周囲の人に感染させる可能性のあった急性灰白髄炎（ポリオ）ワクチンが不活化ワクチンに変えられた．さらに，2016年10月よりB型肝炎ワクチンも定期接種として0歳児に行われることが決まった．しかし，今回の改正でも世界の標準であるMMRワクチンは定期接種にならなかった．なお「定期接種」以外に，個人の自由意思で行う「任意接種」もある（左欄参照）．

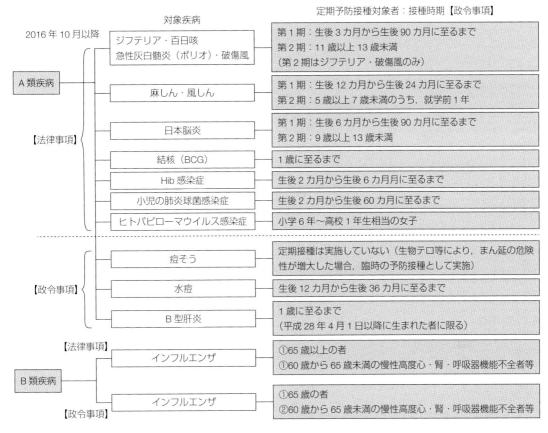

図 8-3　定期接種ワクチン種類とその対象者

1) 日本脳炎について，1995 ～ 2006 年度生まれの者（積極的勧奨の差し控えにより接種機会を逃した者）は，20
歳になるまで定期接種の対象.
2) 長期にわたり療養を必要とする疾病にかかったこと等によりやむを得ず接種機会を逃した者は，快復時から 2
年間（高齢者の肺炎球菌感染症のみ 1 年間．一部上限年齢あり）は定期接種の対象.
3) B 型肝炎は 2016 年 10 月から実施予定であり，高齢者の肺炎球菌感染症は平成 30 年度までの間，対象者を拡
大する経過措置を設けている.
（東京都福祉保健局：予防接種制度の概要について.）

コロナワクチン
第 8 章「G. 3. 新型コロナ
ウイルス COVID-19」（p.
132）左欄参照

D. 伝染病との闘い

1．滅菌（sterilization）と消毒（disinfection）

　消毒は感染源対策や感染経路対策として重要である．**表 8-7** に滅菌と消毒
の種類，効果，用途についてまとめた（左欄も参照）.

2．抗菌剤の発達と耐性菌・院内感染

　感染症の制圧は長い人類の歴史の悲願であったが，19 世紀の中頃からの病
原微生物の発見により，病原微生物の性質や病原微生物に対するヒトの反応や
防御法が明らかになった．その後，公衆衛生学的対策により，急激な感染症に

表8-7　消毒・滅菌法

化学※・物理的方法			消毒薬	対象微生物（記号・数字は下記）							
方法	処理法	殺菌・滅菌		①	②	③	④	⑤	⑥	⑦	⑧
気体※	オゾン	焼却滅菌	次亜塩素酸ナトリウム	○	○	○	○	△	○	○	○
	酸化エチレンガス	乾熱滅菌	消毒用エタノール	○	○	○	○	×	×	○	○
乾熱	火炎	消毒	ポピオンヨード	○	○	○	○	×	○	○	○
	高熱空気	蒸気・簡潔蒸気消毒	クレゾール石鹸	○	○	○	△	×	×	×	×
湿熱	煮沸・熱水	高圧蒸気滅菌	両性界面活性剤	○	○	△	△	×	×	×	×
	蒸気	γ線・電子線滅菌	第4級アンモニウム塩	○	○	×	△	×	×	×	×
照射	放射線	紫外線殺菌	クロロヘキシジン	○	○	×	△	×	×	×	×
			グラタラール	○	○	○	○	○	○	○	○
ろ過	雑菌以上に対し，ろ過滅菌										

○：有効，△：効果が得られにくいが高濃度・長時間で有効，×：無効
①一般細菌，②緑膿菌，③結核菌，④真菌，⑤芽胞菌，⑥エンベロープのない小型ウイルス
⑦エンベロープのある中型ウイルス，⑧HBV（B型肝炎）
（厚生省保健医療局結核感染症課：消毒と滅菌のガイドライン．へるす社，1999から改変）

消毒と滅菌の違い
ある環境中のすべての微生物を死滅させることを滅菌といい，その中の病原微生物を不活化し，病気の発生を抑えることを消毒という．病原微生物は通常生体内で増殖することが多いため，外的刺激に弱く，病原菌に対しては消毒でも十分なことが多い．

消毒法とその効果
科学的消毒法は手軽に使用できるため広く用いられているが，各微生物の特徴によりすべての微生物に効果があるわけでもないので次のことに注意を要する．①対象に合わせて方法を選択，②適切な濃度，温度，時間で使用，③菌種，菌株により感受性が異なる，④使用器具への影響に注意，⑤毒性も強いので誤飲に注意，等である．

よる死亡率の低下をみたとはいえ，20世紀の中頃まではまだ多くの人が感染症で亡くなっていた．しかし，第二次世界大戦中，米国で行われたペニシリンの大量生産法の確立により，その後の多くの細菌やそのほかの病原微生物に対する**抗生物質**（antibiotics）をはじめとする**抗菌剤**の開発が行われ，ウイルス感染症を除くほとんどの感染症による死から守られるようになった．しかし，それとは裏腹に抗菌剤の効かない，いわゆる耐性菌の出現と，抗生物質が広く使われるようになったため，病原微生物側にも変化がみられ，従来なかった非常に病原性の強い病原体の出現をみるようになった．

1）抗菌剤の発達と耐性菌のまん延

　図8-4（町田，2010）に抗菌剤の発達と耐性菌のまん延の様子を示した．Flemingの予測の通り，ペニシリンが広く使われるようになると，数年のうちに耐性菌をみるようになった．その後，抗生物質をはじめとする多くの抗菌剤がつくられたが，ことごとく耐性菌の出現をみてきた．

2）日和見感染（opportunistic infection）

　頻回に抗菌剤を使用していると，その抗菌剤に感受性のある微生物は体内から駆除されることになる．そうなると体内の微生物のバランスが変化し，今まで多くの非病原性の微生物により増加を抑制されていたその抗菌剤には感受性をもたない細菌，ウイルス，原虫，真菌等の急激な増殖が起こる．これを菌交代現象というが，病院内のような未熟児，高齢者，がんや糖尿病や膠原病の患者や免疫抑制剤や放射線療法中の患者のような免疫力の落ちた患者の多い場所では特にひどく，多数の**日和見感染**（通常病原性を示さない常在微生物がからだの抵抗力の低下とともに病原性を発揮すること）者を出すことになる．

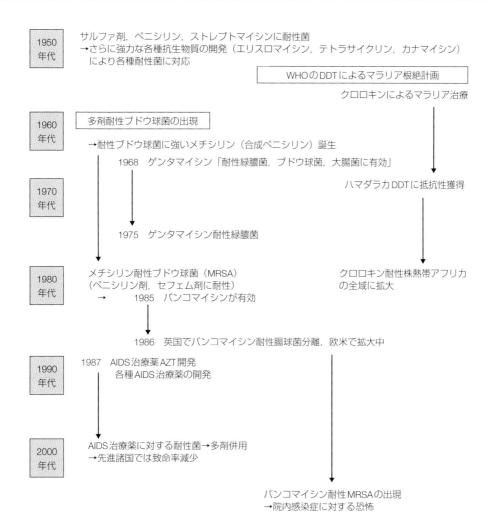

| 1950年代 | サルファ剤，ペニシリン，ストレプトマイシンに耐性菌
→さらに強力な各種抗生物質の開発（エリスロマイシン，テトラサイクリン，カナマイシン）
　により各種耐性菌に対応 |

WHOのDDTによるマラリア根絶計画

クロロキンによるマラリア治療

| 1960年代 | 多剤耐性ブドウ球菌の出現

→耐性ブドウ球菌に強いメチシリン（合成ペニシリン）誕生
　　1968　ゲンタマイシン「耐性緑膿菌，ブドウ球菌，大腸菌に有効」 |

| 1970年代 |

ハマダラカDDTに抵抗性獲得

1975　ゲンタマイシン耐性緑膿菌

| 1980年代 | メチシリン耐性ブドウ球菌（MRSA）
（ペニシリン剤，セフェム剤に耐性）
　→　　　　1985　バンコマイシンが有効 |

クロロキン耐性株熱帯アフリカの全域に拡大

1986　英国でバンコマイシン耐性腸球菌分離，欧米で拡大中

| 1990年代 | 1987　AIDS治療薬AZT開発
　　　　各種AIDS治療薬の開発 |

| 2000年代 | AIDS治療薬に対する耐性菌→多剤併用
→先進諸国では致命率減少 |

バンコマイシン耐性MRSAの出現
→院内感染症に対する恐怖

図 8-4　抗菌剤の発達と耐性菌のまん延
（町田和彦：感染症ワールド第 3 版．早稲田大学出版部，p. 64，2010.）

院内感染の予防
院内感染の実態把握，発生時の疫学調査，病院職員に対する健康管理と教育，職員からの保菌者発見，適正な滅菌・消毒，院内環境の清潔保持，外来者の面会制限，適切な抗生物質の選択等の処置が必要である．

3）院内感染と多剤耐性菌

　病院内では免疫力の低下した人が多数いるため，黄色ブドウ球菌，緑膿菌，大腸菌等の多剤耐性菌の出現が容易に起こる．その代表的なものがMRSA（Methicillin-Resistance Staphylococcus aureus）で，手術後患者，火傷や深い外傷の患者，肺炎や敗血症の患者，そのほか免疫力の劣った患者に対する対策が特に必要とされる．MRSA に対する最後の切り札といわれるバンコマイシンにも，近年バンコマイシン耐性腸球菌が現れているが，これからさらにバンコマイシン耐性黄色ブドウ球菌が出現するようになると，さらに問題が深くなることが予想される．

３．有用な微生物と食品保健

　感染症で扱う微生物は有害なものであるが，私たちの周りには人にとって有用な微生物も多く存在する．一方，食中毒はこれほど清潔な世の中になっても実はノロウイルスによる食中毒の増加もあり，他の感染症が激減したのに比べ1950年代中頃以降あまり変わっていない（2014年，19,355人）．

1）有用な細菌叢の働き

　私たちの食卓には味噌，醤油，日本酒はコウジカビ，納豆は納豆菌，鰹節はクサイロカビ，ナタデココは酢酸菌を添加することによりつくられるし，従来は天然のものでつくられていた各種調味料はグルタミン酸産生菌等によりつくられている．青カビや放線菌の仲間が産生する抗菌剤や抗がん剤は，私たちの生命に重要な働きをしている．

　さらに，私たちの体内の膣内，大腸内，小腸回腸部内等には多くのビフィズス菌や乳酸菌が存在し，他の有害な細菌の増殖を抑制したり，腸内の腐敗を抑えたり，ビタミンの産生を行っているといわれる．

2）食中毒（food poisoning）と感染症
（1）食中毒の分類とその性状

　食中毒を起こす病原体と潜伏期を左欄に，また2020年の病因物質別の食中毒事件・患者数を表8-8に示した．キノコ等の植物性，フグ，貝類等による動物性，農薬等の化学物質等の非微生物による食中毒は，細菌やウイルスと比較すると患者数は少ないが，いまだに死亡者を出している．昔は自然毒を除くと，食中毒の原因のほとんどが細菌であり，その中でもサルモネラ菌，腸炎ビ

食中毒を起こす病原体の原因物質と潜伏期間
<自然毒>
動物性：フグ,貝類（直後）
植物性：キノコ類
化学物質：メタノール（徐々に蓄積）
<細菌>
ボツリヌス菌（18時間以内）
ウエルシュ菌（6〜18日）
黄色ブドウ球菌（30分〜4時間）
腸管出血性大腸菌（O157等）（3〜5日）
病原性大腸菌（12〜72時間）
腸炎ビブリオ菌（19〜20時間）
サルモネラ菌（6〜48時間）
カンピロバクタ菌ー（2〜11日）
<ウイルス>
ノロウイルス（24時間）

表8-8　2020年全国食中毒発生状況について

順位	病因物質（食中毒名）	事件数	患者数
1位	アニサキス	386	396
2位	カンピロバクター	182	901
3位	ノロウイルス	99	3,660
4位	自然毒（植物性）2人死亡（動物性）1人死亡	84（49）（35）	192（127）（65）
5位	サルモネラ属菌	33	861
6位	ウエルシュ菌	23	1,288
7位	黄色ブドウ球菌	21	260
8位	化学物質	16	234
9位	不明	15	351
10位	クドア（寄生虫）	9	88
11位	その他の病原大腸菌	6	6,284
12位	腸管出血性大腸菌（VT）	5	30

（中央微生物検査所：2020年全国食中毒発生状況について．食品衛生ニュース 通巻27号.）

ブリオ菌，カンピロバクター菌等が多かったが，現在はノロウイルスが圧倒的に多くなっている．

（2）感染力の著しい大腸菌 O157 とノロウイルス

　大腸菌（colon bacillus）は昔から比較的毒性が少なく，むしろ大腸にたくさんいて赤痢やチフス等のおそろしい感染症の増殖を抑制すると思われていた．しかし，1940 年ぐらいから下痢症を示す病原性大腸菌の存在が明らかになり，1950 年代中頃以降コレラを思わせるような激しい下痢を起こす菌，1960 年には赤痢を思わせるような粘血便を出す菌，1982 年には激しい潜血便を出すだけでなく，腎不全や脳症状までをも起こす大腸菌（O157 他：腸管出血性大腸菌）が米国から世界中に拡散し，非常におそろしい病原体に変化していった．

　ノロウイルスは食品中で増殖するわけではなく，ヒトの空腸の細胞内で増殖する．従来生ガキ等で食中毒を起こすので食中毒の統計に入れられているが，「感染症法」でも感染性胃腸炎として 5 類に入れられている．さらに，2006 年12 月に池袋のホテルで起こったノロウイルスの流行は吐しゃ物が乾燥して空中に浮遊し，同一フロアのホテル利用者に集団発生を起こしたと考えられていることから，もはや食中毒というより空気感染，または食物や器物を介しての経口感染による消化器系伝染病と考えた方がよいのかもしれない．ノロウイルスは通常のウイルスに対して有効なアルコール消毒が無効なので，注意が必要である．

E．日本における感染症

　現在の日本では，慢性疾患である結核と肝炎を除けば多数の死亡者を出すような感染症はほとんどみられないが，その中でも若者を中心とする性感染症とAIDS，従来は考えられなかったガンをはじめとする生活習慣病と感染症の関係，さらに万病のもとである風邪と，乳幼児や高齢者では致命的になる肺炎は社会的影響も含めその予防は非常に大切なものになっている．

1．増加する性感染症とエイズ
　（AIDS：Acquired Immunodeficiency Syndrome）

1）性病予防法と性感染症

　「性病予防法」では，梅毒，淋病，軟性下疳，鼠径リンパ肉芽腫症の 4 つが性病といわれていたが，淋病を除くと激減した．現在は性感染症といわれ，多くの病原体が含まれている．特にクラミジアと性器ヘルペス，尖圭コンジローマ，HIV 感染症等のウイルス性の**性感染症**（Sexually Transmitted Disease）は発生数も多く，特に若者の間で増加し注目されている．その原因の 1 つは，近年の若者，特に女性の 10 歳代，20 歳代の性行動は活発で，性器クラミジアや性器ヘルペスは男性の約 2 倍にもなっており，10 歳代の尖圭コンジローマの報告数も女性が男性の 2 倍になっている．HIV（human immunodeficiency

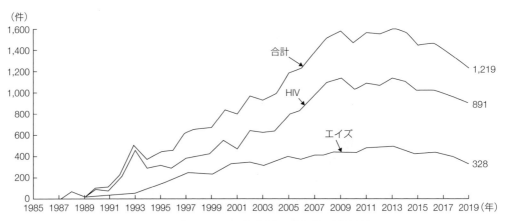

図8-5　新規 HIV・AIDS 感染者・患者報告数の推移

virus）のカクテル療法が功を奏し，米国の AIDS 死亡者が減少傾向になった1990 年代前半ぐらいからその傾向は激しくなり，一方では時を同じくしてコンドームの出荷量が激減している．若者の性知識に対する無知がこの傾向に拍車をかけており，若者の HIV 感染症も増加している．今や日本は先進国で唯一，今後 HIV の感染爆発が起こる可能性のある国といわれるようになった．

2）現在の日本の AIDS の状況

　1985 年から 2019 年までの HIV 感染者および AIDS 患者の経年変化を図8-5 に示した．HIV 感染者は抗体検査をした人のみの数のため，全数を把握していないので実際の数はわからないが，この3倍近くが推定されている（現在の AIDS 患者の届け出の半数は HIV 感染者として把握されていない人ともいわれている）．一時日本の患者数が欧米に比べると極端に少ない（当初は 10 分の1 程度）ので，今後日本は感染爆発があるのではないかといわれていたが，2015 年以降急に減少しはじめた．その原因の1つとして，感染者に対して有効な抗 HIV 薬できて，感染した誰もがその高価な薬（1 年に数百万円とも言われる）を手に入れられる制度（HIV 感染症は免疫機能障害として身障者に認定されると医療費助成が受けられ）が普及したことがあげられる．

3）HIV 感染と AIDS の発症

　AIDS がなぜおそろしいかというと HIV が動物の免疫の中心であるヘルパーT 細胞に入り込み，そこを HIV の生産工場とし，膨大な HIV を産生し，次々にヘルパーT 細胞を破壊し，ついには液性免疫も細胞性免疫も不能にし，日和見感染により死を迎えることになるからである（図8-6）．

　現在 HIV が進行して AIDS の症状が出ていない段階では，有効な抗 HIV がウイルスの爆発的流行を抑え，AIDS への進行を止められるが，抗生物質のように病原体を死滅させる能力がないため，薬を続けないと死は免れなくなる．ブラジルやインドのような発展途上国は抗先進国の持つ抗 HIV 薬の特許権を無視して生産して患者の増加を防いできたが，その能力を持たない南部アフリ

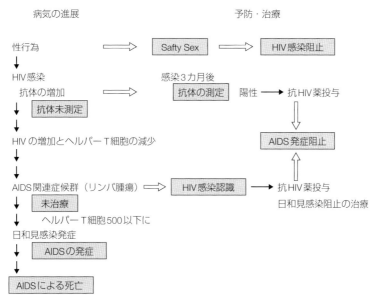

病気の進展　　　　　　　　　　　　　　予防・治療

性行為　⇒　Safty Sex　⇒　HIV感染阻止

HIV感染　　　　　　　　　　感染3カ月後
　抗体の増加　⇒　抗体の測定　陽性 → 抗HIV薬投与
　↓　抗体未測定
　↓
HIV の増加とヘルパー T 細胞の減少　　　　AIDS 発症阻止
　↓
　↓
AIDS関連症候群（リンパ腫瘍）⇒　HIV感染認識　→　抗HIV薬投与
　↓　未治療　　　　　　　　　　　　　　日和見感染阻止の治療
　↓　　ヘルパー T細胞500以下に
日和見感染発症
　↓　AIDSの発症
　↓
AIDSによる死亡

図 8-6　AIDS の経過と予防

カ諸国では成人男性の AIDS 患者が増加し，平均寿命は 40 台にまで低下している．

2．成人病と感染症

肝炎を起こすウイルス
A 型・E 型：水や食物による経口感染．B 型・C 型・D 型・G 型：血液関連の感染．D 型は B 型と共存しないと増殖できない．B 型肝炎の症状を悪化させる．

1）多彩な肝炎・肝がんウイルス

　B 型肝炎は母子感染や性病としての感染が疑われるが，免疫力のない母子感染や乳幼児の感染は潜伏してキャリアになり，成人後慢性肝炎，肝硬変，肝がんの発症をみることがある．C 型肝炎は B 型肝炎と異なり，成人後の感染でも慢性肝炎になり，その多くが肝硬変や肝がんになる可能性が強く，わが国の肝がん患者の 80 ％以上が C 型肝炎に感染しているといわれている．わが国の C 型肝炎患者の多くは，輸血もしくは昔ワクチン接種時に同一注射器を複数の人に使用したための感染によるものと思われている．B 型肝炎は妊娠時の検診で感染妊婦から生まれた新生児にワクチンを投与して発症を防ぐようになったため，キャリアは今後激減すると思われる．C 型肝炎も輸血時の検査が徹底されるようになったため，今後は減少に向かうと思われる．

2）胃潰瘍・胃がんとピロリ菌

　胃潰瘍は昔から心身症の代表的なものと思われてきたが，1983 年にMarshall らは胃の中にヘリコバクター・ピロリという細菌がいて，それが胃潰瘍や十二指腸潰瘍の原因であることを明らかにした．現在ではほとんどの胃潰瘍が，この菌がないと発症しないとまでいわれるようになった．胃がんについても当初からこの菌との関連が疑われていたが，近年その傾向がさらに強まってきた．

3）その他のがんと感染症

　1970年ぐらいまではアフリカの子どもたちに多いバーキット肉芽腫症が唯一ヒトのがんと感染症が疑われるものであったが，肝がんや胃がん以外にも鼻咽頭がん（EBウイルス），子宮頸がん・陰茎がん（パピローマウイルス），**成人T細胞白血病**（Human Tcell Leukemia Virus 1：HTLV1）等，日本人も罹患する可能性のあるがんの原因がウイルス性であることが知られている．

4）その他の成人病と感染症

　がん以外でも，死因の第2位，第3位を占める心臓病や脳血管疾患の原因である動脈硬化とクラミジアの関係，心筋症とコクサッキーウイルスやC型肝炎ウイルスとの関係等が知られるようになってきた．従来から知られている溶血性連鎖球菌やその他の微生物により引き起こされる糸球体腎炎や1型糖尿病に加えて，多彩な器質性疾患と思われていたこれらの疾病と感染症との関係が明らかになってきた．

3．風邪とインフルエンザ（influenza）と肺炎（pneumonia）

1）風邪は万病のもと

　昔から風邪は万病のもとといわれるが，特に，高齢者の場合には気をつけなくてはならない．風邪を起こすウイルスは200種（抗原型を考えれば無数）以上もあるといわれ，免疫力が落ちればいつでも罹ると思っていてもよいほどである．免疫力は思春期にピークに達した後は急速に衰え，40歳には50％，70歳では10％までも低下するといわれる．表8-9（町田，2010）のように，一般に風邪はウイルス性のものが多く，多彩な症状を示すが，喉の痛みを訴える溶血性連鎖球菌は風邪の症状が治まった後，腎炎，リウマチ熱を起こし，慢性化しやすいので注意を要する．

風邪の予防
手洗い・うがいの励行，良いライフスタイル（バランスの良い食生活，適度な運動習慣，寝不足等の生活習慣の是正，ストレスの軽減等），アレルギー体質の改善，人混みを避ける．

インフルエンザとハイリスクカテゴリー
通常のインフルエンザは風邪と比べるとかなりの重症度を示すが，普通の人が死亡する例はまれで，心血管系，呼吸器系，糖尿病等のハイリスクカテゴリーといわれる疾病をもっていると急速に死亡率の上昇をみることが明らかになった．

表8-9　風邪と肺炎を起こす病原体の種類と特徴

種　類	特　徴
ライノウイルス，コロナウイルス	ともに鼻風邪が特徴．熱は高くない．秋から春，コロナは冬に多く，この両者で風邪の半分を占める．
アデノウイルス	別名プール熱．咽頭炎，結膜炎，発熱，全身症状も強い．
コクサッキーウイルス，エコーウイルス，エンテロウイルス	鼻風邪，咽頭炎，時に気管支炎や肺炎，インフルエンザの症状に近いが軽く，感染力も強くない．腸管で増殖し，急性下痢も起こす．
RSウイルス	冬季新生児に肺炎やクループなどの上気道感染を起こす．
インフルエンザ	風邪より感染力が強い．高熱，全身症状，免疫力低下（肺炎球菌，インフルエンザ菌などによる肺炎に注意）．
溶血性連鎖球菌	咽頭炎が主．時に肺炎，腎炎．リウマチ熱，猩紅熱も起こす．

（町田和彦：感染症ワールド第3版．早稲田大学出版部，p.71，2010．）

2）風邪とインフルエンザの違い

風邪は特別な場合を除くと，悪寒・発熱，腰痛・関節痛等の全身症状等の症状は強くないが，鼻や喉等の局所症状は強く，局所症状が全身症状より先発する．インフルエンザはそれらの症状がちょうど逆になるばかりでなく，気管支炎や肺炎の合併症を起こしやすいという特徴をもつ（表8-14）．

3）肺炎と感染症

インフルエンザは肺炎を起こしやすいが，それはインフルエンザウイルスそのものの症状というよりは，むしろインフルエンザにより免疫力が低下したために肺炎症状の強い肺炎球菌やインフルエンザ菌等の細菌が活性化されたためと思われる．

■ F. 世界の感染症

日本では，急性疾患で致死率の高い感染症はほとんどなくなったが，世界中には考えられないほど高い死亡率や致命率をもつ感染症は少なくない．

1．新興感染症と再興感染症

1）新興感染症（emerging infectious diseases）

世界中で最も致死率の高い病原微生物の仲間は出血熱で，特にエボラ出血熱，とマールブルグ病である．その致命率が40〜90％近くにもなる急性伝染病で，中部アフリカで時々数百人単位の流行を起こしている世界でもっともおそろしい病気である（左欄参照）．同じような出血熱の仲間のラッサ熱はマストミスというネズミが媒介する西・中央アフリカの風土病で，毎年数十万人の患者が出て，数十％の致命率を示していたが，抗ウイルス薬のリバビリンが有効で，現在は致命率が1％までに低下した．その他，出血熱は南米の各国にその国の名前が付けられているほど多くのものが知られるようになってきて，2007年から「感染症法」の1種に南米出血熱として指定されるようになった．

2）再興感染症（re-emerging infectious diseases）

再興感染症は，「従来からあるが，発生数が減少し，公衆衛生学上ほとんど問題にならなくなっていたが，近年再び増加している感染症」である．ハンタウイルス肺症候群は従来乾燥地帯であった米国南西部が一時的な気候の変化で草原化し，ハンタウイルスをもつネズミが異常繁殖し，従来の中国で流行している腎不全を起こすものと異なる，呼吸不全型のハンタウイルス肺感染症がまん延し，1993年から2000年の間に238人もの患者が出て，そのうちの40％が亡くなるという事態を引き起こした．

劇症型A群連鎖球菌感染症は，1994年に英国で「人食いバクテリア」というセンセーショナルな見出しでその多発が報じられて以来，注目されるように

なった感染症である（左欄参照）．その他，ソ連の崩壊によりワクチン行政に
支障があったために再燃したジフテリアや百日咳があり，各地で時々多発する
マラリアや結核もこの分類に入る．

2．減らない昆虫媒介感染症

　世界中で今なお多くの急性感染症が問題になっているが，昆虫が媒介する各
種感染症は今なお先進諸国の人も含め多くの人を悩ましている．

1）減らないマラリア（malaria）

　マラリアはハマダラ蚊が媒介し，人間の歴史とともに人間を悩ませてきた．
いまだに制圧できないばかりか，2019年でも2億3千万の患者と41万人の死
者を出しているといわれる（感染者の94％はアフリカ）．クロロキンの効かな
いマラリア汚染地域（中南米やアフリカ，一部の東南アジア）に長期滞在する
場合には，内服薬の予備投与も必要とされる．日本でも海外で感染してきて
日本で発病する人が毎年50人前後（0〜2人死亡）おり，今後も注意を要する．
また，地球の温暖化により先進諸国で撲滅されたマラリアが再燃する可能性も
指摘されている（日本でも1960年以前はかなりの地域で常在していた）．

2）変化するアルボウイルスの世界分布

　昆虫が媒介する感染症の仲間をアルボウイルスというが，従来，左欄にある
ように住み分けがなされていた．しかし，近年航空機の発達からかそれが乱れ
てきて，日本脳炎は日本では絶滅状態であるが，東南アジアで猛威をふるい，
デング熱はデング出血熱となって南米で猛威をふるうようになり，ウエストナ
イル熱は現在では北米中にまん延するようになった．

3．まん延するAIDSとAIDS治療薬の問題点

1）AIDSはどのようにしてまん延したのか

　1981年6月に米国ではじめてのAIDS患者が報告された．従来，成人の免
疫不全の多発は考えられないこと（遺伝的な患者は生後間もなく死亡）である
ことから世界的なパニックを起こした．過去の抗体と組織標本の遺伝子解析か
らHIVの起源はチンパンジーのSIV（Simian Immuno-deficiency Virus：サル
免疫不全ウイルス）から何らかの感染でヒトのHIVになり，現在のコンゴ共
和国あたりでその数を増加させてきたと思われている．1975年にはすでにア
フリカではスリム病といわれ，AIDSの症状と似た疾患が広範囲に存在してい
た．先進諸国，特に米国では1978年以降の保存血清にHIV陽性血清が認めら
れるようになってきたことから，それ以前にアフリカから来て，男性同性愛者
間で急速に増加していったと思われる．

マラリアとの戦い
1960年代には徹底した
DDTなどの散布とクロ
ロキンなどの副作用の比
較的少ない抗マラリア薬
の普及でマラリアの制圧
もあり得るのではないか
と思われたが，殺虫剤に
対するハマダラ蚊の耐性
の獲得，マラリア原虫の
抗マラリア薬の耐性の獲
得に加え，熱帯地方の乱
開発のためより危険な地
域への人の流入も災いし，
今や野放しの状態になっ
ている．

アルボウイルスの地域性
・日本脳炎：東アジア
・デング熱：東南アジア
・黄熱：アフリカ・中南米
・ウエストナイル熱：
　ヨーロッパ，アフリカ
・セントルイス脳炎：北米
・ロシア春秋脳炎：ロシア
近年航空機の発達のため
か，そのバランスが崩れ，
日本脳炎は東南アジアで，
デング熱は中南米諸国へ，
ウエストナイル熱は米国
で多発するようになった．

世界の感染者・死亡者
世界の感染者数3,900万
人，2019年中の新たな
感染数170万人，同年
AIDS死亡者数69万人，
エイズ関連疾病により死
亡した人は感染の流行が
はじまって以来3,270万人
（2019年国連エイズ計画
UNAIDSの報告より）

2）治療薬の問題

　1987 年にはじめて抗 HIV 薬として認可された逆転写酵素阻害剤である AZT 以来，プロテアーゼ阻害剤も含め多くの薬剤が開発されてきた．特に，1995 年米国の AIDS 死亡者の減少以来，日本（1998 年「障害者雇用促進法」による）も含め先進諸国ではほとんど無料で年間数百万円もする薬を HIV 感染者に投与するようになった．しかし，HIV 罹患者の多いアジア，中南米，アフリカ諸国では正規の値段で薬を買えないため，ブラジル政府は国際的特許を無視して，自国での生産をはじめた．当初欧米の巨大な製薬会社をもつ国や会社は反対したが，事の重大さもあり，途上国での特許侵害を認めた．そのためブラジルでは予想された HIV 感染者を大幅に減少させることに成功したが，貧しい南部アフリカ諸国はそれさえもできず，ほぼ野放しの形で HIV の感染増加を許している．

▌G．21 世紀も続く感染症の拡大

1．鳥インフルエンザの現状とその脅威

　1997 年，香港ではじまった鳥インフルエンザ H5N1 のヒトへの感染（18 人の感染，6 人死亡）は，その後，東南アジア，さらにトルコ・エジプトで流行し，2017 年末現在 860 人の患者（内 454 人死亡・致死率 53 %）をだしたが，2018 年以降急速に減少し，2020 年末までの患者はネパールとインドで各 1 名になった．一方，鳥インフルエンザ H7N9 の流行は 2013 年 3 月末に中国政府が公表して以来，現在までの人感染者は 1,568 人，死亡者は 616 であるが，2017 年の大流行の翌年（2018 年）以降はごくわずかな感染者に過ぎなくなった（2021 年 9 月 10 日 WHO）．しかし，普通の風邪だったコロナウイルスが，感染力の弱い SARS や MERS から，2020 年に突然スペイン風邪に近いような社会に大きな影響を与えている新型コロナウイルス（COVID-19）に変異したように，今後どこかで鳥インフルエンザが人から人に移るような新型インフルエンザになって猛威をふるうような時が来る可能性は捨てきれない．

2．コロナウイルスの変異：SARS と MERS

　単なる風邪のウイルスにすぎなかったコロナウイルスから変異した SARS（Severe Acute Respiratory Syndrome）ウイルスの出現はたった半年で世界中で 8,000 人以上の患者と 774 人の死者を出すに至った．

　2012 年にはじめて確認されたウイルス性疾患である**中東呼吸器症候群**（Middle East Respiratory Syndrome：MERS）は（主に呼吸器系の症状を示し，軽症の人もいるが，高齢者や糖尿病，慢性肺疾患等の基礎疾患をもっている人は重症化する），SARS と同様，新型コロナウイルスの感染で起こる．従来，ラクダが媒介するため，中東で流行していた（2015 年 5 月現在，1,139

人の確定感染者，431人の関連死亡者）．中東以外では二次感染はほとんどみ
られていなかったが，2015年5月20日にバーレーンから帰国した韓国人男性
により，韓国内で大流行となった．初発患者への病院の対応の不備（病院が排
気口のない部屋のため，同じ階の入院患者から多数の患者が出た）があり，そ
こで発症した患者が別の病院に入院する等して感染が広まり，1カ月半で感染
者100人，死亡者10人を越えた．韓国の病院では医学知識のない家族や知人
が看病することや治療を受けても治らない患者が受診先を変えることも多く，
感染が拡大したといわれる．その結果，10月25日までに感染者186人，死亡
者37人が認められた．

3．新型コロナウイルス COVID-19

　2019年12月に新型コロナウイルスが武漢市で発生したことが中国政府によ
り発表され，3月11日にWHOはこの疾病の正式名称を coronavirus disease
19（COVID-19）とした．SARSは感染するとすぐに症状が悪化して誰が感染
しているかがわかりやすかったのに対して，新型コロナウイルスは感染力を持
つ不顕性感染者も多く，また，感染しても症状がすぐに出ないばかりか，その
間に他の人にも感染させるためクラスター感染が多かった．肺に対する炎症も
ひどく，世界中でパニックになった．そのため，マスクの着用，手洗いの徹底，
うがいの励行のほかに3密（左欄）の徹底（特に患者が多く，医療崩壊をした
欧米の大都市ではロックアウト，日本でも時短や営業制限）が行われて，世界
的な経済の停滞が顕著になった．

　2021年になって，ファイザー社やモデルナ社の開発した有効なRNAワクチ
ンの接種が世界中で行われ（日本はやや遅れたが，重症化しやすい高齢者の接
種は6月末で90%を超えた）大きな効果を与えたが，現在第3回目の接種が
奨励されている．

　日本でも6回の感染ピークが認められた（図8-7）（左欄）が，欧米の人よ
り各自の予防意識が高かったためか感染者（日本のPCR検査は諸外国に比べ
低いので，正確な比較はできないが）も死亡者の数（これも欧米の5分の1以
下なので，いろいろな要因があることもいわれるが，日本人が少ない理由は不
明）少ないことが特徴となっている．韓国，台湾，シンガポール，中国なども
感染者や死亡者が少ないが，徹底した監視社会の中でPCRで封じ込める対策
が効を奏しているためともいわれる．しかし，韓国はオミクロン株の流行になっ
てから感染者が激増し，現在は1日当たりの感染者数が25万人前後（日本は5
万前後）で世界1の感染者数になっている．

　日本では現在（2022年3月上旬）の時点ではオミクロン株（BA.1）の流行も
やや減少傾向を示しているが，デンマークなどヨーロッパ諸国ではオミクロン
（BA.2：症状は（BA1）とあまり変わらないが，感染力が高く，日本でも4月
以降流行する可能性が示唆されている）の流行が進行しており，予断は許され
ない現状である．

3密
個人の感染予防に対して
はマスク，手洗いの徹底，
うがいが推奨されるが，
家庭外では密閉空間，密
集場所，密接会話のいわ
ゆる3密対策が必要とさ
れる．

日本のコロナの流行
過去6回の流行（図8-7
参照）
当初の株：2020年1〜2
月武漢市．主に武漢から
の帰国者，クルーズ船の
集団感染で大騒ぎになっ
た．
第1波：2020年3月欧州
株．
第2波：同7〜9月，第3
波：同11〜1月両流行とと
も国内株が変異
第4波：2021年3〜5月
（アルファ株）
第5波：同7〜9月デルタ
株．感染力が従来株より
強かったが，やや弱毒化．
・第5波と第6波の間に
日本だけ激減した時期が
あった（理由不明）
第6波：2022年1〜3月
オミクロン株．従来株よ
り極端に感染力が強い（若
年者にも）が，肺炎の症
状はやや軽く，生活習慣
病保有者の高齢者の死亡
は高い特徴がある．

主な国の死亡者数（人）

米国	956,261
ロシア	346,967
英国	162,472
フランス	136,962
ドイツ	123,801
日本	24,349
韓国	8,580

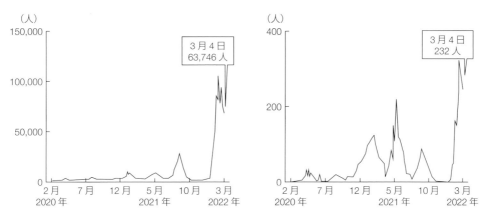

図 8-7　日本の第 1 波〜第 6 波の感染者数（左）と死亡者数（右）（2022 年 3 月 4 日時点）
（NHK：特設サイト 新型コロナウイルス. https://www3.nhk.or.jp/news/special/coronavirus/ より作図）

4．感染症の脅威の中で私たちを守るものは

　2001 年 9 月 11 日にニューヨークで起こった同時多発テロとそれに続いて起こった炭疽菌テロは，**生物テロの脅威**が現実になる可能性を人々に抱かせ，今後は人為的な感染症の脅威もあり得ることも示唆した．

　さらに，20 世紀後半からはじまった際限のない消費社会は莫大な人口をもつ中国やインドを巻き込み，世界中の乱開発が今後さらに加速し，進行することを予想させる．また，生化学の急速な発展が，従来なかったような各種薬物や医療行為を発展させることは間違いなく，20 世紀以上にそのテンポが速まれば，その分だけ病原微生物との競合は避けられなくなる．今後どのような病気が地球上に現れ，私たちの生活を脅かすかは私たち自身の生き方にかかってくる．20 世紀に行われてきたような，いたずらに病原微生物を刺激するやり方ではなく，毎日のライフスタイルの充実から免疫力を高め，自分自身の健康は自分自身で守る気概をもつこと "すなわち予防医学の発展" にこそ人類の発展があるのではないかと思われる．

◆　文　献　◆

稲葉　裕ほか編：新簡明　衛生公衆衛生改訂第 5 版．p. 268，南山堂，2003.
厚生労働統計協会：国民衛生の動向 2019/2020. 2019.
厚生省保健医療局結核感染症課：消毒と滅菌のガイドライン．へるす社，1999.
町田和彦：忍び寄る感染症．p. 41，早稲田大学出版部，1999.
町田和彦：感染症ワールド第 3 版．早稲田大学出版部，2010.
日本電子：人間生活と極微の世界．1961.
東京都福祉保健局：予防接種制度の概要について．https://www.fukushihoken.
　metro.tokyo.lg.jp/iryo/kansen/yobousesshu.files/yobousesshu.seido.pdf
中央微生物検査所：2020 年全国食中毒発生状況について．食品衛生ニュース 通巻 27
　号（第 3 巻 5 号）．https://chubi.co.jp/template/wp-content/uploads/2021/04/b909
　9a00d36c8e23f80a95b621ee2301.pdf

第9章 地域保健—保健・医療・福祉対策と衛生行政—

▌A．社会保障の変遷：日本の過去と現状，世界の状況

1．日本の社会保障（social security）

　社会保障とは社会生活の困難を公的に支え，生活を保障することと捉えることができる．「日本国憲法」第25条では，「（第1項）すべて国民は，健康で文化的な最低限度の生活を営む権利を有する」，「（第2項）国は，すべての生活部面において，社会福祉，社会保障及び公衆衛生の向上及び増進に努めなければならない」と，一般にいわれる「**生存権**」を規定している．この条文では，社会保障，社会福祉，公衆衛生の3つが並列的に規定されているが，その中でも社会保障がもっとも広い概念であり社会福祉，公衆衛生を含んでいる．総理府の附属機関として設置された社会保障制度審議会は，1950年に「社会保障制度に関する勧告」において，「**社会保障制度**とは，疾病，負傷，分娩，廃疾，死亡，老齢，失業，多子その他困窮の原因に対し，保険的方法または直接公の負担において経済的保障の途を講じ，生活困窮に陥った者に対しては国家扶助によって最低限度の生活を保障するとともに，公衆衛生及び社会福祉の向上を図り，もってすべての国民が文化的社会の成員たるに値する生活を営むことができるようにすること」と規定し，その中で社会保障として**社会保険**，**公的扶助**，社会福祉，公衆衛生，医療・老人保健の5分野を位置づけている．

2．少子高齢化への対応

　現在の日本は高度成長期から安定成長期へと移行し，少子高齢化が進んでいる．こういった時代の変化をふまえて社会保障の仕組みも見直されている．

1）福祉3プラン

福祉3プランの現在
・ゴールドプラン
→ゴールドプラン21
・エンゼルプラン
→子ども・子育てビジョン
・障害者プラン
→障害者総合支援法

　1989年に，「高齢者保健福祉推進10か年戦略（ゴールドプラン）」が立てられ，また「エンゼルプラン（児童福祉分野のプラン，1994年）」，「障害者プラン（障害者保健福祉分野のプラン，1995年）」という福祉3プランにより，保健福祉サービス量などの目標値を定めてサービス基盤整備を図っていった．これ以降，ゴールドプランは1994年に新ゴールドプランへ，2000年度からは新たな5カ年計画である「ゴールドプラン21」が策定された．これは新ゴールドプランの終了と介護保険制度の導入という新たな状況を踏まえ，住民にもっと

も身近な地域社会において**介護サービス**の基盤整備，**介護予防**，生活支援等を推進することにより高齢者の尊厳の確保および自立支援を図り，多くの高齢者が健康で生きがいをもって社会参加できる社会をつくっていこうとするものである．また，エンゼルプランは1999年の新エンゼルプラン，2005年から子ども・子育て応援プランと形を変えながら少子化対策を進めてきたが，2010年から「**子ども・子育てビジョン**」として「生活と仕事と子育ての調和」により社会全体で子育てを応援できる環境づくりを目指すこととしている．母子保健分野については2015年より「健やか親子21（第2次）」もスタートし，少子化対策が実施されている．障害者プランは2006年には障害者や障害児童が有する能力と適正に応じて自立した日常生活，社会生活を営むことができるようになることを目指した「障害者自立支援法」が施行された．しかし，利用者の応益負担，障害者の範囲など問題点が指摘され，2013年に「**障害者総合支援法**」が施行された．この法律により社会参加の機会および生活の場の選択機会を確保することにより他の人々との共生が妨げられないこと，社会的障害の除去に資することがうたわれた．さらに障害者の範囲に難病等が追加された．

2）介護保険制度の創設

2000年度から老人福祉と老人医療に分かれていた高齢者の介護制度を社会保険の仕組みで再編成する介護保険制度が創設された．介護保険を契機に児童福祉や障害者福祉などの社会福祉の考え方や仕組みが「**措置制度**」から「**契約方式（利用制度）**」へと変更されていった．

3）年金・医療制度改革

少子高齢化社会への対応策として**年金制度，医療制度改革**が進められている．年金制度では，厚生年金の支給開始年齢を2001年から段階的に60歳から65歳に引上げた．また医療制度改革の一環として2003年度より健康保険本人負担を3割へ引き上げ，また総報酬制の導入が実施された．2008年度には75歳以上（一定の障害がある人は65歳）の高齢者を対象とする長寿医療制度（**後期高齢者医療制度**）を創設し，対象者は加入していた国民健康保険や社会保険などから新制度へ移行した．そのほか2008年度から「国民健康保険法」，「健康保険法」を改正し，特定健康診査・特定保健指導を中心とした生活習慣病対策を強化している．

3．社会保障負担率

社会保障費用は年々増加しており，そのうち社会保障給付費は2018年度には総額121.5兆円を記録した．そのうち国民が負担している割合を欧米各国と比較して**図9-1**に示している．欧州各国は日本よりも高く50％前後の負担率である．日本は約40％と米国と比べると高いものの，米国では医療保険が日本のような強制加入ではないために社会保障負担に含まれていないことを考え

社会保障負担
社会保障の諸制度による給付する総額を社会保障給付費といい，給付総額に対して国民が払う税金と社会保障費の負担合計が占める割合を「国民負担率」として表している．社会保障費として，健康保険料，介護保険料，厚生年金保険料，雇用保険料がある．

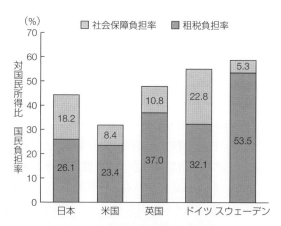

図9-1　社会保障給付費の国民負担率
日本：内閣府「国民経済計算」2020, 諸外国（2020）：
OECD：National Accounts, 同 "Revenue Statistics より作図

表9-1　衛生行政の分野と担当機関

行政分野	所管	内容	主な担当機関
一般衛生	厚生労働省	地域保健・食品衛生など	保健所，保健センター
労働衛生		労働安全衛生	労働基準監督署
社会福祉		障害者福祉など	福祉事務所
社会保険		年金・医療保険	社会保険事務所など
学校保健	文部科学省	学生・生徒の健康	教育委員会
環境	環境省	環境保全	都道府県

る必要がある．いずれにしても日本の社会保障負担率は先進諸国の中では中位であることがわかる．

4．衛生行政と法律：衛生行政組織，主な衛生関連法規

1）衛生行政とは

衛生行政は，「憲法」第25条の「1．すべて国民は，健康で文化的な最低限度の生活を営む権利を有する．2．国は，すべての生活部面について，社会福祉・社会保障及び公衆衛生の向上及び増進に努めなければならない」を法的基盤とし，生涯にわたっての1次予防，2次予防さらに医療とも密接な関係にあるといえる．そのため国民の生活・活動の場である地域，職域，学校をそれぞれ所管する厚生労働省，文部科学省が担っている（**表9-1**）．厚生労働省は一般衛生行政（地域保健行政），職域における労働衛生行政を所管し，文部科学省が学校生活を対象とする学校保健行政を担当している．これに環境保全行政（主に環境省所管）を加えた4つを広義の衛生行政とよぶことがある．

地域保健法
1994年，「保健所法」を改定し，地域保健対策推進に関する法律として成立した法律であり，急激な少子高齢化，疾病構造の変化，地域住民のニーズの多様化に対応して生活者の立場を重視した地域保健の体系を構築しようと考えられた．

表 9-2　保健所の業務

保健所は，次に掲げる事項につき，企画，調整，指導及びこれらに必要な事業を行う
1. 地域保健に関する思想の普及及び向上に関する事項
2. 人口動態統計その他地域保健に係る統計に関する事項
3. 栄養の改善及び食品衛生に関する事項
4. 住宅，水道，下水道，廃棄物の処理，清掃その他の環境の衛生に関する事項
5. 医事及び薬事に関する事項
6. 保健師に関する事項
7. 公共医療事業の向上及び増進に関する事項
8. 母性及び乳幼児並びに老人の保健に関する事項
9. 歯科保健に関する事項
10. 精神保健に関する事項
11. 治療方法が確立していない疾病その他の特殊の疾病により長期に療養を必要とする者の保健に関する事項
12. エイズ，結核，性病，伝染病その他の疾病の予防に関する事項
13. 衛生上の試験及び検査に関する事項
14. その他地域住民の健康の保持及び増進に関する事項

2）地域保健行政

　一般衛生行政を担う国の機関は厚生労働省であり，内部部局として11局，外局として中央労働委員会がある．労働衛生行政を担う労働局のもとには労働基準監督署と**公共職業安定所（ハローワーク）**がある．

　一般衛生行政は基本的に，国−都道府県−保健所−市町村という体系が確立している．保健所は疾病の予防，健康増進，環境衛生など公衆衛生活動の中心的機関として重要な役割を担っている（**表9-2**）．

　保健所は都道府県，地域保健法施行令によって指定された市および東京都の23特別区の計470カ所（2021年4月現在）に設置されている．保健所は地域保健の広域的・専門的・技術的拠点と位置づけられ，近年では保健と福祉の連携を促進するよう保健福祉事務所への再編も行われている．

　市町村保健センターは行政の実施主体を保健所から徐々に市町村に移管したことに伴い，市町村レベルでの地域保健活動の拠点として全国に2,457カ所（2021年4月）整備され，健康診査，健康相談，**保健指導**などを実施している．

3）環境保健行政

　環境保健衛生は環境省が国の主幹となり，都道府県の環境行政関連機関として地方環境事務所が置かれている．2012年9月より原子力規制委員会が外局として設置され，原子力安全規制，核不拡散のための保障措置を担っている．

4）主な衛生関連法規

　各分野の衛生行政はそれぞれ定められた法律のもとで実施されている．**表9-3**には各行政分野ごとの法律名と主な内容を示した．法体系は**法律**（国会で制定されたもの），**政令**（内閣によって制定されたもの，基本的に罰則規定が設けられない），**省令**（各省大臣によって制定されたもの），**条例**（地方公共団

表9-3 主な衛生関連法規

地域保健法	地域保健対策の推進に関する事項
老人保健法	高齢者等を対象とした保健事業，医療給付など
母子保健法	母性と乳幼児の保健事業および医療給付に関する事項
精神保健法	精神障害者の医療及び保護，社会復帰の促進
食品安全基本法	食品の安全性確保に関わる事項
感染症法	感染症の予防，患者に対する医療措置など
予防接種法	伝染性疾患に関わる予防接種の実施，健康被害の救済
環境基本法	環境保全のための基本理念，基本計画，実施など
廃棄物処理法	廃棄物の排出抑制および適正化
労働基準法労働	労働者が働く上で必要な労働条件を規定
安全衛生法	雇用者に対する保健管理，衛生管理
学校保健安全法	学校における児童・生徒，職員の保健管理と安全管理など
健康増進法	国民の健康増進を図るための基本方針

体によって制定されたもの），**規則**（地方公共団体の各外局長によって制定された自主法）とともに運営されている．

▌B．国民皆保険制度

1．医療保険制度

　日本の医療保険は1958年の「国民健康保険法」改正により，すべての国民（外国人長期滞在者を含む）が何らかの医療保険に加入している**国民皆保険制度**（1961年より施行）が特徴である．

　図9-2に示すように，医療保険には生計の方法によって加入する保険が分けられている．大きくは被用者を対象とする**被用者保険**，農家，自営業者対象の**国民健康保険**，主に75歳以上の高齢者を対象とした長寿医療である．長寿医療は2008年からは「老人保健法」の改正により，75歳以上の人（65歳以上で障害認定を受けた人を含む）のみが加入する，**長寿医療制度**（後期高齢者医療制度）として発足した．

　被用者保険は主に民間企業の従業員を対象とした**健康保険**，公務員などを対象とした**共済保険**に分類されている．医療保険は法律の下，原則として加入者の保険料をもとに運営しており，保険料を徴収するものを**保険者**（健康保険組合，市町村など），保険料を納め，医療給付を受ける者のことを**被保険者**とよんでいる．被保険者が医療機関を受診すると医療行為ごとに定められた診療報酬に基づいた医療費の一部を自己負担分として受診者が支払い，残りの額は保険者が医療機関に支払う仕組みとなっている．自己負担分の割合は収入，年齢により1割から3割と定められている．

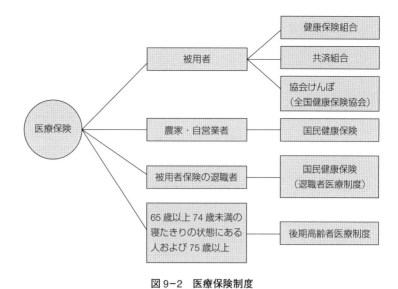

図9-2 医療保険制度

表9-4 公費負担医療制度

法律で定められたもの	
・結核医療	・身体障害者更生医療
・感染症医療	・精神医療
・予防接種事故の救済措置	・生活保護者の医療
・未熟児医療（養育医療）	・戦傷病者医療，原爆被爆者医療
・身体障害児等育成医療	・小児特定疾患医療
予算措置によるもの	
・特定疾患（難病）医療	

2．公費負担医療制度

　社会防衛，社会福祉などを目的として国や自治体が公費により医療を提供する**公費負担医療制度**がある．皆保険制度を補完するものとして法律で定められたものと予算措置により行われるものがある．**表9-4**にその例を示す．このうち育成医療，更生医療，精神通院など，障害者に対する公費医療は「障害者自立支援法（現：障害者総合支援法）」により自立支援医療とよばれるようになった．このほか乳幼児医療助成制度など，地方自治体が独自に実施している公費医療制度もある．

3．今後の医療保険制度の方向性

1）国民医療費の動向

　国民医療費は医療機関などの傷病に対する治療に要した費用を推計したもので，診療費，調剤費，入院時食事療養費，**訪問看護療養費**などが含まれている．1954年度に2,152億円だったものが以降増加し続けており，2018年度には43

兆 395 億円と増加の一途を示している．国民 1 人当たりの医療費も 1954 年度に 2,400 円であったものが，2018 年度には 34 万 3,200 円となっている．年代別の内訳を見ると 65 歳未満は 18 万 8,300 円，65 歳以上は 73 万 8,700 円と高齢者の占める割合が大部分である．国民所得に対する割合も 1999 年に 8 ％を超え，さらに 2018 年度には 10.73 ％と急激な上昇を示している．

2）医療費適正化の推進

国民皆保険を維持し，将来にわたって**医療保険制度**を持続するため，2006年に医療費適正化計画が策定され，特定健診・特定保健指導による健康の保持増進，平均在院に数の短縮を目標として実施されている．また，薬局による調剤医療費を適正化するためにジェネリック医薬品（後発医薬品）の利用が啓発されている

C．介護保険制度

1．施行後 5 カ年の変化から考えられること

介護保険制度前の高齢者介護の実態は老人福祉と老人保健の 2 つの異なる制度のもとで行われ，福祉サービスについては行政がサービスの主体で，利用者は自由なサービスが受けられないという欠点があった．一方，保健医療サービスにおいては，本来なら治療が目的である一般病院への長期入院が一般化し（いわゆる**社会的入院**），いろいろな弊害が起こっていた．そこで，この 2 つの制度を再編成し，社会保険方式に変え，社会全体で介護を支える体制づくりが2000 年 4 月 1 日から施行された（1997 年 12 月公布）．

スタート時点では介護保険利用者は 218 万人であったが，2014 年には 654万人にもなり，2018 年には 3 倍にもなった（図9-3）．要支援，要介護 1 という比較的軽い要介護者が激増したことがわかる．これは従来の福祉制度がどちらかというと生活困窮者に対するサービスという色彩が強かったのに対し，介護保険は社会保険という性質から所得の程度に限らず，介護度の程度においてサービスが支給されるためどの家庭でも気軽に受けられるということが一般化してきたためと思われる．しかし，本来自活できる高齢者でもひとたび介護保険によるサービスを受けることになれば，そのサービスの持続を願うことにもなりかねない．そうなるとより多くのサービスが受けられる重度にシフトしていく可能性があり，自己努力により，よりよい方に向かう努力をしなくなる可能性がある．この間の推移をみると，どうしてもその考えが捨てきれないような気がする．このままこの傾向が続けば今後急速に進行する高齢化により，後で指摘するように，急速に寝たきりや認知症の患者が増える 85 歳以上の高齢者が，現在の 300 万人から 2050 年には 1,000 万人（人口の 11 ％）にもなるということを考えると，高齢者がこのままの健康状態で推移することは，とても容認できるものでないことは明らかであろう．

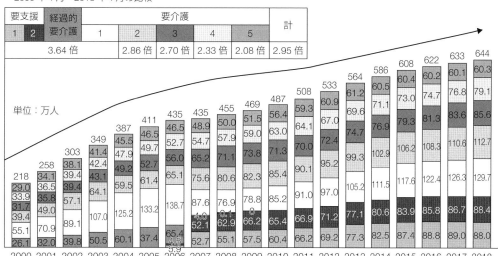

2000年4月→2018年4月の比較

要支援		経過的要介護	要介護					計
1	2		1	2	3	4	5	
3.64倍				2.86倍	2.70倍	2.33倍	2.08倍	2.95倍

単位：万人

図9-3　要介護度別人点者数の推移

・要介護（要支援）の認定者数は，2018年4月現在644万人で，この18年間で約3.0倍に．このうち軽度の認定者数の増が大きい．また，近年，増加のペースが再び拡大．
・陸前高田市，大槌町，女川町，桑折町，広野町，楢葉町，富岡町，川内村，大熊町，双葉町，浪江町は含まれていない．
・楢葉町，富岡町，大熊町は含まれていない．
（厚生労働省：第75回社会保障審議会介護保険部会資料．2019．）

介護保険施設の問題
介護保険施設は入居時の費用は必要なく，支払うのは月額料金だけで，介護保険が適用されるので月額利用の自己負担は1～3割負担で済み，民間の有料老人ホームに比べ費用の負担が少ない．しかし，特別養護老人ホームは待機者が多いため，入居申請しても即入居できず，待機期間が長期化することも少なくない．

グループホーム
要支援2以上の主に認知症の高齢者が専門スタッフの援助を受けながら共同でケアを受ける小規模な地域密着型施設．本来看取りまではしないということだったが，特別養護老人ホームへの移動が難しく，ホーム内での看取りも増えている．

政府も2006年からの見直しで，従来の要支援や要介護1に対しては**予防給付**と位置づけ，自立支援を徹底する観点から，予防重視型のシステムへの転換を図るようになった．本来高齢者になっても自立していくことが望ましく，現実は90歳になっても何ら生活に不自由しないで活動的な人生を送っている人も多いのだから（予防に力を入れている米国の高齢者は特に多い），むしろ介護度が低くなることに対して何らかの報酬を出す方が本人にとっても，社会にとってもよいのではないかとも思われる．そうならない限り，日本の超高齢社会は乗り切れないような気がする．

2．在宅介護の重要性

北欧では**ノーマライゼーション**の考えから，寝たきりはつくらない，大規模介護施設はつくらない，通常の高齢者はできる限り在宅介護で，認知症患者に対しては快適な住環境を備えたグループホームでという考えが徹底しており，国や地方自治体がこぞってそれを後押しする体制が整っている．それは国も地方自治体も重要な政策決定をできる限り男女平等になるような政策（閣僚，国会議員，地方議会議員，各種審議会委員の男女比など）がとられているため，教育や医療や介護のような身近な問題が優先されるシステムがあるからそのような体制を取ることができたのだと思われる．今後，日本の人口は急速に減少することが明らかになっており，労働力の不足から男女ともにフルタイムの職

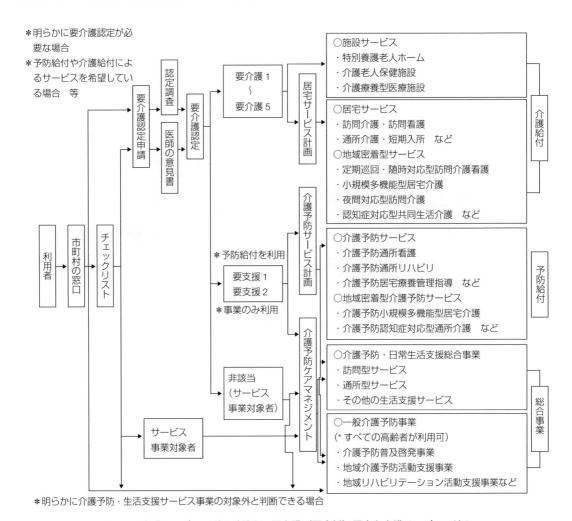

図9-4　介護サービスの利用手続き　要介護（要支援）認定と介護サービスの流れ

資料：厚生労働省HP（「公的介護保険制度の現状と今後の役割（平成30年）」）に加筆修正したもの.

2017年4月から新しい介護予防・日常生活支援総合事業をすべての市町村が実施することとされており, 本図は新しい介護予防・日常生活支援総合事業を実施している市町村を前提としている. （厚生労働統計協会：国民衛生の動向 2019/2020. p. 248, 2019.）

公的施設
特別養護老人ホームは特養とも呼ばれる施設で, 日常生活の介護や機能訓練, レクリエーションといったサービスが行われている.

介護療養型医療施設
介護療養型医療施設は療養病床とも呼ばれる施設. 医療や看護に重点を置いたサービスが行われている. 慢性的な症状のための療養を行うために利用される.

員になることが要請されることから, いずれにしても家族に頼らない在宅システムの構築が日本でも必要になると思う.

3．介護保険の利用と在宅介護の支援

　人間の一生はいくら自立を願って, 積極的にできる限りよいライフスタイルをとったとしても, 思わぬ事故や, 病気になり, 誰にでも介護が必要な時期が来る可能性はある. 施設が不足しているとか, 十分な介護サービスが得られないという不満があっても, 本来社会保険としての介護保険は利用者にとって必要があれば一定の手続きを経て, 誰もが利用できる制度である.

　そのために図9-4（厚生労働統計協会, 2019）に介護サービスの利用手続きを図示した. 介護サービスは一人ひとりに合ったケアプランを立てることが従

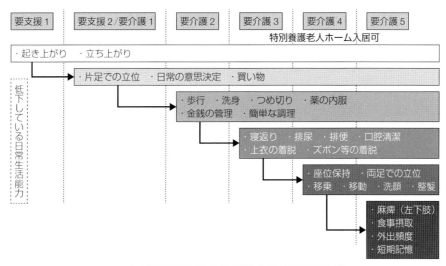

80%以上の割合で何らかの低下がみられる日常生活能力※

図9-5　要介護状態区分の状態像

※）全74項目の要介護認定調査項目において，
・介助の項目（16項目）で，「全介助」又は「一部介助」等の選択肢
・能力の項目（18項目）で，「できない」又は「つかまれば可」等の選択肢
・有無の項目（40項目）で，「ある」（麻痺，拘縮など）等の選択肢
を選択している割合が80%以上になる項目について集計
注1）要介護度別の状態像の定義はない．
注2）市町村から国（介護保険総合データベース）に送信されている平成26年度の要介護認定情報に基づき
　　　集計（平成28年2月15日時点）
注3）要介護状態区分は二次判定結果に基づき集計
注4）74の各調査項目の選択肢のうち何らかの低下（「全介助」，「一部介助」等）があるものについて集計
（厚生労働統計協会：国民衛生の動向 2021/2022. p. 33, 2021.）

ケアハウス
60歳以上で自立した生活はできるものの，独立生活するには不安があるという人が利用する施設です．入居する際は，重度の医療措置が必要となるか否かが重要なポイントになります．

養護老人ホーム
身体的，精神的，経済的な理由によって，自宅では生活できないと判断された場合に利用できる施設．自立した生活を送ることができる高齢者のみ入居できる．

来の福祉政策とは異なるもので，優秀なケアマネジャーの存在が欠かせない．

　要介護認定の目安を**図9-5**（厚生労働統計協会，2019）に示した．これらの生活上の不具合が起こった場合に利用者は介護保険の申請を市町村の窓口にすることになる．それぞれの認定に応じて**表9-5**（健康長寿ネット）のような**居宅サービス**を受けることができるし，**表9-6**（厚生労働省）のような**地域密着型サービス**も選択（ただし，地域密着型サービスは，原則65歳以上の要介護認定を受けている者となり，サービス事業者と同じ市町村に住民票がある方が対象）することもできる．

4．施設介護

　介護の受け方にはいろいろな立場があり，多くの選択肢がある．上に述べた在宅介護のほかに，施設に入って老後の生活を送るという選択肢もある．その選択肢となる各施設については**表9-7**で，各施設の特徴（ホームのポイント）を示し，介護・看護・医療体制の特徴を示した．この表から考えると，まだ自立，あるいは要介護1～2程度で，日常生活にそれほど困らないが，同じ施設内で，何か身の回りに不都合なことが起きたとき，頼れる人がいる施設として，公的

表9-5　介護保険制度における居宅サービスなど

訪問サービス	訪問介護 訪問入浴介護 訪問看護 訪問リハビリテーション 居宅量管理指導	訪問サービスには，自宅にホームヘルパーが訪問して日常生活援助を行う訪問介護，浴槽を持ち込んで入浴の介助を行う訪問入浴介護，看護師や保健師が療養の世話や診療を行う訪問看護，リハビリスタッフが自宅でリハビリテーションを行う訪問リハビリテーション，往診等を行っているかかりつけの医師・歯科医師が，介護サービス計画に必要な情報を提供，介護に関する指導・助言を行ったり，薬剤師が服薬の指導を行う居宅療養管理指導がある．
通所サービス （デイサービス）	通所介護 通所リハビリテーション	通所サービスには，日帰りで機能訓練や健康チェック，食事などのサービスを受けられる通所介護，リハビリを施設で受けられる通所リハビリテーションがある．
短期入所サービス （ショートステイ）	短期入所生活サービス 短期入所量要介護	短期入所サービスには，短期間特別養護老人ホームなどの施設に入所して日常生活の介護を受けられる短期入所生活介護や医療のケアも受けられる短期入所療養介護がある．
そのほかのサービス	福祉用具のレンタルおよび購入費の支給 住宅改修費の支給	福祉用具は要支援および要介護状態の区分によってレンタルできるものが決まっており，車いす・特殊ベッド・移動用リフト・歩行支援器等の福祉用具はレンタルが基本だが，ポータブルトイレや入浴補助具といった肌に直接触れるものは購入が基本となる．
居宅サービスを 受けるまでの流れ	居宅サービスを利用するにあたっては，要介護の場合は居宅介護支援事業者に，要支援の場合は地域包括支援センターに，サービスの利用計画の作成を依頼する必要がある．利用希望者は居宅介護支援事業者に居宅介護支援サービスの提供を依頼するとともに，「居宅サービス計画作成依頼届出書」を市町村に届け出る．居宅介護支援事業者は，要介護者等の同意をもとに，居宅サービス事業者とサービスの提供について調整を行い，「居宅サービス計画」を作成する．この計画書をもとにサービスの提供が行われることとなる．	

（健康長寿ネット：居宅サービスとは．https://www.tyojyu.or.jp/net/kaigo-seido/kaigo-service/kyotakusabisu.html．より作表）

表9-6　地域密着型サービスの種類

サービス形態	サービス名称	概要
訪問サービス	定期巡回・随時対応型訪問介護看護	24 時間 365 日体制で，必要なときに必要なサービスを提供．要支援 1・2 の方は対象外
	夜間対応型訪問介護	夜間の訪問介護サービス．要支援 1・2 の方は対象外
通所サービス	地域密着型通所介護	18 人以下の小規模な通所介護（デイサービス）
	療養通所介護	医療ケアを必要とする方を対象にした介護や機能訓練を実施する通所サービス
	認知症対応型通所介護	認知症の方を対象にした介護や機能訓練を実施する通所サービス
複合サービス	小規模多機能型居宅介護	通所や短期入所，または自宅で介護や機能訓練を受けるサービス
	看護小規模多機能型居宅介護	通所や短期入所，訪問介護・看護などを組み合わせたサービス．要支援 1・2 の方は対象外
施設サービス	認知症対応型共同生活介護	認知症の方を対象とした少人数で共同生活を送るサービス．要支援 2 以上が利用可能
	地域密着型特定施設入居者生活介護	定員 29 人以下の施設で生活しながら介護を受けるサービス
	地域密着型介護老人福祉施設入所者生活介護	施設サービス．要支援 1・2 の方は対象外

厚生労働省：公表されている介護サービスについて．より作表

　施設だとケアハウス（軽費老人ホーム），民間施設だとサービス付き高齢者向け住宅，シニア向け分譲マンション，健康型老人ホームがある．
　一般的に有料ホームといわれている施設の中には，自立している人の多い施設（この場合，中には高度な介護を必要とする場合は別の介護施設に移らなくてはならない場合もある）で，快適なシニアライフを楽しむようなものもある．

表9-7　老人ホームの種類（ホームのポイントと介護・看護・医療体制）

種類		ホームのポイント	介護・看護・医療体制		
			介護サービス	看護サービス	医療サービス
民間施設	介護付き有料老人ホーム	介護度に応じて定額で介護サービスを受けられる．認知症や看取りなど幅広い対応が可能	ホーム内の介護スタッフが行う	ホーム内の看護師が行う	協力医療機関からの往診・通院
	住宅型有料老人ホーム	入居者に合った介護サービスを選んで利用する．比較的自立した人が対象．	個別にケアプランを作成して介護サービスを受ける	訪問看護を利用	
	サービス付き高齢者向け住宅	高齢者向けの賃貸住宅であり，入居時の費用が安い，安否確認や食事の提供も行う．			
	グループホーム	認知症の方専門の施設．入居者対象は同一市区町村に住民票がある人．	ホーム内の介護スタッフが行う	看護師がいない場合がほとんど	
公的施設	ケアハウス	低所得で独居生活の高齢者を対象とした施設．「一般型・介護型」の2つがある．		ホーム内の看護師が行う	
	特別養護老人ホーム	要介護3以上の方が入居対象で，費用が安い．待機時間が長い．			
	介護老人保健施設	在宅復帰を目的としたリハビリを行う施設			ホーム内の医療スタッフ（医師など）が行う
	介護医療院（介護療養型医療施設）	長期的な医療サービスを必要とする方向けの施設			

　一方介護付き**有料老人ホーム**は要介護者向けの施設で，介護，看護，医療サービスの充実したところも多く，要介護3以上でも，認知症でも，見取りまでも行ってくれる施設で，もっとも恵まれている施設といえよう．しかし，いずれも他の**介護施設**に比べ，入会金も月額利用料も際立って高価なことを考慮する必要がある．公的介護保険についてはp.140〜142左欄参照．

┃D．国際保健と我が国の健康づくり政策

1．日本の国際貢献

　世界有数の経済大国となった日本は，国際社会においても世界の発展に寄与することが求められている．また，保健，衛生に関する事柄は地球規模で取り組むべき問題が増加しており，**国際協力**が進められている．国際協力は行政上の調整，技術・情報の交換，人的交流などを通じて行う広義の「国際交流」と開発途上国に対してわが国の有する人的・物的・技術的資源を提供する狭義の「国際協力」に大別される．また，それぞれ多国間交流と二国間交流に分けられる．図9-6に国際協力を担う国際組織，および日本において実施主体となる組織を示した．この中で多くの国に，各種技術指導を含め幅広い活動を展開している日本の組織がJICAである．

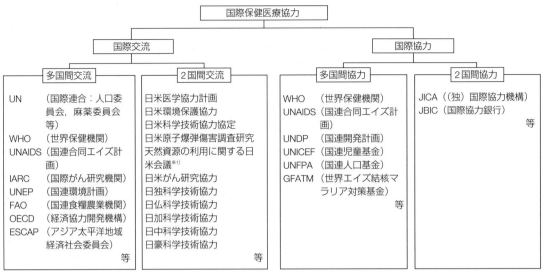

※1) 有毒微生物部会等で協力している

図9-6　国際保健医療協力の状況（2014年5月）
（厚生労働統計協会：国民衛生の動向 2021/2022. p. 33, 2021.）

JICAの対象となる分野
対象とする分野は農業や社会基盤の整備，HIV/AIDSや重症急性呼吸器症候群（SARS）など感染症対策に対する支援，市場経済化や法整備に対する支援，アフガニスタンや東ティモールなどにみられる平和構築・復興支援など，国際情勢や開発途上国のニーズの変化に対応し，多岐にわたる協力を展開している．

1）JICA（Japan International Cooperation Agency，国際協力機構）

　JICAは，技術協力の実施機関として，前身である国際協力事業団（1974年設立）の設立以来，開発途上国の社会・経済が自立的・持続的に発展できるよう，国づくりを担う人材の育成を中心に協力活動を実施する機関として活動している．具体的には開発途上国の行政官や技術者の研修，日本から専門的な技術・知識をもった人材を派遣，必要な機材を供与し，また国や地域の開発計画を作成するための調査団を派遣している．特に開発が遅れている地域に対しては，学校，病院などの施設建設や機材供与を行う無償資金協力の調査とその実施促進を行うほか，青年海外協力隊やシニア海外ボランティアの派遣，大規模災害が発生した際の災害緊急援助，国際協力の担い手を育成する人材育成事業などを行っている．

2．国際機関

WHOの成果
1978年　プライマリ・ヘルス・ケアに関する宣言
1980年　天然痘根絶
1988年　ヘルスプロモーションの推進「オタワ宣言」
2000年　ポリオの太平洋地域での根絶

1）WHO（World Health Organization，世界保健機関）

　第二次世界大戦末期に組織された国際連合において1948年に設立された専門機関であり，2021年現在，194カ国が加盟している．WHOでは健康を人間の基本的人権の1つと捉え，感染症対策，世界各国の衛生統計，基準策定，医薬品提供，技術協力，研究開発などの活動を実施している．

　日本は加盟国の義務である分担金の9.4％，約4,500万米ドル（2017年）を支出し，1988〜1998年まで本部事務局長を務めたほか，国内31カ所にWHO指定の研究協力センターを設置している．しかしながら本部職員は幹部ポスト5名を含めて57名（2017年時点）ほどであり，今後は人的側面でも大きな貢

献が期待されている.

2）UNICEF（United Nations Children's Fund，国際連合児童基金）

　1946 年に戦争で荒廃した国々の児童に対する食料，医薬品などの緊急援助を目的に国連の専門機関として設立された．1950 年，開発途上国の児童に対する長期的な厚生福祉を行う機関へと改革され，開発途上国や内戦で被害を受けた児童への支援活動，UNICEF の提唱を受けて 1985 年国連総会で採択された「児童の権利に関する条約（子どもの権利条約)」の普及活動に努めている.

3）ILO（International Labour Organization，国際労働機関）

　1919 年に設立され，1946 年から国連の専門機関として労働者の労働条件を改善することによって社会正義を実現し，世界平和に貢献することを目的として活動している．活動の例として労働者の健康保護についての勧告，労働条件の国際基準の設定などがあり，1986 年には近年日本でも問題となっている石綿について，「石綿の使用における安全に関する条約（石綿条約)」を採択した．わが国は発足当時から加盟していたが，1938 年に脱退，1951 年に再加盟し，現在は拠出金や専門職員の派遣などの貢献を行っている.

4）UNESCO（United Nations Educational, Scientific and Cultural Organization，ユネスコ）

　諸国民の教育，科学，文化の協力と交流を通じて，国際平和と人類の福祉の促進を目的として 1946 年に創設された国際連合の専門機関（本部パリ）．識字率の向上，義務教育の普及，世界遺産の登録と保護等の活動を行っている.

3．21 世紀の健康施策－アメリカのヘルシーピープル（Healthy People）

　今世紀の前半，感染症が最大の死亡原因であった時代には，感染症対策が健康政策の中心であった．しかし，病気の中心が生活習慣病を中心とした慢性疾患に移るに従い，健康観，健康政策も変化していった．米国で 1979 年に発表された「ヘルシーピープル：健康増進・疾病予防に関する公衆衛生長官報告」は，疾病予防・健康増進のための包括的戦略を掲げて，健康増進活動を展開した．その第 1 段階である「ヘルシーピープル 1990」では，健康寿命を確保するためには，医療の充実だけではなく，自然環境をはじめバリアフリーの都市計画や住宅問題を含めた環境整備，学校や職場での健康学習，農業政策をはじめとする産業面の改革など，住民を取り巻くあらゆる面から検討することが不可欠とする認識を示した．また，①疫学や健康に対する危険因子を重視する，②生活習慣の改善による健康の実現に重点を置く，③科学的に立証された数値目標を年代別に設定する，④国民運動として目標を達成する手法をとる，といった方針は，日本の健康づくり施策である「21 世紀における国民健康づくり運

表9-8　ヘルシーピープル2030における年代共通重要項目

口腔衛生システム利用者の増加（2歳以上）
砂糖製品からのエネルギー摂取割合を低下（2歳以上）
薬物過剰摂取による死亡率の減少
大気汚染物質への暴露減少
殺人事件の減少
食料不足状況と飢餓の減少
季節性インフルエンザワクチンの定期的な接種者の増加
自身のHIV状況を把握者を増加（13歳以上）
医療保険保有者の増加（65歳未満）
自殺予防

動（健康日本21）」にも影響を与えている．「ヘルシーピープル」で注目すべき点は，目標を実現する手法である．それまでの健康政策は，課題を文言で表現するだけであったのに対して，「ヘルシーピープル」は達成すべき課題を具体的な数値目標として設定し，データを駆使して進展状況を測るという手法を導入した．2020年には「ヘルシーピープル2030」へ引き継がれ，年代別，あるいは年代を問わず共通に重要と定めた355項目について現状の数値と目標値が発表された．表9-8には目標の一部を紹介する．

4．わが国の健康づくり施策

1）「国民健康づくり対策」と「健康日本21」

　1964年，日本で東京オリンピックが開催され，健康・体力づくりの機運が高まり，国民の健康・体力増強策について閣議決定がなされたのを契機に積極的な健康増進施策が図られるようになった．1978年「**第1次国民健康づくり対策**」が開始され，①生涯を通じての健康づくりの推進策：妊産婦，乳幼児などを対象とした健康診査の体制整備や老人保健事業の総合的実施，②健康づくり基盤整備：市町村保健センターなどの設置，保健師などのマンパワーの確保，③健康づくり啓発普及策が行われた．続いて，1988年「**第2次国民健康づくり対策「アクティブ80ヘルスプラン」**」が実施され，生活習慣の改善による疾病予防・健康増進の考を発展させるために「健康づくりのための運動所要量」，「健康づくりのための運動指針」の策定，健康運動指導士等の育成事業が開始された．さらに，2000年，「**第3次国民健康づくり対策「21世紀の国民健康づくり運動（健康日本21）」**」が策定された．「健康日本21」を策定することとなった背景には，わが国における疾病の構造が変化したことを踏まえ，新たな考え方に基づく保健医療対策が求められていること，諸外国においてはすでに目標を伴った包括的な保健医療施策が実施され効果が認められていることがあげられる．

2）健康日本21の基本理念と目標値

　「健康日本21」の基本理念は，「すべての国民が健康で明るく元気に生活で

「健康日本21」の基本的考え方
①科学的根拠の重視：因果関係や，介入の効果など，科学的根拠を重視する
②目的指向：目標の達成や問題の解決をめざしていることを明確にする
③ポピュレーションアプローチとハイリスクアプローチの調和：広範囲の対象者に向けた対策と，健診や事後指導など個人を対象とした対策を調和をとりながら実施する
④効率の重視：対策の実施に必要な費用や人手を考慮し効率的な方法を重視する
⑤コミュニケーションの重視：リスクの大きさや対策の必要性など，住民と専門家が共通の理解をめざす
⑥住民参加：計画の策定，実施，評価のすべての場面において，住民が参加し，決定のプロセスに関与する．

きる社会の実現のため，壮年期死亡と，健康に関連する生活の質の低下を軽減することを目指し，一人一人が自己の選択に基づいて健康を実現させること，そして，この一人一人の取り組みを，健康に関連する機能をもった社会のさまざまな主体が，それぞれの特徴ある機能を生かして支援する環境をつくり，全体の健康づくりが総合的に推進されること」である．

　第1次「健康日本21」においては生活習慣の改善により危険因子の減少，さらに健康診査の充実により疾病などの減少を通じて健康寿命の延伸，QOLの向上を目指して実施された．2011年にまとめられた最終報告ではメタボリックシンドロームを認知している国民の割合の増加，高齢者で外出について積極的態度をもつ人の増加，80歳で20歯以上・60歳で24歯以上の自分の歯を有する人の増加 など全体で約6割の項目は目標値を達成ないし改善傾向にあると評価された．しかしながら自殺者の減少，メタボリックシンドロームの該当者・予備群の減少など約2割は変化なし，日常生活における歩数の増加，糖尿病合併症の減少など約15％が「悪化している」と評価された．この結果を踏まえて第2次計画が2012年より実施されている（健康日本21（第2次），図9-7，表9-9）．基本方針として①健康寿命の延伸と健康格差の縮小，②生活習慣病の予防，③社会参加のための機能維持・確保，④健康を支える社会環境の整備，⑤生活習慣病対策として栄養・食生活，身体活動・運動，休養・こころの健康づくり，たばこ，アルコール，歯の健康，糖尿病，循環器病，がんの9つの分野について生活習慣および社会環境の改善について目標値が設定されている（表9-9）．

　具体的な取り組みとしては厚生労働省が2011年から「健康寿命をのばそう！」をスローガンに，国民全体が人生の最後まで元気で健康で楽しく毎日が送れることを目標としたスマート・ライフ・プロジェクトを推進している．これは「運動」，「食生活」，「禁煙」の3分野を中心に，企業・団体・自治体と協力・連携をしながら具体的なアクションを推進するプロジェクトとして2018年には4000以上の団体が参加し，優れた取り組みには厚生労働大臣賞が贈ら

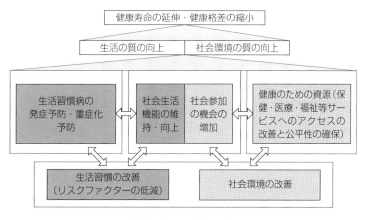

図9-7　健康日本21（第2次）の概念図
（厚生労働省：健康日本21（第2次）の推進に関する参考資料．2012.）

表9-9 健康日本21（第2次）の目標値（抜粋）

健康寿命の延伸
・平均寿命の増加分を上回る健康寿命の増加

主な生活習慣病の発症予防
・成人1日あたりの平均食塩摂取量の減少 　目標値：10g以下
・未成年の喫煙をなくす
・定期検診等の糖尿病，循環器についての検診を受診する人の増加
・目標値：5割以上の増加
・成人の1日あたりの平均食塩摂取量の減少 　目標値：10g未満
・成人の肥満者（BMI≧25.0）の減少 　目標値：20〜60歳代男性15%以下，40〜60歳代女性20%以下
・日常生活における歩数の増加 　目標値：男性9,200歩，女性8,300歩

休養・こころの健康
・自殺者の減少 　目標値：22,000人以下

（厚生労働省：健康日本21（第2次）の推進に関する参考資料. 2012.）

れるなど地域，職域を巻き込んだ活動として推進されている．また，2018年からは厚生労働省とスポーツ庁が連携して健康増進に取り組む動きも始まっている．近年ではICT技術を取り入れたウエアラブル機器を用いて健康増進と経済活動を連携する動きも急速に発展しており，新しい時代を迎えようとしている．

3）健康増進法

「健康日本21」を推進する上で健康づくりや疾病予防に重点を置いた施策を講じるために，法的基盤の整備が必要との認識が高まり，「健康増進法」が2003年5月に施行された．健康日本21の第2次計画は健康増進法の一部として発布されている．

4）健やか親子21（第2次）

健康日本21の一躍を担うものとして平成27年から10年計画で母子保健分野の国民運動計画，「健やか親子21（第2次）」が実施されている．ここでは，「すべての子どもが健やかに育つ社会」の実現を目指し，「妊産婦・乳幼児への保健対策」，「学童期・思春期から成人期に向けた保健対策」，「地域づくり」に対する69指標74項目について目標値が設定されている．

健康増進法の内容
①国民の健康増進の総合的な推進を図るための基本的な方針を定めること，②健康診査の実施などに関する方針を定めること，③国民の健康・栄養調査の実施に関すること，④保健指導などの実施に関すること，⑤受動喫煙の防止などに関すること，⑥地方公共団体が健康増進計画を定めること，などとなっている．

◆　文　献　◆

Center for Disease Control and Prevention: Healthy People 2010 Final Review. 2011.

Department of Health UK: Healthy Lives, Healthy People. 2011.

Department of Health UK: Towards a Smoke-Free Generation: A Tobacco Control Plan for England. 2020.

厚生労働省：健康日本 21（第 2 次）の推進に関する参考資料．2012．

厚生労働省：「健康日本 21」最終評価．2012．

厚生労働省：第 75 回社会保障審議会介護保険部会資料．2019．

厚生労働統計協会編：国民衛生の動向 2014/2015．2015．

厚生労働統計協会：国民衛生の動向 2021/2022．2021．

厚生労働省：公表されている介護サービスについて．https://www.kaigokensaku.mhlw.go.jp/publish/

U.S. Department of Health and Human Services: Healthy People 2020. 2011.

第 10 章　母子保健と学校保健

▌A．結婚・妊娠・出産にかかわる問題

1．生まれてくる子どもの望ましいライフスタイルの追及

　21 世紀を迎え，わが国は著しい少子化・高齢化の人口構成に至っている．特に 2014 年における 65 歳以上の高齢者人口は 3,300 万人（26.0 ％）と，前年と比べて 0.9 ポイント上昇しており，過去，最高となった．このような少子化・高齢化が進む中で，病原微生物が原因とされる感染症に加えて，悪生新生物，心疾患，肺炎等を含む生活習慣病の増加が，大きな健康問題となっている．人の健康に関与する有害な因子として，遺伝，肥満，運動不足，喫煙，アルコール，さまざまなストレス等があげられており，これら危険因子の低減・予防を図るために，①身体機能および QOL の向上，②長期にわたる生活習慣の改善などが示されている．

　一方，精子と卵子の接合，すなわち受精卵から人の一生がはじまり，子宮内膜へ着床の後，胎芽期から胎児期を経て約 280 日後に分娩・出産に至る．生まれてきた子は，主に母親との強いかかわりを維持しながら，「家族」という社会を経て，成長とともに乳幼児期や学童期には「学校」という外の社会と接するようになる．さらに，思春期，青年期から成人へと成長しながら，さまざまな広い社会へ自立し，やがて次の世代を創るようになる．

　本章では，生活習慣病も含むさまざまな疾病（外的因子）からの予防や身体機能（体力）の向上など，健康の保持・増進を図るために，今日におけるさまざまな健康問題の特徴を取り上げながら，胎児期から老年期までの各年代における，より望ましいライフスタイルを示すものとする．

2．母子保健統計

　胎児期から新生児期を経て乳幼児期に至るまでの子どもの健康の保持増進を図る上で，母性とのかかわりを無視することはできない．「母子保健法」第 1 条（目的）では，「母子保健の原理を明らかにするとともに，母性ならびに乳児および幼児に対する保健指導，健康診断，医療その他の措置を講じ，もって国民保健の向上に寄与すること」と示されている．すなわち，妊娠，分娩，産褥および授乳等の母性および発育成長の途上にある幼若者を一体とした「母子一体としての保健」として取り扱う必要がある．特に，妊娠から出産までの胎児

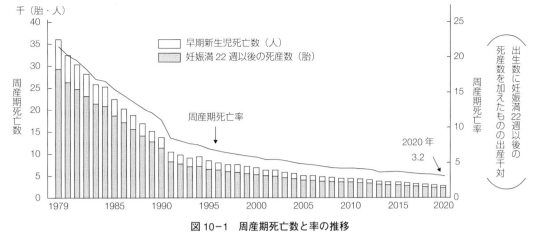

図 10-1　周産期死亡数と率の推移

資料：厚生労働省「人口動態統計」
（厚生労働統計協会：国民衛生の動向 2021／2022. p. 74, 2021.）

死産

死産とは，医学上の定義として死亡した胎児の出産を表している．しかしながら，法律上では妊娠満 12 週以後の死児の出産であり，自然死産と人工死産とに分けられている（図 3-4, p. 43）．これは「死産の届出に関する規程」によるもので，妊娠満 12 週未満の死児の出産は，法律上死産として取り扱わないため，人口動態統計の死産統計から除かれている．なお，人工死産とは，胎児の母体内生存が確実な時に人工的な処置を加えたことにより死産に至った場合であり，それ以外はすべて自然死産となる．

周産期死亡

周産期死亡は，妊娠満 22 週以後の死産と生後 1 週未満の早期新生児死亡を合わせたものとされている．周産期死亡の原因の多くが，母体の健康状態の良否に強く影響されることから，「出生をめぐる死亡」ともいわれており，母子保健の水準を示す指標の 1 つとされている．

期において，感染や栄養などの母体への影響は胎児にとってより大きく，さらに，これらが出産後の新生児・乳幼児の健康，疾病，死亡にそのまま結びつくため，母子を一体として取り扱うところに大きな意義がある．

人口動態統計から得られる母子保健統計，特に死亡にかかわるとものとして，死産率，**周産期死亡率**，妊産婦死亡率等があげられている．また，母体保護統計からは人口妊娠中絶が示されている．

死産率は，年間の出産数に対する年間（人工＋自然）死産数千対の率で表される（左欄参照）．

第 3 章表 3-1 に死産及び**自然死産・人工死産**の年次推移を示した．戦後の自然死産および人工死産は，ともに 1950 年以降上昇を示し，1958～1961 年にそれぞれもっとも高い値を示した（ともに死産率 50 前後）．しかしながら，その後は低下あるいは横ばいの傾向を示し，2018 年の死産率は 20.9（自然死産 9.9，人工死産 11.0）であった．一方，死産統計には「**母体保護法**」による人工妊娠中絶のうち，妊娠満 12～22 週未満までのものを含んでいる．人工妊娠中絶とは，医学上の定義として「最初から人工的に妊娠を終了させること」とされている．また，法律上の定義として，「胎児が母体外において生命を保持することのできない時期に，人工的に胎児およびその付属物を母体外に排出すること」（「母体保護法」第 2 条 2 項）と記述されている．なお，母体外で生存できない時期とは，妊娠満 22 週未満の期間内とされている（第 3 章図 3-5 参照）．2017 年における人工妊娠中絶数は 164,621 件であった．妊娠週別の割合をみると，満 12 週以降では 5.8 ％であるのに対し，満 11 週以前は 94.2 ％であるが，これらは死産統計に含まれていない．

周産期死亡数と率の年次推移を図 10-1（厚生労働統計協会，2019）に示した（左欄参照）．周産期死亡数および率ともに，経時的に著明な低下を示しており，2017 年においてはもっとも低い値を示していた．2013 年の妊娠満 22 週以後の死産数は 2,683 胎，早期新生児死亡数も 625 人，周産期死亡率は 3.5 で

あった．これは，**低出生体重児**（出生時の体重が2,500g未満）を中心とする新生児への医療技術の向上や医療対策の充実，さらには後期死産の大きな原因となっていた胎児死亡，臍帯異常，先天異常，妊娠中毒症などに対する医療の向上によるものである．

B．妊娠（pregnacy）と出産（birth），胎児の発育について

1．受精

　母体内において，精子と卵子との接合，いわゆる受精により人の一生がはじまるとされている．なお，男女いずれかの性になるかは，出生時の比率からみると，その確率は女子100に対して，男子100〜106の割合となっている．

　排卵から着床の初期の段階までを図10-2，胎児の成長に伴う変化を図10-3にそれぞれ示した．性ホルモン（卵胞ホルモン）の作用により，卵巣内にて成熟した卵子は，卵巣から排出される（排卵）．卵子は輸卵管を通って子宮へ向かっていくものの，このとき受精しない限り，やがて卵子は死滅する．反対に，もっとも受精しやすい状況とは，排卵後12時間以内に輸卵管内に精子が存在した場合とされている．なお，女性の体内において，精子の生存は1〜3日といわれている．

　受精卵は，細胞分裂を繰り返しながら成長し，約30時間後に2つの細胞（2細胞期），受精後約3日後には12〜16細胞期の桑実胚，さらには分裂・成長を続けながら，直径約0.25〜0.30mmの胞胚（受精後約4〜6日）となり，その後，子宮内膜に着床する．妊娠満3週以降から7,8週までは，胎芽期あるいは

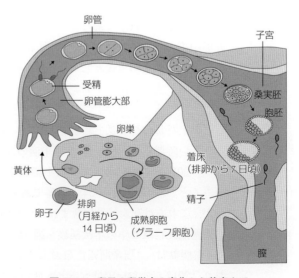

図10-2　卵子の卵巣内の変化から着床まで
（水野嘉夫：徹底図解体のしくみと検査数値がわかる本．新星出版社，2004.）

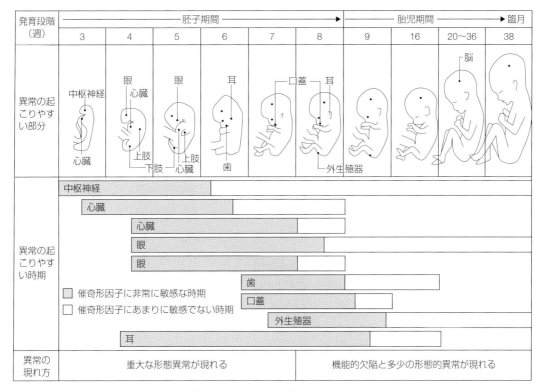

図 10-3　胎児の成長と胚子・胎児の形態変化と異常の起こりやすい時期
器官分化する前の受精後2週間は催奇形因子に侵されにくいが, 侵された場合は体内死亡することが多い.
（高橋長雄監修：からだの地図帳. 講談社, 1989.）

「質の形成期」ともよばれ, 個体として生命にかかわる重要な臓器の形成・分化する時期とされている. この期間は組織の質的発育がもっとも盛んな時期であるため, 外部からの影響を受けやすい. 一方, 妊娠満7, 8週から出産までは胎児期といわれている. この胎児期は「量的な発育期」ともよばれているており, 胎児の成長・発育は, 必要とされる栄養, 代謝産物の排泄および胎児の呼吸（酸素と二酸化炭素のガス交換）などが, 子宮内に形成された胎盤および臍帯を介して母体から供給される.

2. 胎児の成長

妊娠初期においては, 流産の危険性も大きいため, 激しい身体活動や過労の防止などに努めることが肝要である. 一方, 妊娠初期の後半（妊娠満11〜12週）に, 胎児の心臓の拍動を音で捉えることができるようになる. 胎児の心拍音が確認できれば, 流産などの危険性は少なくなる. また, 妊娠満4〜6週から12〜16週の間, 期間の長さやその程度に個人差がみられるものの, 「つわり症状（p. 156）」の出現する場合がある.

妊娠中期は, 妊娠期間全体を通して, 比較的安定した時期とされている. しかしながら, 何らかの理由により出産に至った場合, 生まれ出た子は著しい低出生体重児（早期産にて体重が2,500g以下）となるため, 十分留意する必要が

妊産婦の定期診断
妊産婦の定期健康診査は，妊娠初期より妊娠23週までが4週間に1回，妊娠24週より35週までは2週間に1回，さらに妊娠満36週以降から分娩までは1週間ごとと定められている．初診時においては，問診，診察および検査（血圧，検尿，血液および超音波による断層検査）などが行われる．妊娠初期では，流産の予防やつわり対策についての保健指導や体重，腹囲・子宮底長などの計測，血圧，浮腫および尿タンパクの有無などの検査や血液型，血球計算およびHBs，トキソプラズマ，風しんなどの検査も併せて実施される．妊娠期中期においては，母体の健康状態のみならず，胎児の発育や異常の有無について超音波ドップラー法などを用いて検査が行われ，さらに胎児における心音が確認される．妊娠後期では，妊娠中毒症などの予防や出産・分娩などにかかわる異常などの早期発見に努めることが重要である．この時期から，母体は分娩・出産のための準備段階に入るため，妊産婦のみならず家族も含めて，子（新生児）の受け入れについて対応していく必要性がある．

ある．一方，妊娠満16〜18週にかけて，胎動が感じられるようになる．

妊娠後期には，胎児の急激な発育がみられる．そのための栄養補給として母体にはより多くの需要（栄養摂取）が求められる．したがって，妊娠後期における母体の栄養は，母体自身の健康のみならず胎児の発育にも大きく関与することを考慮しなければならない．また，この時期の妊産婦は神経過敏な傾向にあることから，精神的にゆとりをもつことが大切である．妊娠満37〜42週前後において，出産の兆候が現れる．すなわち，羊膜の破裂（破水）や陣痛（分娩前および分娩）を経て，胎児の分娩・出産に至る．

3．妊産婦の保健指導

1）つわり

妊娠初期，すなわち妊娠満4〜6週から12〜16週にかけて，期間の長さや症状に個人差がみられるものの，**つわり症状**が出現する．つわり症状の発生原因に関しては，明らかではないので，妊娠した以上完全な予防法はない．高タンパク食や食塩の過剰摂取を避けて，ビタミン類を豊富に摂ることが症状を和らげることに有効である．

2）外的因子（感染症，医薬品，放射線など）

細菌やウイルスなどの感染症や医薬品，放射線などの外的因子の作用により，胎児に対して何らかの影響を及ぼすこと（催奇形性）が知られている．感染による障害が胎盤を介して胎児に影響を及ぼす場合，妊娠の時期に関係するため，もっとも活発に成熟している組織（器官）に強く影響を及ぼす．そのため，同時に複数の組織（例えば目，耳，心臓など）が影響を受けることは少ない．一方，感染の程度（重症度）によってもその影響は異なる．

また，妊娠期間中，妊産婦はペットからの感染なども含めて，感染症に注意する必要性がある．

3）タバコ

妊産婦における喫煙は，タバコの気体成分（CO，CO_2）と煙などの粒子状成分（ニコチン，アクロレイン，粉じんなど）の吸入により，母体内において一酸化ヘモグロビンが形成されるため，胎児への酸素運搬量が低下し，早期産や流産，低出生体重児の発症が高くなるとされている．したがって，妊娠期間中は直接喫煙のみならず間接喫煙（受動喫煙）の防止を家族，職場など生活全体を通して努めることが必要である．

4）アルコール

妊娠中に多量に飲酒した母親から生まれた子どもには，特徴的な顔貌（薄い上唇／短い眼瞼裂など），発育遅延，学習などや行動障害を示す中枢神経（特に脳）の問題などの特徴を有する子どもがみられ，これらは「胎児性アルコー

つわり症状
つわり症状として悪心（むかつきや吐き気），嘔吐，食欲不振，味覚や嗅覚過敏に伴う嗜好の変化などがあげられるが，その後自然に治癒する．しかしながら，妊産婦の中には，つわり症状が重症化（食物摂取が困難となり治療を必要とする状態：妊娠悪阻）する場合もみられる．

ル症候群」（p. 91 参照）として報告されている．この胎児性アルコール症候群の発生頻度，すなわち妊産婦のアルコール摂取に伴う胎児への影響は，個人差が大きいため，妊産婦の適正な飲酒量は決まっていない．したがって，妊娠期間中は飲酒しないことが望ましい．

C．新生児（new born baby）・乳児期（babyhood）および幼児期（infancy）

1．新生児・乳児期および幼児期における衛生統計

　乳児死亡とは，生後 1 年未満の死亡とされている．さらに乳児死亡の中でも，生後 4 週未満の死亡を**新生児死亡**，また生後 1 週未満の死亡を**早期新生児死亡**に分けられている．この乳児死亡は，母体の健康状態や生活状況などに強く影響を受けることから，その地域社会における衛生状態の良否を示す指標の 1 つとして扱われている．

　わが国における**乳児死亡率**は，昭和以前において 150 以上の高値を示していたものの，その後は経時的に減少を示した（図 10-4：厚生労働統計協会，2019）．2017 年，乳児死亡率は 1.9，**新生児死亡率**は 0.9，**早期新生児死亡率**では 0.7 と著しい低値を示している．乳児死亡の原因として，「先天奇形，変形および染色体異常（先天性代謝異常）」（36.1 ％），「周産期に特異的な呼吸障害及び心血管障害」（13.4 ％），「不慮の事故」（4.4 ％），次いで「乳幼児突然死症候群」（3.9 ％）などがあげられている．

　幼児期は，一般に満 1 歳から小学校へ入学するまでの満 6 歳までの小児をさしている．しかしながら，死亡統計上では生後 1 歳から満 5 歳未満までの幼児の死亡として扱われている．2013 年における乳幼児死亡の原因として，もっとも高かったものがともに「先天奇形・変形及び染色体異常」（乳児 37.1 ％，

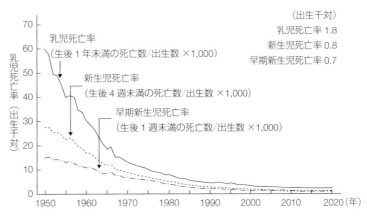

図 10-4　生存期間別乳児死亡率（出生千対）の推移（2020 年）
資料：厚生労働省「人口動態統計」
（厚生労働統計協会：国民衛生の動向 2021/2022. p. 77, 2021.）

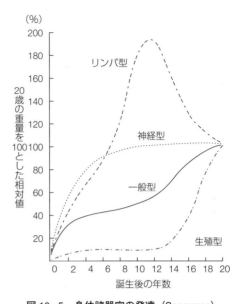

図10-5　身体諸器官の発達（Scammon）
(Tanner JM：Growth at Adolescence, 2nd ed. p. 11, Blackwell, 1962.)

幼児17.7％）であり，2位は乳児が「周産期に特異的な呼吸器障害」（14.1％），幼児が「不慮の事故」（16.4％）であった．

2．乳・幼児期における発育発達

　乳幼児も含めた成人に至るまでの身体諸機能の発育過程を図9-5（Tanner，1962）に示した．この発育の曲線は，Scammonによって示され，身体諸器官の発育変化をみたもので，それぞれリンパ型，神経型，一般型，生殖型の4つに分類している（なお，曲線の表示は20歳時を100としたときの相対値で示した）．

　Scammonによって示された発育状況から，特に乳幼児期では生殖機能を除いた各身体機能に著しい発達がみられる．そこで，乳幼児期における適切な発育状況を把握するために，身長や体重，胸囲や頭囲などの身体における形態的な発育からその評価が試みられている．2017年の出生時における平均身長は，男子49.2cm，女子48.7cm，また平均体重では，男子3,050g，女子2,960gであった．出生直後より，体重は一時的に減少（3～10％）するものの，その後は増加に転じる．その後，体重は1週間ごとに170～180gずつ増加し，1年後には，体重は出生時の約3倍，身長では約1.5倍へ増加する．さらに，2018年の小学校就学時において，平均身長は男子116.5cm，女子115.6cm，また平均体重では，男子21.4kg，女子20.9kgまでの増大を示す．しかしながら，これらの値は平均値であるため，すべての幼児に当てはまるものではない．各幼児の発育は，個体差や栄養などの生活状況など，さまざまな要因が関与してくる．したがって，これらの値は一応の目安として扱うべきであろう．また，小児の保健

指導として，定期的に調査（測定）を行うことによって，一定期間における発育（増加量）などから総合的に評価・検討する必要がある．

　幼児における発育の評価を行うにあたり，身長や体重などを個々に評価するものや，いくつかの項目を組み合わせた**体格指数**（カウプ指数，ローレル指数，乳幼児身体発育値）などが示されている．

3. 乳・幼児の健康診査・保健指導

　乳幼児における健康診査は，疾病や異常などの早期発見に加えて，危険因子を伴う疾病をより早く発見し，予防に努める観点からも重要な役割を果たしている．乳幼児の健康診査には，①**乳児健康診査**（出生後 1〜12 カ月未満），②**1 歳 6 カ月時健康診査**（1 歳 6 カ月〜2 歳未満），③**3 歳時健康診査**（満 3〜4 歳未満）がある．健康診査の実施方法として，個別に行う場合と保健所などで行われる集団の場合がある．診査の内容として，問診，身体計測，発育状態や姿勢・体位，四肢の運動，泣き声や周囲に対する反応などの診察，検査（視聴覚，尿）が行われる．これらの結果から，医師，歯科医師，保健師，栄養士などが，乳幼児における発育発達状態，栄養状態，疾病異常の有無，行動・情緒の状態，歯牙・口腔の状態，育児の実態も含めた生活状況などを総合的に評価して，「健診の事後の対応」として保護者へ伝えられる．

　乳幼児における疾病の予防として，先天性代謝異常（検査生後 4〜7 日に血液や尿を採取したマス・スクリーニング検査）および予防接種（定期予防接種の A 類疾病（12 種））である（第 8 章 D−2.「1）予防接種」を参照，p. 119）がこの時期に実施されている．

D. 学校保健

1. 心身の発達

　乳幼児期は，保護者（父・母親）や兄弟等の「家族」を中心とする時間が多くを占めていたのに対し，**学童期**では，「学校」に代表されるような，外の社会と接する時間がより多くなる．この時期，子どもたちは数多くの基礎的な技能を修得し，他人との協調性や社会的な生活態度などを獲得する．さらに思春期に入ると，心身の面では，男子で 10〜14 歳，女子においては 9〜13 歳において，急激な身体の発育（身長や体重の増加）やその後にみられる**第二次性徴**が起こり，男子では精通（射精のはじまり），女子においては初潮がみられるようになる．この時期，身体の急激な発育に対して精神的な成長が対応しない状況がみられ，教師を含む大人や社会に対してさまざまな行動（反抗期）を示す．やがて，この心身の変化（第二次性徴）が終了して成人に達する．この思春期における大きな変化には，各個人の性ホルモンの発達との関連が深いため，性差や年齢などの個人差が大きく，単に年齢だけで規定することは困難とされて

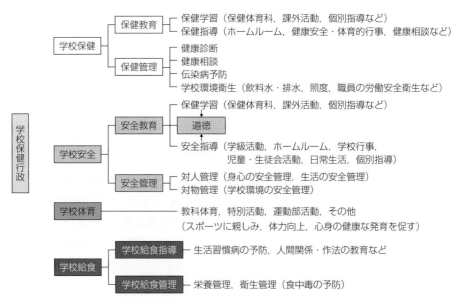

図10-6　さまざまな活動により確保される学校保健
（厚生労働統計協会：図説国民衛生の動向 2014/2015．2014．）

校長
学校保健におけるすべての教職員を統括する責任者である．

保健主事
学校保健安全計画を立案し，その実施の推進にあたる．養護教諭も含めた関連する担当者との連絡・協議を行う（1995年より養護教諭が兼ねることもできる）．

養護教諭
学校保健安全計画の立案，推進を行う．健康診断，健康相談の実施計画・運営を行う．保健室の運営や救急看護に携わる．

栄養教諭
1995年7月より食育基本法が施行され，食に関する指導を行う．

一般教諭（担任，保健担当教諭）
自分に学級における児童・生徒の健康状態を総合的に把握し，指導を行う．

いる．

　このように，心身ともに大きく変化する学童期・思春期は，日本において小・中学校の時期に相当し，義務教育期間とされている．この時期の教育は，「**教育基本法**」（第1条，教育の目的）や「**学校教育法**」（第78条）に示されるがごとく，学校においても，児童・生徒らの心身の健康の保持増進を図ることが重要であり，家庭教育との両輪にて，その目的は達成されるものと考えられている．本項では，学校での児童・生徒らの健康の保持増進（学校保健）にかかわる管理（保健管理と安全管理）や教育（保健教育と保健指導），特に保健管理を中心に取り上げ，現代の児童・生徒らにおけるさまざまな特徴や問題について示す．

2．学校保健の領域構造

　学校保健は大きく管理（保健管理と安全管理）や教育（保健教育と保健指導）の2つの領域と，この両者の効率的な運営を図るための保健組織活動（児童・生徒会，教職員，PTA，地域社会からの代表）から組織されている（図10-6）．保健教育および保健指導は健康の保持増進に関連する健康科学についての学習や，学校内でのさまざまな活動（学級活動や学校行事，クラブ活動等）時における保健の指導（学校内外における正しい生活規制や生活リズム）であり，主に**養護教諭**，学級担任や保健の教員などが中心となって担当する．一方，保健管理と安全管理では，学校施設や日常の学校活動時の安全管理に加えて，児童・生徒のみならず教職員の健康を評価する健康診断や健康相談がある．これらは，児童・生徒が主体となるよりも専門の非常勤職員（学校三師：学校医，学校薬

剤師，学校歯科医）や養護教諭が中心となることが多い．

　学校保健の運営に関与する担当者として，学校保健関係教職員（常勤）と専門職員（非常勤）によって構成される．

　学校保健関係教職員は，校長，保健主事，養護教諭，栄養教諭，学校歯科医健康診断うち，歯の検査，事後措置や相談に従事する．および一般の教諭（担任）などである．

　また，専門職員として，学校三師（学校医，学校薬剤師，学校歯科医）があげられる．

　その他，学校保健が効果的に運営されるために，学校も含めた地域ぐるみの組織的な活動が必要となる．学校では，学校保健委員会が設置され，さまざまな問題の検討・解決を図るための協議や調整が行われている．

3．学校における保健管理

　保健管理は，「学校保健安全法」にその内容が定められており，法令上，健康診断，健康相談，感染症予防および学校環境衛生が中心となっている．

1）健康診断

　健康診断は，「就学時の健康診断（就学の 4 カ月前（11 月 30 日））」，「児童，生徒，学生，および幼児の定期（6 月 30 日まで）・臨時（必要がある時）の健康診断」，「職員の定期（6 月 30 日まで）・臨時（必要がある時）の健康診断」からなっている．

　就学時の健康診断の検査項目としては，①身長および体重，②栄養状態，③脊柱および胸郭の疾病と異常，④視力および聴力，⑤目の疾病と異常，⑥耳鼻咽頭疾患および皮膚疾患，⑦歯および口腔の疾病と異常，⑧その他の疾病と異常である．

　児童，生徒，学生および幼児の定期健康診断の検査項目は，就学時の健康診断の検査項目に，①色覚，②結核，③心臓の疾病と異常，④尿検査，⑤寄生虫卵を加えたものである．また，適切な事後措置は，学校医や養護教諭から行わなければならない．

2）健康相談

　健康相談は，①健康診断または日常の健康観察の結果，継続的な観察と指導を必要とする者，②病気欠席しがちの者，③本人または保護者が健康相談の必要を認めた者，④学校行事（運動会，修学旅行など）の参加の場合において必要と認める者らを対象として，毎月定期的あるいは臨時に保健室などにおいて，学校医または学校歯科医，養護教諭らによって実施される．従来からの健康相談に関して，その相談内容は外科・内科系の疾病について，疾病の有無やその確認，予防法などが主であり，その対応も学校医や学校医から指示を受けた養護教諭が行ってきた．しかしながら，児童・生徒や学生の中には，前述した疾

表 10-1　学校において予防すべき感染症（3 種類に分類して予防）

	考え方	感染症の種類	出席停止の期間の基準
第一種	感染症法の一類感染症および二類感染症（結核を除く）	エボラ出血熱，クリミア・コンゴ出血熱，痘そう，重症急性呼吸器症候群（病原体がベータコロナウイルス属 SARS コロナウイルスであるものに限る），南米出血熱，ペスト，マールブルグ病，ラッサ熱，急性灰白髄炎，ジフテリア，鳥インフルエンザ（病原体が血清亜型が H5N1 であるものに限る），感染症予防法に規定される新型インフルエンザ等感染症，指定感染症および新感染症	治癒するまで
第二種	空気感染または飛沫感染する感染症で児童生徒の罹患が多く，学校において流行を広げる可能性が高いもの	インフルエンザ（鳥インフルエンザ（H5N1）および新型インフルエンザを除く）	発症後 5 日を経過し，かつ解熱後 2 日（幼児は 3 日）経過するまで
		百日咳	特有の咳が消失するまでまたは 5 日間の適正な抗菌性物質製剤による治療が終了するまで
		麻しん	解熱した後 3 日を経過するまで
		流行性耳下腺炎	耳下腺，顎下腺または舌下腺の腫脹が発現した後 5 日を経過し，かつ全身状態が良好になるまで
		風しん	発しんが消失するまで
		水痘	すべての発しんが痂皮化するまで
		咽頭結膜熱	主要症状消退後 2 日経過するまで
		結核	病状により学校医その他の医師において感染のおそれがないと認めるまで
		髄膜炎菌性髄膜炎	
第三種	学校教育活動を通じ，学校において流行を広げる可能性があるもの	コレラ，細菌性赤痢，腸管出血性大腸菌感染症，腸チフス，パラチフス，流行性角結膜炎，急性出血性結膜炎，その他の感染症	病状により学校医その他の医師において感染のおそれがないと認めるまで

資料：学校保健安全法施行規則などにより作成

注 1）なお，感染症の予防および感染症の患者に対する医療に関する法律 6 条 7 項から 9 項までに規定する新型インフルエンザ等感染症，指定感染症および新感染症は，第一種の感染症とみなす.

（厚生労働統計協会：国民衛生の動向 2021 / 2022.　p. 373, 2021.）

病だけではなく，学業（成績など），進路や同級生あるいは先輩・後輩との人間関係などに悩みや問題を抱えて，保健室へ訪れる場合が多々みられるようになった．このような「心の健康問題と身体症状」等の相談に対応するため，今日の養護教諭にはそれに関する知識理解と，高いカウンセリング能力が求められる．このような場合，養護教諭のみならず，クラス担任の教諭や，必要であれば保護者も参加して，家庭と学校との協力のもと，成果を上げるように努めることが肝要である．

3）感染症予防

　学校は，多くの人が集まって活動する場所であり，特に，児童生徒らは感染症などに対して抵抗力（免疫力）の弱い集団である．したがって，感染症の発生やその流行には十分留意する必要がある．学校感染症は，表 10-1 にあるように第一種（12 種類，感染症予防法の一類および結核を除く二類感染症），

2018年の「むし歯」の者の割合

幼稚園35.1％，小学校45.3％，中学校35.4％，高等学校45.4％であり，減少の傾向にあった．年齢別では，8〜9歳に高い割合を示し，中学生でやや低下する傾向にあるものの，それ以降の年齢では再び増加し，17歳（50.04％）でもっとも高い値を示している．また，10歳以降で処置完了者が未処置のある者の割合を上回っていた．

2018年の「裸眼視力1.0未満」の者の割合

幼稚園26.7％，小学校34.1％，中学校56.0％，高等学校67.2％であり，中学校より著しく増加の傾向にあった．特に7歳より，裸眼視力0.3未満の者の占める割合が増加する傾向にあった．

学習障害（LD：Learning Disabilities）の定義

学習障害とは，基本的には全般的な知的発達に遅れはないが，聞く，話す，読む，書く，計算するまたは推論する能力のうち特定のものの習得と使用に著しい困難を示すさまざまな状態を指すものである．
学習障害は，その原因として，中枢神経系に何らかの機能障害があると推定されるが，視覚障害，聴覚障害，知的障害，情緒障害などの障害や，環境的な要因が直接の原因となるものではない．
（文部省：学習障害及びこれに類似する学習上の困難を有する児童生徒の指導方法に関する調査研究協力者会議「学習障害児に対する指導について（報告）」，1999年）

第二種（9種類，飛沫感染する感染症で，児童・生徒の罹患が多く，学校において流行を広げる可能性が高いもの）および第三種（7種類およびその他の感染症，学校教育活動において流行を広げる可能性があるもの）である．「学校保健安全法施行令」6条の定めるところにより，学校内にて感染症にかかっている，あるいは疑いがある児童・生徒や学生または幼児に対して，必要を認める場合，校長は学校医あるいはその他の医師に診断させ，出席停止の指示や，学校施設の消毒など，必要とされる処置を行わなければならない．

4）学校環境衛生

1964年，教室などの学校施設の環境基準を定めた「学校環境衛生の基準」が，「学校保健安全法」第6条にもとづいて定められている．定期・臨時の環境衛生検査，事後措置，日常における環境衛生活動が，学校薬剤師や養護教諭を中心に実施されている．

4．児童・生徒・学生の疾病・異常および体格・体力

幼稚園から高等学校までの疾病・異常の被患率のもっとも高い項目は，いずれの学校段階においても「むし歯（う歯）」であり，50〜70％を占めていた．次いで「裸眼視力1.0未満の者」であり，幼稚園，小学生で20〜30％であるのに対し，中・高等学校では50〜60％と，学年段階が進むにつれて増大を示していた．この他，「肥満傾向」であり，男女ともに7.7〜10.7％（11，14，17歳）の出現率であった．また「鼻・副鼻腔疾患」，「喘息」などの被患率が0.1〜10％認められた．

男女の身長，体重の変化をみると，1956〜1986年度までは，男女いずれの年代も上昇する傾向にあったものの，それ以降，著明な変化（上昇）はみられなかった．

一方，体重では，いずれの年代も1956年度から経時的に増加傾向を示し，特に17歳では過去最高の値を示していた．男女を比較すると，身長では，10，11歳児の女子が男子を上回っているものの，体重では年齢に関係なく同程度のレベルにあった．思春期前後においては女子の体格（身長）が男子を上回る結果となっていた．

男女における新体力テストの結果から，男女とも6歳から年齢を経るに従い体力レベルは向上し，男子では青少年期（12〜19歳）の後半にピークに達している．一方，女子では青少年期（12〜19歳）の前半にピークに達し，その後19歳まではその水準を保っている．しかしながら，男女いずれの体力水準も20歳以降は加齢に伴い低下する傾向を示していた．

注意欠陥/多動性障害
（ADHD：Attention-
Deficit/Hyperactivity
Disorder）の定義
　ADHDとは，年齢あるい
は発達に不釣り合いな注
意力，および/または衝動
性，多動性を特徴とする
行動の障害で，社会的な
活動や学業の機能に支障
をきたすものである.
　また，7歳以前に現れ，そ
の状態が継続し，中枢神
経系に何らかの要因によ
る機能不全があると推定
される.
（文部科学省：特別支援教
育の在り方に関する調査
研究協力者会議「今後の特
別支援教育の在り方につ
いて（最終報告）」，2003
年）

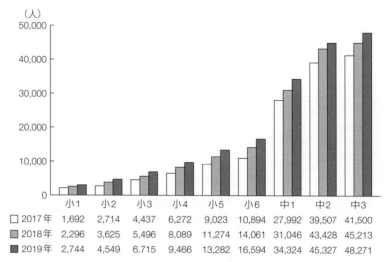

図10-7　学年別不登校児童生徒数（人）
90日以上欠席したものは，不登校児童生徒数の55.6%を占め，依然とし
て長期に及ぶ不登校児童生徒が多い.
（文部科学省：令和元年度 児童生徒の問題行動・不登校等生徒指導上の諸
　課題に関する調査結果の概要. 2020.）

5．子どもを取り巻くさまざまな問題

1）不登校

　近年，子どもを取り巻く環境は近代化により大きく様変わりし，生活習慣の
乱れにつながってきている. また，学校では不登校や学級崩壊などの問題を抱
えるようになってきた. 文部科学省が設置した「不登校問題に関する調査研究
協力者会議」における報告によると，「何らかの心理的，情緒的，身体的ある
いは社会的要因・背景により，登校しないあるいはしたくともできない状況に
あるために年間30日以上欠席した者のうち，病気や経済的な理由による者を
除いたもの」を**不登校児童生徒**と定義している. 1991〜2014年度までの不登校
児童生徒数の推移をみると，1991年度には小学校と中学校の不登校児童生徒
数の合計は約67,000人であったのに対し，2001年度には約139,000人まで増
加した. 2019年度の不登校児童生徒数は164,528人とさらに増加してはいるが，
今なお不登校児童生徒の割合は高く，小学生では0.70%（144人に1人），中
学生では3.65%（27人に1人）と，特に中学生で不登校生徒が多くみられ（文
部科学省初等中等教育局児童生徒課，2019），直近の平成29年から令和元年
の3年間でみても小学校1年から中学校3年生までの全学年で毎年増加してい
る（図10-7，文部科学省，2020）. 不登校になる理由としては，「無気力・
不安：本人にかかわる状況」小学校41，4%・中学校50.5%で，両校とも圧倒
的に高く，次いで，「いじめを除く友人との関係をめぐる問題：学校にかかわ
る状況」小学校10.2%・中学校17.2%，が続き，その後「生活リズムの乱れ：
本人にかかわる状況」小学校10.3%・中学校8.8%，「学業の不振：学校にかか
わる状況」小学校10.2%，中学校8.5%，「親子の関わり方：家庭にかかわる状

表 10-2　不登校になったきっかけとなった要因

内容		小学校（人）	中学校（人）
学校に係る状況	いじめ	233 （0.4％）	330 （0.3％）
	いじめを除く友人関係をめぐる問題	5,430 （10.2％）	21,975 （17.2％）
	教職員との関係をめぐる問題	1,297 （2.4％）	1,555 （1.2％）
	学業の不振	2,301 （4.3％）	10,830 （8.5％）
	進路に係る不安	175 （0.3％）	1.606 （1.3％）
	クラブ活動，部活動等への不適応	32 （0.1％）	1,183 （0.9％）
	学校のきまり等をめぐる問題	596 （1.1％）	1,462 （1.1％）
	入学，転編入学，進級時の不適応	1,139 （2.1％）	4,988 （3.9％）
家庭に係る状況	家庭の生活環境の急激な変化	1,939 （3.6％）	3,696 （2.9％）
	親子のかかわり方	8,898 （16.7％）	9,555 （7.5％）
	家庭内の不和	921 （1.7％）	2,424 （1.9％）
本人に係る状況	生活リズムの乱れ，あそび，非行	5,488 （10.3％）	10,953 （8.8％）
	無気力，不安	21,927 （41.4％）	50,741 （39.5％）
上記に該当なし		2,974 （5.6％）	6,894 （5.4％）
不登校児童生徒総数		53,350	127,922

（文部科学省：令和元年度 児童生徒の問題行動・不登校等生徒指導上の諸課題に関する調査結果の概要. 2020.）

況」小学校 16.7 ％，中学校 7.5 ％などとなっている（**表 10-2**，文部科学省）.
　さらに，LD（学習障害）や ADHD（注意欠陥／多動性障害）が原因となって周囲との人間関係がうまくいかない，あるいは学習に遅れが出て不登校になることも指摘されている. また，中学生では不登校によって非行に走ることもある.

2）いじめ

　文部科学省は「いじめ」の定義について，これまで「自分より弱い者に対して一方的に，身体的・心理的な攻撃を継続的に加え，相手が深刻な苦痛を感じているもの. なお，起こった場所は学校の内外を問わない」としてきたが，2006 年度から「当該児童生徒が，一定の人間関係のある者から，心理的，物理的な攻撃を受けたことにより，精神的な苦痛を感じているもの. なお，起こった場所は学校の内外を問わない」と定義を見直した. また，いじめに関する集計についても以前は「発生」で集計されていたが，2006 年度から「認知」という形で集計されている. なお，いじめの判断についての変更はなく，いじめられた児童生徒の立場に立って行うこととしている. いじめの認知（発生）件数についてみると，調査対象校や調査方法に変更があったため単純に比較できないが，1995 年度をピークにいじめの認知（発生）件数は減少傾向にあり，2011 年度の小・中・高・特別支援学校におけるいじめの認知件数は約 70,000 件であったが，その後増加を示し，2019 年度には約 543,933 件であった. これは，いじめそのものの発生件数が増加したことよりも，今まで水面下に隠れていた問題が，いじめとして認知されたことによるものと考えられる. いじめは，「どの学校でも，どの子にも起こり得る」問題である. さらに，いじめは不登校や

児童虐待相談の内容別割合
1 位　心理的虐待
121,325 件（59.2 %）
2 位　身体的虐待
50,033 件（24.4 %）
3 位　ネグレクト
31,342 件（15.3 %）
4 位　性的虐待
2,251 件（1.1 %）
（厚生労働省，2020）

児童虐待相談対応件数の推移
2005 年　34,472 件
2010 年　56,384 件
2015 年　103,286 件
2018 年　159,850 件
2020 年　205,029 件

心的外傷後ストレス障害（PTSD：Post Traumatic Stress Disorder）
生命の危険を脅かすような体験や強い恐怖体験によって，精神的な変調（トラウマ反応）が起こる場合がある．具体的には恐怖体験の後に悪夢をみたり，フラッシュバックにより恐怖体験を思い出したり，睡眠障害を引き起こし情緒不安定に陥ることもある．これらの状態が，1 カ月以上持続する場合に心的外傷後ストレス障害（PTSD）という．

自殺の直接的原因となりうる．したがって，いじめの早期発見，早期対応はもちろんのこと，いじめを許さない学校づくりをしていくことが非常に重要である．なお，いじめはアンケート調査など，学校の取り組み（52.8 %）により教職員に発見されることがもっとも多く，その次に本人からの訴え（18.3 %），学級担任によって発見（10.6 %）されることが多い（文部科学省初等中等教育局児童生徒課，2019）．

3）児童虐待

　さらに，子どもたちを脅かす環境は学校だけでなく家庭にも存在する．虐待に関する法律では，「児童虐待の防止等に関する法律」において，保護者（親権を行う者，未成年後見人その他の者で，児童を現に監護する者）がその監護する児童（18 歳に満たない者）に対して行う次に掲げる 4 種の虐待行為を児童虐待と定義しており（第 2 条），文部科学省も「養護教諭のための児童虐待対応の手引」の中で児童虐待の種類について詳細に記している．

①**心理的虐待**：児童に対する著しい暴言，または著しく拒絶的な対応，児童が同居する家庭における配偶者に対する暴力，児童に著しい心理的外傷を与える言動を行うこと．恫喝や罵倒罵声，自尊心を傷つける言動，無視や拒否などによって子どもの心に傷がつき，場合によっては心的外傷後ストレス障害（PTSD）につながる．

②**身体的虐待**：児童の身体に外傷が生じ，または生じるおそれのある暴行を加えること．殴る蹴るなどの行為の他に，たばこの火を押しつける，熱湯をかける，冬場の戸外に長時間放り出す，部屋に閉じこめるなどがこの虐待にあたり，児童虐待の中でもっとも相談件数が多い．

③**ネグレクト**（育児放棄）：児童の心身の正常な発達を妨げるような著しい減食，または長時間の放置，保護者以外の同居人による虐待行為の放置，その他の保護者としての監護を著しく怠ること．衣食住に関する養育の放棄によって健康や安全が配慮されず，幼い子では死亡につながる危険性もある．ネグレクトは給食時間の様子や衣服が汚れているなど，子どもの様子を観察することによって発見することができる．

④**性的虐待**：児童にわいせつな行為をすること，または児童をしてわいせつな行為をさせること．具体的には，性的ないたずら，性行為の強要の他，子どもにポルノビデオをみせるなどの行為である．性的虐待は心的外傷後ストレス障害（PTSD）を引き起こす可能性が高い

　「児童虐待の防止等に関する法律」では「何人も児童に対し虐待をしてはならない」と児童虐待の禁止を定めている（第 3 条）．また，学校，児童福祉施設，病院その他児童の福祉に業務上関係のある団体および学校の教職員，児童福祉施設の職員，医師，保健師，弁護士その他児童の福祉に職務上関係のある者は，児童虐待を発見しやすい立場にあることを自覚し，児童虐待の早期発見に努めなければならないとしている（第 5 条）．さらに，児童虐待を受けたと思われる児童を発見した者は，速やかに福祉事務所もしくは児童相談所に通告し

なければならず，通告の義務は他の守秘義務に関する法律より優先される（第6条）．なお，児童相談所における児童虐待相談対応件数は年々増加している（左欄参照）．

6．子どもの心の健康問題

　現代社会は「ストレス社会」ともよばれ，機械化・情報化された今日の社会生活においては，質・量ともにさまざまなストレスが心身に影響を及ぼす．このような状況下で，最近では児童生徒や学生の間にもさまざまなストレス障害，例えば胃腸障害（ストレス性胃炎，胃潰瘍，十二指腸潰瘍）やうつ病などの臨床症状や不登校，自殺あるいは非行などの問題行動などがみられるようになった．

　現代における思春期・青年期の心理的・社会的特徴として，体験欠乏症候群（遊び体験，学びの体験，情動体験の欠乏），疲れやすさや抑うつ感の高まりを訴える子どもが多くみられること（慢性疲労感と抑うつ感），友人関係の狭さ・危うさ，自己中心性（わがままで未熟な自己中心性）などの傾向があげられる．そして，さまざまなストレス（外的因子）が心身に加わり，児童・生徒や学生自身がそのストレスに対応できなくなった場合，さまざまな形の反応を示すようになる．具体的には外的因子による心身への影響として，以下の様なサインが現れる．

①身体面：身体の異常（不定愁訴）などの心気症や心身症．
②行動面：不規則な生活（朝起きられない，昼夜逆転など）による生活習慣・生活態度の乱れ，登校状態の悪化（欠席，遅刻，早退），勉学における集中力の低下および悪化，対人関係の乱れ．
③精神面：情緒不安定，性格変化，精神疾患．

　そして，これらの危険信号を経て，具体的な心の健康問題にかかわる行動が生じるようになる．心の健康問題の表れ方として，①非社会的行動（心身症・神経症，不登校，自殺），②反社会的行動［非行（未成年の刑法犯，触法行為，ぐ犯行為），不良行為，問題行動］などがあり，さらに①と②が複合された行動として，③暴力的行為，薬物乱用，性的問題行動などがあげられている．

　したがって，心の問題をもつ子どもへの対応として，子どもたちの異常の早期発見に努めるとともに，「家庭（保護者）」，「学校（養護教諭，クラス担任，スクールカウンセラーなど）」，「社会（医師，心理士，保健師，地域の人々など）」の組織的な対応と連携が重要とされている．

　最も子どもの身近な環境にある家族が以下の様な対応を取ることで，子どもの心をストレスから守り，心の健康が維持される．

①子どもの話に耳を傾け，子どもの考えや行動の背景を読み取る．
②できたことを認め，子どもを褒める．
③睡眠習慣と食習慣を整え，生活リズムを整える．
④子どもと一緒に外で遊ぶなど，家族で運動習慣を持つようにする．

⑤集団生活・社会生活のルールを学ばせ，我慢することについて理解させる．

◆　文　献　◆

健康・栄養情報研究会：第六次改定　日本人の栄養所要量−食事摂取基準食事摂取基準−．第一出版，pp. 41−71, 1999.
厚生労働省：長寿科学総合研究の発表．Trim Japan 平成 5 年 4 月号．
厚生労働省：平成 30 年度児童相談所での児童虐待相談対応件数．2019
厚生労働統計協会：国民衛生の動向 2014/2015. 2014.
厚生労働統計協会：国民衛生の動向 2019/2020. 2019.
厚生労働統計協会：国民衛生の動向 2021/2022．p. 373, 2021.）
水野嘉夫編：徹底図解体のしくみと検査数値がわかる本．新星出版社，2004.
文部科学省：平成 21 年度体力・運動能力調査．2009.
文部科学省：児童虐待相談の対応件数推移及び虐待相談の内容・相談経路．2019.
　　https://www.mext.go.jp/content/20191217_mxt_syoto02-000003250_20.pdf
文部科学省：令和元年度 児童生徒の問題行動・不登校等生徒指導上の諸課題に関する調査結果の概要．2020．https://www.mext.go.jp/kaigisiryo/content/20201204-mxt_syoto02-000011235_2-1.pdf
文部科学省初等中等教育局児童生徒課：平成 30 年度　児童生徒の問題行動等生徒指導上の諸課題に関する調査結果について．2019.
南木道生：職場環境とストレス「過労死」．日本職業・災害医学会会誌，56（5）：171−178, 2008.
高橋長雄監修：からだの地図帳．講談社，1989.
高石昌弘ほか：学校保健マニュアル改訂 6 版．p. 2, 南山堂，2004.
Tanner JM：Growth at Adolescence，2nd ed．p. 11, Blackwell, 1962.

第 11 章　成人保健−生活習慣病の 予防とよりよい老後を求めて−

A．成人保健

1．生活習慣病の発症予防

　われわれを取り巻く社会環境（労働，生活環境）は昔に比べて大きく変化してきた．労働環境では，ロボットの導入に伴う機械化・自動化（ME化），すなわち，生産過程の制御をコンピュータにて処理・管理して，作業の効率化，省力化などの生産性の向上が図られるようになった．その結果，VDT などを通しての監視作業が多くなり，人が携わる作業においては，同一作業の繰り返し（単純・単調な作業の繰り返し）がみられるようになった．また，管理社会のもとに，インターネット利用に伴う膨大な情報量が瞬時に伝達される情報化社会，VDT 作業，さらには競争の原理にもとづく過当競争など，長時間にわたる高密度な知的作業が行われるようになり，メンタルストレスの蓄積化や慢性疲労などが数多く報告されている．今日の社会においては，質・量ともに高密度のさまざまなストレスがわれわれの心身に加わるようになり，このストレスが原因となるうつ病などの精神障害や自殺，あるいは過労死などが問題となっている．

　従来より悪性新生物，心疾患，脳血管疾患，高血圧，糖尿病などは総称して，「**成人病**」と呼ばれ，成人以降にその発症率が高まることが知られていた．しかしながら，この成人病の危険因子は毎日の生活習慣（食生活，身体運動，休養・休息，喫煙，アルコール）とのかかわり合いが深く，生活習慣の改善によりこれらの疾患の予防につながることから，1996 年，公衆衛生審議会は「成人病」を「**生活習慣病**」へ変えることを答申した．生活習慣病の改善を図るため，厚生労働省は壮年期死亡の減少，**健康寿命**の延長，QOL の向上を目的とした「**21 世紀における健康づくり運動**」（健康日本 21）（第 9 章 4.「1)「国民健康づくり対策」と「健康日本 21」」，「2) 健康日本 21 の基本理念と目標値」参照）を 2000 年よりスタートさせ，9 つの分野において 2012 年までに達成する具体的な目標が提示された．さらに，2013 年 4 月から新たに「**健康日本 21（第二次）**」（第 9 章 4.「2) 健康日本 21 の基本理念と目標値」参照）が進められている．

▌B．青年期（18〜20 歳代）−前途洋々たる人生設計−

1．大人としての認識と予防医学の重要性の認識

　2015 年に公職選挙宇法が改正され，投票できる年齢が「20 歳以上」から「18 歳以上」に引き下げられた．世界の趨勢としては 18 歳までに選挙権が与えられている国は 199 か国中 176 カ国（約 90 ％）で，日本は世界の趨勢からかなり遅れた国ということになる．しかし，考えてみると，「憲法改正」に必要な国民投票の年齢が「18 歳」なので，決して早いわけではない．今，日本はかって世界中のどの国も経験したことのない少子高齢社会に直面している．今後の日本を担うのは若い世代であることは疑う余地がない．

　戦前は一部の富裕層しか選挙権がない時代もあり，日本で 25 歳以上の男性に選挙権が与えられたのは 1925 年に **普通選挙法** が制定されたことによる．女性の選挙権はさらに遅れ，1946 年 4 月の衆議院選挙からで，これ以降男女ともに 20 歳となった（NHK：https://www.nhk.or.jp/senkyo/chisiki/ch18/20170105.html）．18 歳で選挙権を持つということは，それ以前の思春期頃からその準備をしなくては政治をまかせられないだろう．政治に対する関心は学生運動（高校生も参加）や従業員の激しい賃げ上げ交渉が激しかった 1960 年から 1970 年代前半時代と異なり，考えられないほど政治に無関心な学生や社会人が増えている．

　今の高齢者の多くは戦前・戦後の食糧難の苦しい時代を必死に生き，高度成長期を築き，1980 年代には国民の 90 ％が中産階級であると思える国を築いてきた．一方，今の若い人たちが高齢者の仲間入りする頃の日本はどうなるのであろうか．今の高齢者は曲がりなりにも世界中の国の中では比較的恵まれた医療制度，介護保険制度，年金制度の中で，自分たちの親世代より恵まれた老後を過ごしているが，今の若い人が老後を迎えることになる超高齢社会の暮らしはどうなるのであろうか．18 歳で選挙権を持つということは，それなりの覚悟が必要であろう．

　そのためにもこの教科書で再三述べてきたように，自分の暮らしは自分で守る気構え—それは予防医学の実践以外には成り立たない—で今後の生活をしなくては未来は暗いものになるであろう．

2．結婚観の変化

　日本は現在世界有数の少子高齢社会を迎えている．日本人の結婚観はこの 100 年でかなり変わった．戦前は親の決めた相手と結婚するケースも少なくなかった．戦後は自由な交際ができるようになったとはいえ，1970 年代の頃は見合い結婚と恋愛結婚は半々くらいであった．現在はいわゆる見合い結婚は少数派で，10 歳代・20 歳代前半で結婚する人の多くが **できちゃった結婚** で，それ以降の年代では **晩婚化** になっている．

男女別平均初婚年齢
年齢（歳）：男性，女性
明治・大正〜昭和 12 年頃
　27 歳代，23 歳代
戦時中〜
　28〜29 歳，24〜25 歳
戦後〜1956-7
　25〜26 歳，22〜23 歳
1957-8 年以降〜
　男性は 1981 年まで 27 歳
　女性は 1956 年まで 23 歳
これ以降晩婚化が顕著に
2000-1 年
　29 歳，27 歳
（内閣府，2021 年 9 月）
2021 年
　男 30.4 歳，女 28.6 歳
（厚生労働省，2021）

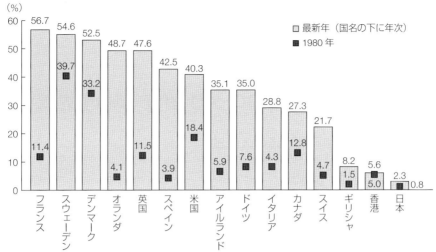

図 11-1 婚外子比率（国際比較）

資料：EUROSTAT Fertility indicators，厚生労働省「人口動態統計」（日本），米国商務省資料（カナダ），国連 Demographic Yearbook Special Issues 1999 Natality Statics（香港）
未婚の母など結婚していない母親からの出生数が全出生数に占める割合である．1980 年のフランス，ドイツ，香港は，それぞれ大都市地域，西ドイツ，1990 年のデータである．
（社会実情データ図録：https://honkawa2.sakura.ne.jp/1520.html）

これはきわめて日本的な風潮で，**図 11-1** でみられるように，欧米諸国では結婚という形態はとらないで，自由に子どもを産むことが一般的になり，生まれてくる子供の 50％前後が**婚外子**という国も少なくない．一方，日本人の婚外子の割合は 2.3％である．欧米の多くの国は，働く女性の子育てと教育費に多額の予算を計上し，自立した生活をバックアップしているためと思われ，それによって日本のような激しい少子高齢化を防いでいるように思われる．

3．結婚と妊娠で考えておくこと

日本人の**初婚年齢**は，明治・大正以来ほんど男性は 27 歳代，女性は 23 歳代でそれほど大きな変化はなかったが，男性では 1982 年（28.0 歳）以降，女性では 1957 年以降（24.0 歳）年以降徐々に晩婚化が進行し，2021 年には男性 30.4 歳，女性 28.6 歳にもなった．近年は晩婚化だけでなく，初産年令も高齢化し，40 歳以上の出生数の 36.7％は初産で，年間 1 万 8 千人が第 1 子といわれる（厚生労働省「平成 30 年（2018）人口動態統計月報年計（概数）の概況」より）

高年齢出産に大きなダメージを与えるのは高血圧や高血糖による影響や染色体異常の増加が原因といわれ，妊娠初期に起こる流産の大きな原因になるばかりか，左欄にみられるように出産年齢とダウン症児の出生頻度には驚くほど大きな差が認められる．

もう 1 つ現在の日本人の結婚でみられる特異現象の 1 つに，10 歳代，20 歳代で結婚するカップルのうちいわゆる "できちゃった結婚" の率が非常に高率

母親の分娩年齢と Down 症候群の発生頻度

出産年齢	頻度
15～19	1/2,400
20～24	1/1,500
25～29	1/1,200
30～34	1/900
35～39	1/300
40～44	1/100
43～49	1/40

（久保田，2010）

「できちゃった婚」出生数の割合（2014 年）

10 歳代	82.9％
20 歳代前半	63.3％
20 歳代後半	22.9％

（母子愛育会ほか，2009）

であることである（左欄参照）．これは子どもを持つ意志がないのに偶然できちゃったことを意味するので，喫煙や飲酒，さらに各種薬物を胎児にさらすことになり，生まれてくる子どもにとっては危険なことになる．

C．中年期（30～40歳代）－結婚・育児・仕事の両立－

1．中年期以降の人生設計

　今まで胎児期から青年期までの健康について考えてきたが，これからは成熟した大人がいかにして人生を乗り越え，自立して生きがいのある人生を終えられるかということについて考えていきたいと思う．現在の家庭生活は多様性があり，結婚しない，結婚しても子どもはもたない，子どもはもっても夫婦の形態は取らない（北欧・フランスでは50％，英国でも30～40％，日本はまだ数％）など，いろいろな選択肢があるが，日本ではまだ夫婦と子どもの家族形態がもっとも多いと思われる．そこで，ここではこの時期を中年期，熟年期，高齢期の3つに分け，仕事・家庭・健康それぞれに分けて考えていきたいと思う（図11-2）．

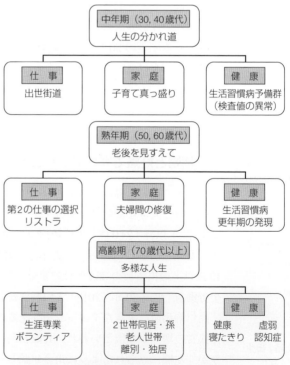

これらのどんな段階でも歩みを止めたらその先がより良くなることはない．減速しても歩み続けることが人生をもっと豊かにすることができる鍵となる．

図11-2　中年期以降の人生設計

2. 人生の分かれ道：中年期（middle age）－生活習慣病対策の重要性－

　　近年は晩婚で，30 歳代になっても男女ともに結婚をしていない人も少なくないが，多くは家庭をもつことになる．そういう意味で自由がきいた青年期とは異なるので 30～40 歳代を中年期とする．この時期は仕事も慣れてくるが，中間管理職として上役と後輩の両方から突き上げられる時期であり，会社のこれから先のポジションがほぼ決定する大事な時期でもある．

　　一方，家庭生活では結婚して，子育て真っ盛りの時期となる．最近は共働き家庭も多く，30 歳代では子どもの保育が問題となり，40 歳代になると子どもの教育問題やいじめや登校拒否など，深刻な問題に直面する家庭が少なくない．

　　このような時期の健康問題としてもっとも重要なのは，この時代のライフスタイルの如何により生活習慣病の芽がどのように発達するかという重大な分かれ道になることである．早ければ 40 歳代の初め頃になると，血圧の上昇，脂肪肝，血糖値の上昇など，まだはっきりと病気とはいわないまでも検査値の異常項目が目立ってくる時期である．

　　生活習慣病のイメージを図 11-3 に示す．中年期になると，生活習慣病を持たないで健康な生活習慣を行っている人々もいるが，不健康な生活習慣を続け，生活習慣病の芽が表れつつあるレベル 1 の段階の人，その習慣を是正できなくて，生活習慣病を示す異常値が表れてくルレベル 2 の段階の人が多くなる．

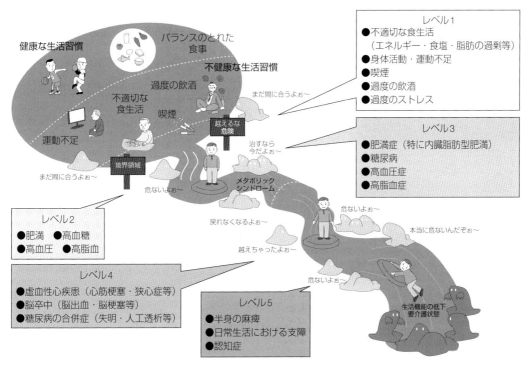

図 11-3　生活習慣病のイメージ
（厚生労働省生活習慣病対策室：厚生労働省のメタボ政策について．）

この段階でバランスのよい食生活，適度な運動習慣，十分な休養（余暇の充実，ストレス回避）を取り，検査値の異常項目をなくすような努力をすれば，元の健康な体を取り戻すことができるが，これができないと内臓肥満になり，糖尿病，高血圧，高脂血症の症状などの典型的なメタボリックシンドロームの症状があらわれてくる（レベル3）．これを放置すると，熟年期になり，虚血性心疾患，脳卒中，糖尿病の合併症に悩まされることになる．この段階で生活習慣の是正ができなければ，さらに半身まひなどの日常生活に大きな支障ができ，認知症の進行も早まり，人生を棒に振ることになる可能性が高くなる．（検査については，表7-5（p.103）〜表7-7（p.106）を参照）．

D．老後を見据えて－熟年期（mature age）悪性腫瘍（がん）との闘い－

1．熟年期のおかれている立場

　高度成長期以後，子育てにも手がかからなくなる熟年期は，仕事も安定し，60歳で定年になっても年金が支給され，まだ体力的にも余力があるため，人生の中でもっとも充実した時期であると思われた．

　しかし，21世紀になるとかなりその様相が変わってきた．現在，日本の企業の多くは60歳定年制を敷き，その後は減給される場合も多いが，一応65歳までの定年延長が認められというケースが多くなっている．共済年金や厚生年金受給者は年金が65歳支給となり，そこから年金暮らしがはじまる．しかし，企業によっては60歳で定年になるケースもまだ多いので，その場合は，60歳定年で悠々自適な生活は難しく，最低でも65歳，特に健康に異常がなければ70歳ぐらいまでは働く必要があると思われる時代になりつつある．

　さらに，1990年後半になり，企業の業績が次第に悪くなるとリストラが横行するようになり，50歳代はその危険性がもっとも高い世代といわれるようになってきた．

　日本のサラリーマンの代名詞のようにいわれた**終身雇用**と**年功序列**は崩れ，50歳代になっても心身ともに消耗することになり，50歳代の自殺，突然死や脳血管疾患および虚血性心疾患など（「過労死」などの事案）の労災補償の請求件数と認定件数は40歳代と比べてかなり高くなっている．

2．家庭生活の修復と老いのはじまり

　従来，日本のサラリーマンは仕事のみに生き甲斐を見出し，家庭を顧みない傾向が強く，夫の1日の家事労働時間は北欧では2時間から2時間半もあるのに対してわずか30分程度といわれてきた．そのため妻は独自の交友関係や趣味をもち，夫の定年退職後も自分の生き方をもっているのに対し，会社を辞めた夫はそのときになって妻との生活を修復しようとしてもうまくいかないこと

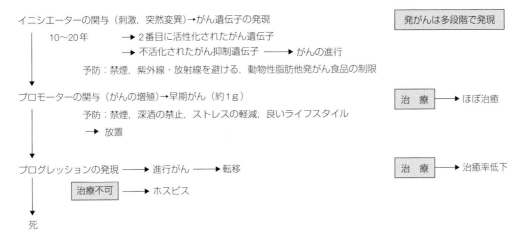

イニシエーターの関与（刺激，突然変異）→がん遺伝子の発現　　　　　発がんは多段階で発現

　　10〜20年　　　　→ 2番目に活性化されたがん遺伝子
　　　　　　　　　　→ 不活化されたがん抑制遺伝子 ──── がんの進行
　　　　予防：禁煙，紫外線・放射線を避ける，動物性脂肪他発がん食品の制限

プロモーターの関与（がんの増殖）→早期がん（約1g）　　　　　治　療 → ほぼ治癒
　　　　予防：禁煙，深酒の禁止，ストレスの軽減，良いライフスタイル
　　　　→ 放置

プログレッションの発現 ──→ 進行がん ──→ 転移　　　　　治　療 → 治癒率低下
　　　治療不可 ──→ ホスピス

死

図11-4　がんの進行と予防・治療

になり，熟年離婚もささやかれるようになってきている.

　さらに健康面でいうと，50歳代になると閉経に伴う女性ホルモンの低下から，女性の**更年期**が本格化し，血管運動神経症状（冷え性，動悸，めまい）や精神神経症状（頭痛，うつ傾向），骨塩量低下などの症状が出やすくなる．また，中年期に指摘された生活習慣病関連の検査値を気にしないで，そのままに放置しておくと，**三大死因**（悪性新生物，心疾患，脳血管疾患）をはじめとし，糖尿病や痛風の悪化が起こってくるのもこの時期である．特に発がんは熟年期になり，男女とも深刻な問題になる.

3．発がんのはじまり

　発がんは，図11-4にみられるように，何らかの刺激により起こる（イニシエーション）が，それががんとして認識されるまでの大きさになるためには喫煙，深酒，肉食に偏った食生活，高塩分摂取などの嗜好品や食生活の偏りのみならず，各種ライフスタイルやストレスの関与などが大きな意味をもつようになる（プロモーション）．そういう意味では思春期以降の生き方が重要になるので，早くからの健康問題に対する教育が重要になる.

4．部位別がんの生存率

1）がんの種類・進行度別，10年生存率

　予防対策がいくら十分であっても発がんを阻止できないことも多い（遺伝的要因，自然放射線や紫外線，新しい化学物質のように発がん性が把握されていないような物質の曝露等）ので，それに備えた対策も必要になる．そのもっとも重要なことは発がん部位により，全く予後が異なることである．**表11-1**にがんの種類別・ステージ別の**10年生存率**を示し，ステージ1から4までの生体に及ぼす影響を図11-5に示した．ステージ0や1の段階のがんを自覚

表 11−1 がんの種類・進行別 10 年生存率

がんの種類	ステージ1 (%)	ステージ2 (%)	ステージ3 (%)	ステージ4 (%)	全体 (%)
前立腺がん	100	100	100	44.7	98.7
女性の乳がん	99.1	90.4	68.3	16.0	87.5
子宮内膜がん	95.2	84.5	68.1	18.9	83.0
子宮頸がん	92.9	71.9	54.6	16.9	70.7
大腸がん	93.6	83.9	69.4	11.6	67.2
胃がん	90.9	59.3	34.6	6.9	66.0
ぼうこうがん	81.9	59.3	43.9	11.9	65.1
非小細胞肺がん	72.4	35.2	13.5	2.0	34.5
食道がん	68.2	37.4	18.8	5.8	33.6
肝細胞がん	33.4	18.9	9.2	2.2	21.8
肝内胆管がん	32.1	29.5	8.1	0	10.9
小細胞肺がん	35.7	18.9	11.6	1.8	9.1
すい臓がん	35.4	13.0	4.1	0.8	6.5

（NHK：がん患者の 10 年生存率 国立がん研究センターが公表．2021．https://www3.nhk.or.jp/news/html/20210427/k10012999831000.html.）

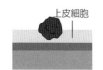
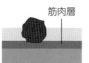
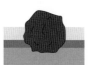

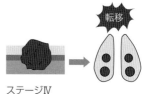

ステージ0
がん細胞が上皮細胞内にとどまっている．リンパ節への転移はない．

ステージⅠ
がん腫瘍が少し広がっているが，筋肉層でとどまっている．リンパ節への転移はない．

ステージⅡ
リンパ節への転移はないが，筋肉の層を超えて浸潤している．または，腫瘍は広がっていないが，弱若リンパ節への転移がみられる．

ステージⅢ
がん腫瘍が浸潤しており，リンパ節への転移もある．

ステージⅣ
がんが，はじめにできた原発巣を超えて，他の臓器へ転移している．

図 11−5 がんのステージ分類

（免疫療法コンサルジュ：がんのステージの分類と標準治療．https://wellbeinglink.com/treatment-map/cancer/standardtherapy/）

症状で見つけることは難しく，ステージ2でもよほどかすかなサインを見逃さなかった場合以外は難しいかもしれない（例えば性感染症にかかっていたり，生理が不順だったり，痔を持っていたりして日ごろから生殖器や肛門から微量な出血していたり，暴飲暴食や喫煙によって消化器系や呼吸器系の粘膜が荒れていて炎症を起こしたりすると，まず絶望的である）．

　最低限，年1回の会社や地方自治体で行われている検診に積極的に参加することは必須である．そういう意味では男女とも生殖器系や消化器系のがんはステージ1での10年生存率は良好である．一番問題なのは肝臓，胆嚢・胆管，膵臓系のがんで，たとえステージ1で見つかったとしても10年生存率は著しく低値を示している．そういう意味で，中年以降の人には毎年腹部超音波検査は必須である．

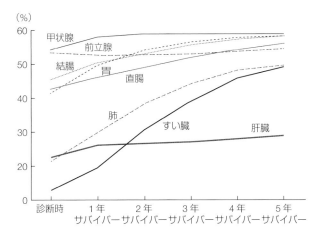

図11-6　ピリオド法によるサバイバー5年相対生存率
資料：独立行政法人国立がん研究センターがん対策情報センター

2）がんのピリオド法によるサバイバー5年相対生存率

　サバイバー生存率は，診断から一定年数後生存している者（サバイバー）の，その後の生存率である）（図11-6）．例えば，1年サバイバーの5年生存率は，診断（治療）から1年後に生存している者に限って算出した，その後の5年生存率である（診断からは合計6年後）．

　がんになって5年生存していると，その後，そのがんでの死亡は免れることが多いといわれるが，これはほとんどのがんで正しいと思われる．特に，比較的生存率が低い膵臓がん，肺がんでも，診断から5年後サバイバーの5年相対生存率は80％近い傾向がみられる．しかし，肝臓がんでは診断から5年経っても一向に上昇することなく，5年相対生存率は40％以下である．こうなると内臓肥満やB型やC型肝炎ウイルス保有者は特に予防が重要になると思われる．

5．がんの早期発見とがん予防

1）がんの原因と早期発見

　表11-2に各種がんの原因とそれらの早期発見法を示した．多くのがんの原因に共通しているのは，タバコ，アルコール，動物性高脂肪食，過剰食塩摂取，感染症などだが，そのほか多くの要因によって引き起こされている．これらは一口に言えば生活習慣病対策（「3．発がんのはじまり」にあるようにストレスも重要）を積極的に行えばある程度食い止められると思われる．

　左欄に日本とアメリカのがんの原因の寄与の大きさを示した（米国の場合は全体の要因の割合，日本の場合はそれらの中の予防可能な関連要因の比較と，多少の違いがあるが）．1位はいずれもタバコであるが，2位は大きく異なる．日本は胃がん，肝がんの罹患率が欧米人に比べ極端に多いため，2位に感染症が入ったが，米国は動物性脂肪の取りすぎからくるがんが多いためタバコに匹

米国におけるがんの危険寄与割合
タバコ：30％
食事：30％
運動不足，職業，遺伝，ウイルス・細菌，周産期・生育：各5％
生殖，アルコール，社会経済要因：各3％
（佐々木，2010）

現代日本のがんリスク要因
がん死の要因別PAF
男性，女性
喫煙（能動）：34.4, 6.2
間接喫煙：0.4, 1.6
感染要因：23.2, 19.4
飲酒：8.6, 2.5
塩分摂取：1.5, 1.2
過体重：0.5, 1.1
果物摂取不足：0.7, 0.8
野菜摂取不足：0.7, 0.4
運動不足：0.2, 0.4
（国立がん研究センター）

表 11-2　がんの原因と早期発見

肺癌	喫煙，大気汚染物質（塵埃），動物性高脂肪食，アスベスト（中皮腫：胸膜および腹膜の中皮のがん），早期発見が難しい，症状が出てからでは遅い，ポリープ性のものは発見しやすい
食道癌	アルコール（喫煙との相乗効果），熱い食事や刺激性の食事 早期より隣接臓器に浸潤し，周囲のリンパ節に転移しやすい
胃癌	過剰な食塩摂取，細菌（ヘリコバクター・ピロリ），カビ，熱いもの 早期発見・早期治療が可能，発見が遅れると治療が難しい
大腸癌	遺伝，動物性高脂肪食，結腸癌は運動不足，直腸癌は過度の運動 内視鏡検査で早期発見．70％を占める直腸と S 状結腸は潜血反応で早期発見・早期治療が可能
肝癌	C 型肝炎（60％弱），B 型肝炎（25％），薬物，過度の飲酒，肝硬変から肝癌へ，超音波診断，α フェトプロテインにより早期発見可能に
前立腺癌	動物性高脂肪食，直腸内診断，前立腺特異抗体（PSA）
乳癌	原因はよくわからないが，動物性高脂肪食の過剰摂取で差，家族性 自己検診（月経終了時），マンモグラフィ，乳癌は 5 年以上の再発も多い
子宮頸癌	パピローマウイルス，早期発見では治癒率高い
子宮体癌	エストロゲン，動物性高脂肪食．不正出血で気づく

表 11-3　がんを防ぐための新 12 カ条

1. たばこは吸わない
2. 他人のたばこの煙を避ける
3. お酒はほどほどに
4. バランスのとれた食生活を
5. 塩辛い食品は控えめに
6. 野菜や果物は不足にならないように
7. 適度に運動
8. 適切な体重維持
9. ウイルスや細菌の感染予防と治療
10. 定期的ながん検診を
11. 身体の異常に気がついたら，すぐに受診を
12. 正しいがん情報でがんを知ることから

（がん研究振興財団：がんを防ぐための新 12 カ条より作表）

敵するほどの割合を示している．ここで心配なのは，がんを発症させる感染症は今や予防法が確立され，今後は減少していくと思われるが，今の 20 歳代の人は男女ともに欧米人に匹敵するくらいの動物の肉を多食する傾向がある．特に気をつけてほしい．

2）がんを防ぐための新 12 条

　本章で述べてきたように，少し前の時代よりがんの死亡率（治癒率）は早期がんでは格段によくなってきたとはいえ，まだまだ多くの人にとってその罹患率や死亡率の多さ，治療の厳しさを考えると最も恐ろしい病気であることに間違いない．早期発見と早期治療はもっとも重要であるが，日常私たち誰もができることはやはりできるだけの予防ではないだろうか．改めてこの 12 条をかみしめてみよう！（表 11-3）

E．高齢者保健

1．老化と高齢社会

　高齢期を何歳からにするかは多少問題があるが，一般的にいわれる 65 歳以上というのは平均寿命 80 歳前後の先進諸国の人々にはあてはまらないと思われる．そういう意味では 70 歳が妥当な気がする．70 歳以上になるとほとんどの人が仕事から離れるし，家庭環境も子どもたちが離れ，夫婦か，独居世帯になるか，または孫との 3 世代同居という新しい形態に移行する．健康面では健康な人と虚弱な人との差が著しくなる．それは遺伝的な問題もあるが，今まで生きてきた生活の良否が影響されたものとも思われる．

1）老化のメカニズム

　一般に動物の**寿命**は代謝速度が関連するといわれる．それは体表面積とほぼ相関し，小さな動物ほど短命で大きな動物ほど長命になる．代謝速度は活性酸素産生能に連動しているから，**活性酸素産生能**が寿命を決めているということにもなる．人間を除くと限界寿命のもっとも長い哺乳動物はゾウ，カバ，ウマの順であり，もっとも短命なのはマウスやラットである．しかし，人は例外で，活性酸素産生説によれば本来人間の寿命は 30 歳ぐらいと思われるが，実際には 100 歳以上にもなる．それではもっとも適合するのは何かというと，実は寿命を決めているといわれる活性酸素を打ち消す**抗酸化物質**（スカベンジャー）の蓄積量によるといわれる．人間のビタミン C，ビタミン E，β カロチン，カテキン，ポリフェノールなどの抗酸化物質，スーパーオキシドディスムターゼやカタラーゼなどの生体成分としての酵素や尿酸などの脳,肝や血中の量は，他の動物の何倍もの濃度が含まれていることが明らかにされている．しかもこれと同じような働きは，好中球の貪食・活性酸素産生能の活性や，がん細胞やウイルスを攻撃して排除する NK 細胞活性の働きにもあり，これらの活性が適度な運動やストレスの回避や笑いなどの情動反応によっても変化することが知られるようになってきた．したがって，好ましいライフスタイルは人間の一生にとっても重要なことがわかってきて，老化の原因は活性酸素をいかに消去するかにかかってきているといわれるようになった．

　一方，遺伝子の中にも限界寿命を規定している仕組みがある．それは**テロメア**といい，各遺伝子の末端にはいくつもの同じ塩基配列をもつコードが並んでおり，分裂を繰り返すたびに 1 つずつ失われ，最後になるとそれ以上の細胞分裂はできず，**アポトーシス**という細胞の自己融解が起こり死んでしまうことになる．しかし，このしくみからくる加齢は人の死までにはかなり余裕があり，**早老症**（ハッチンソン・ギルフォード症候群）のような場合を除けば現在の人の限界寿命を意味しないと思われる．

表11−4　寝たきり高齢者および認知症高齢者の推移

年	65歳以上人口（万人）	高齢者の割合（%）	寝たきり高齢者（万人）			認知症高齢者（万人）		
			男性	女性	合計	男性	女性	合計
1990	148	12.0	29.3	52.1	81.4	31.1	69.3	84.4
2000	2,200	17.3	43.8	76.9	120.7	47.8	106.4	154.3
2025	3,635	30.5	83.7	144.8	228.5	100.5	211.0	321.5

（厚生労働省：長寿科学総合研究の発表（Trim Japan平成5年4月号）.）

2）高齢社会とその担い手

　図3−2（p.36）に過去・現在・未来の人口ピラミッドの推移を示した．日本の生産年齢人口は高度成長期以来ほぼ70%近い数字で推移してきたが，1995年を境に減少傾向に転じ，2014年には61.3%，2021年には59.4%になった．一方，高齢者（65歳以上）人口は1985年に10%，2005年に20%を超えて以来急速に増加し，2021年には29.1%に達した．したがって，15歳未満の年少人口と老年人口を加えた従属人口（働き手でない人口）と生産年齢人口との比は高度成長期以来ほぼ45対100を維持してきたが，2005年に従属人口が50を上回って以降は増加し続け，今世紀半ばにはほぼ1対1になることが予想されている．そうなると，働き手1人が働いていない人1人を養うことになる．そのときの高齢化率（65歳以上の高齢者）は現在の大学生の生まれた21世紀初めのほぼ倍の40%にもなると予想されている．現在の大学生が高齢者の仲間入りをするときは，そういう時代であることを肝に銘じておかなくてはならない．

3）寝たきりと認知症の高齢者

　元気な高齢者であればよいが，実際には寝たきりや認知症の高齢者がさらに増加していくことが予想されている（表11−4）．日本の高齢者施設の寝たきり高齢者は35%にもなるといわれるが，欧米諸国ではどこの国でも5〜6%である．その差は日本の医療施設や介護施設が寝たきりを誘導していることになる．今後もこのような状態が続くと2025年の寝たきりや認知症の高齢者は，2000年のほぼ2倍にあたる，228万人と321万人にもなることが推定されている．これに対して寝たきりや認知症の高齢者を施設介護する介護老人福祉施設（特別養護老人ホーム）は2013年現在わずか47万床しかなく，現在でもどこの施設も入居者は何十人から何百人待ちの状態が実情である．そう考えると今後は在宅が充実されなくてはならないと思うが，実際には共働き家庭が増えたのと，ますます少子高齢化社会になり，介護の担い手がいなくなる状況になり，このままの状況が続くと日本の高齢者は悲惨な状況に追い込まれることになると思われる．早急な抜本的改革が求められている．

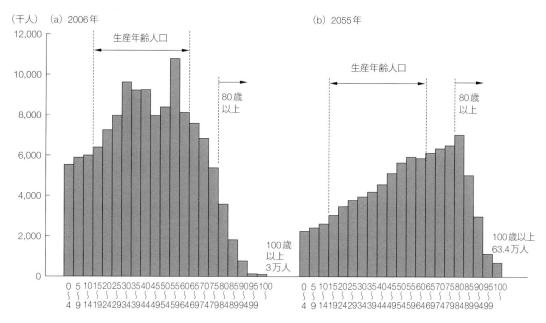

図 11－8　2006 年（a）と 2055 年（b）の人口ピラミッドの比較

２．少子高齢化社会の高齢者－自立と生きがいの追求－

1）少子高齢化社会の厳しい現実

　10 年後の日本でもかなり厳しい状況であるが，現在の大学生が高齢者になる 40 年後の日本（2055 年頃）の社会はどうなっているのだろうか．**図 11－8** をみると，21 世紀初めの人口ピラミッドと 2055 年の人口ピラミッドはまったく異質な構造になっていることがわかる．現在はまだ労働人口の 20 歳代から 60 歳代前半にピークがあるが，2055 年では 80 歳代前半がピークで，真の労働人口と思われる 20 歳代前半から 60 歳代前半の合計と 10 歳代以下と 65 歳以上の人口を足した従属人口とがほぼ等しいことを示している．このことは現在と労働環境が変わらなければ，1 人の働き手が 1 人の働いていない人を扶養することを意味している．

　さらに深刻なのは，寝たきりや認知症の高齢者の割合が増える 85 歳以上の高齢者は 21 世紀初めには約 300 万人であるが，2050 年には 1,000 万人を超え，人口の 11.4 ％を占めるに至ることである．同様に，100 歳以上の高齢者は現在急速に増えたとはいえ，まだ 3 万人（1970 年からみると 100 倍）であるが，2055 年には現在の 20 倍以上の 63 万人にもなる（1,000 人に対し 7 人が 100 歳以上！）（**表 11－5**）．このような状況の日本で生き抜くためにどうしたらよいのだろうか．

2）社会保障財源の確保

　今の若い人がこの現実を真摯に受け止めて今からその対応を行わない限り，この現実を乗り越えることは難しいと思われる．そのためにどのようなことを

表11-5 日本の総人口と85歳以上および100歳以上高齢者の推移

年	人 口		
	総人口	85歳以上（%）	100歳以上
1970	103,720,000	295,611 （ 0.28）	310
1980	117,060,000	523,970 （ 0.44）	968
1990	123,611,000	1,124,677 （ 0.90）	3,298
2000	126,925,000	2,233,348 （ 1.75）	13,160
2006	127,767,000	3,095,000 （ 2.42）	30,000
推計値			
2030	115,224,000	8,487,000 （ 7.36）	273,000
2055	89,930,000	10,267,000 （11.41）	634,000

表11-6 これからの日本で健康で生きがいのある暮らしを続けることのために

国が行うこと	年金制度，健康保険制度の維持→これを行うためには，日本以外のサミット6カ国の合計より多いといわれる公共事業費をサミット6カ国の平均にまで抑え，そこからの財源を社会保障費に充てる．バラマキ的な政策でなく，効率的な社会システムを構築するために予算を使用すること．
市町村が行うこと	米国の「ヘルシーピープル2000」をモデルにした「健康日本21」の達成率を米国なみに上げること．予防接種，検診体制を米国なみに強化し，住民に，医療に頼るより病気にならないこと（予防医学の徹底）を訴え，幼稚園児から徹底的に教育すること．
未成年者が行うこと	自分の将来に対して，今何をなすべきか明確な進路設計を立てさせ，それを実行させるような教育を行うこと．少子高齢化が極端に進行するこれからの日本は，今までのような危機管理意識の希薄な日本人であってはならないことをいつの時代でも強調して，自覚をもたせること．特に生活習慣病の芽となる悪いライフスタイルを習慣としないような教育を行う．現代の教育現場で問題になっているような一人一人の生き方にマイナスになるような要因は厳しく取り除き，協調して日本社会を豊かにする方策を考えていくことを徹底させる．
勤労者が行うこと	未曾有の少子高齢化社会にあっては，好むと好まざるとにかかわらず，これからは男女ともにフルタイムの職をもつ必要性があり，世界との競争にあっては生産性を上げていかなくてはならない．そのためには日本人特有な集団意識を捨て，個々の能力を発揮できるような体制を作ること．従来のような男社会意識を捨て，家庭内にあっては夫婦協調して，家事を分担し，特に，子どもとの触れ合いを大事にする．これらのことを遂行するためには生活習慣病の芽を摘んでいき，良いライフスタイルを行うこと．それが結果的には医療費や介護費用を低減させることにもなる．
高齢者が行うこと	労働人口の低下を防ぐためにも，年金支給年齢をできるだけ上げていくためにも働ける時まで働く．ただ年金をもらうのではなく，自分のもっている技能でどんな小さなことでも社会貢献する．何歳になってもとりあえず，自分の身の回りのことは自分で行うという強い精神力をもつこと．寝たきりにならないように持病の悪化を常に防ぐように留意する．そのためにバランスの良い栄養と運動習慣を欠かさないようにする．

行うべきか対応策を考えたのが**表11-6**である．

　高齢者が安心して生きていくためには年金制度と医療保険制度は今後も維持しなくてはならないが，働いている間にせっかく社会保険をかけ続けても，今後どの程度の年金が支給されるかは微妙な段階になっている．さらに，1973年1月から施行されたいわゆる高齢者医療無料化（自己負担を公費で負担）制度は，2001年1月に1割負担（2022年からは厚生年金受給者の多くが2割負

担に），2002 年 10 月からは現役なみ所得者は 2 割負担（2006 年からは 3 割負担）が実施されるというように，なし崩し的に負担増が実施されてきた．もはや高齢者医療無料化制度は崩壊したといってもよい状態になった．同様に組合健保加入者などの給付も従来無料であった被保険者に対し，1983 年には 1 割負担，1997 年には 2 割負担，2003 年には 3〜69 歳の給付率をすべての保険制度で一律に 3 割とし，すべて国保並みとするようになる等，年々給付率は低下している．このように年金も，医療保険も給付がどんどん低下していくと，歳を取って病気になってもどうにかやっていけると思っていた人々にとって，不安な老後が待ち構えていることになる．国はそれを解決するために，税制の抜本的な見直しを行い，日本 1 国の公共事業費がサミット 7 カ国のうちの日本を除いた 6 カ国の合計よりも多いという現実を是正し，バラマキ的な政策ではなく，効率的な社会システム構築に向けての財源確保を実現することが必要である．

3）大切な予防医学的視点の政策決定

このような現状を考えるなら，1960 年以降治療に重点を置いてきた日本の医療政策はすでに限界にきていると思われるが，日本ではいまだに予防医学を重点的に行う体制が整っていないばかりか，逆行している恐れもある．米国では徹底したがん削減目標を立て，禁煙やがん検診の徹底を国が膨大な予算で推進し，がん死亡率の減少を達成しているが，日本では禁煙の徹底さえできない状況であるばかりか，これほどがんの早期発見の重要性が叫ばれている中，政府はこれらの関連予算を国から地方に降ろすことを実施し，財源のない地方自治体レベルの検診体制が後退しつつさえある．さらに，予防効果としてはもっとも顕著な効果が得られると思われる予防接種プログラムさえ，日本は世界の趨勢と大きくかけ離れている．例えば，一生のうちに誰でもかかるような麻しん，風しん，ムンプス，水痘のような疾病予防のためのワクチン接種を徹底的に実施しておけば，**4 種混合ワクチン**でたった 2 回（追加接種も含め）のワクチン接種で，毎年何十万という人がこの 4 種類の病気にならないで済む（4 種類合計すれば数百万人分）ため医療費の節約効果は莫大なものになるばかりでなく，個人にとっても不愉快な症状から免れ，学校や会社を休まないですむという大きな恩恵を受けることになる．米国では 3 種混合ワクチンを 30 年も前から徹底して接種して，さらに 2007 年からは水痘を加えて 4 種混合ワクチンを接種し，もはやこの 4 種の疾病がほとんど起こらない体制ができあがりつつある．

4）国民全体が協調して健康で闘値闘値人生を切り開いていく

予防医学は病気になって医療機関にかかるような受け身では効果がなく，自分で自分の健康を守るという強い意志のもと，日々努力を惜しまないとできない．これを達成するためには小さい頃からの教育が重要である．一人ひとりの命や健康を守るという視点が行き渡れば，お互いに傷つけあうような愚かな行

表 11-7 理想的な人の一生

人生の歩み	影響を与える因子	
生を受ける ↓	親の影響（人種，国籍，貧富，遺伝）	健康
育つ ↓	環境，知能，性格，体格	
学ぶ ↓	学力，運動能力，交友関係，師弟関係	
勤める ↓	職場環境，適性，やりがいのある仕事，横の関係・縦の関係，所得	
家庭 ↓	夫婦関係，親子関係，姻戚関係，近所づきあい，住居	
第1線を退く ↓	生きがい，趣味，ボランティア，孫	
老後の生活	穏やかな性格，円満な家庭関係，ライフワーク，十分な所得，長寿	

為はしなくなるのではないだろうか．日本人はとかく集団で何かに立ち向かい，個人の生き方を封じることがある．一人ひとりが付和雷同するのでなく，協調して物事に向かっていかなくては日本人一人ひとりの未来は暗い物になるであろう．これからの50年先は人類がいまだ経験したことがない老人社会になるのであり，社会にあっても，家庭内にあっても協調しつつ，一人ひとりはなるべく自立して健康な一生を終えなくてはならない．

5）理想的な人の一生

　人生80年時代を生き抜いていくわれわれにとって何が理想的な一生であるかは一人ひとり違うと思うが，無難な一生と思われる生き方としては，**表11－7**に示されているようなものではないだろうか．人間どこでどのような状態で生まれてきたかはその人の一生を左右するものであろう．紛争のない，社会保障の行き届いた文明国に生まれ，親の愛情を一身に受けて豊かな環境で育つことは理想的であるが，多くの日本人はその範ちゅうにあるといっても過言でないと思われる．もし自分の受けた環境が好ましいものでなかったら，自分の子どもや周囲の人がそれに悩まない状況をつくるように努力をしなくてはならない．さらに，大多数の人は自分の得意なことを見出すことができれば，自分の努力によりある程度の道を切り開くことは可能であると思われる．職業は千差万別である．人のためになることならばどの職業も適職である．自分自身の適性を見出すことは難しいが，いろいろな経験をふまえることにより次第に明らかになってくる．とりあえずいろいろなものにチャレンジし，努力して自分自身の適職を見出すことが大切である．

　どの時代でも人生にとってもっとも重要なのは，元気に自活できる健康を備えていることではないだろうか．これからのわれわれの人生は国や地方自治体や子どもの世話になって生きたいと願うのは間違いである．とりあえず自分の一生は自分で切り開いていく覚悟は誰もがもつべきであり，それに向かって努力する必要がある．現在の日本人の多くは寝たきりや認知症に誰でもなるので

はないかという危惧を抱いてはいないだろうか．前述したように自ら好んで医
療機関や介護施設に入りたいと思わなければ，そうたやすく寝たきり高齢者に
なることはない．日本の寝たきり高齢者はつくられたものと思ってもよい．し
かし，自活は自らが健康の維持増進に努めることによってなされるわけで，たっ
た1つのけがでさえも致命的なものにならないとも限らない．

　21世紀後半に老後を迎えることになる本書の使用者がどのような老後を迎
えるかは，これからの勉学や仕事や家庭生活如何にかかわってくると思われる．
自分が置かれている状況を見極めて，自分の適性を見つめ，予防医学の教えを
実践し，悔いない一生を送ることを願わずにいられない．

◆　文　献　◆

母子愛育会，日本子ども家庭総合研究所：日本子ども資料年鑑2009．KTC中央出版，
　2009．
がん研究振興財団：がんを防ぐための新12カ条．https://www.fpcr.or.jp/data_files/
　view/75/mode:inline
厚生労働省生活習慣病対策室：厚生労働省のメタボ政策について．https://www.
　mhlw.go.jtp/bunya/kenkou/seikatsu/pdf/ikk-a20.pdf
久保田建夫：エピジェネティクスからみた精神発達障害．保健の科学，52（1）：41
　－46，2010．
免疫療法コンサルジュ：がんのステージの分類と標準治療．https://wellbeinglink.
　com/treatment-map/cancer/standardtherapy/
NHK：がん患者の10年生存率 国立がん研究センターが公表．2021．https://www3.
　nhk.or.jp/news/html/20210427/k10012999831000.html．
佐々木治一郎：がん．敷地内禁煙と禁煙外来実践の要点－受動喫煙のない環境のた
　めに－（2010年公開版），pp7－14，くまもと禁煙推進フォーラム，2010．
社会実情データ図録：https://honkawa2.sakura.ne.jp/1520.html

●●●

第 12 章　　　　産業保健

●●●

▌A．労働と健康

　社会を中心となって支えているのは労働者であり，労働者の健康確保は重要課題である．そのためには労働・職業上の問題を考えないわけにはいかない．

　産業保健（労働衛生）の目的は，職業に関連した疾病・障害を予防し，健康リスクを低減させ，すべての労働者の身体的・精神的・社会的健康状態を高め，労働者の労働生活の質の向上と高い生産性を確保することである．そのためには，専門的かつ組織的な取り組みが必要である．

1．職業病の変遷

　労働による健康障害は，紀元前にヒポクラテスが鉛中毒について，アリストテレスが**一酸化炭素中毒**について報告している．また，日本でも奈良の大仏建立に従事した労働者には，水銀中毒の発生が推定され，江戸時代の鉱山労働者にはじん肺の症状がみられ，「よろけ」とよばれた．1700 年にイタリアのRamazzini によって出版された「**働く人々の病気**」には，鉱山労働者（じん肺），画家（鉛中毒），鍛冶屋（眼疾患），ガラス細工職人等の数多くの職業病が記載されている．その後，産業革命時には労働環境が悪化し，英国では世界最初の労働者の健康保護を目的とする「**公衆衛生法**」が制定された（1848 年）．

　日本の最初の労働者保護法は，石原修の尽力により 1911 年に制定された「**工場法**」である．その後，1947 年には「日本国憲法」で労働条件の最低基準と労働者保護が規定され，同年に「**労働基準法**」が制定された．1972 年には「労働基準法」の安全と衛生にかかわる規定が，「**労働安全衛生法**」（安衛法）として制定され，事業者責任が明確化された．その後，適正な作業環境確保の重要性が認識され，「**作業環境測定法**」が 1975 年に制定された．安衛法が定められた結果，休業 4 日以上の死傷者数，死亡者数とも激減したが，近年その減少は鈍化傾向にあり，2020 年の死亡者数は 802 人となっている（**図 12-1**）．

　約半世紀の**産業別就業者**の割合を概観すると，わが国の**産業構造**の変化・特徴がよくわかる（**図 12-2**）．農林水産業等の第 1 次産業および建設業・製造業等の第 2 次産業が減少し，医療，福祉，サービス業などのいわゆる**第 3 次産業**が増加し，2020 年の産業別就業者の割合はそれぞれ 3.2 %，23.1 %，73.8 %である．

　産業技術の進歩，産業構造の変化，人口の高齢化などにより，テクノストレ

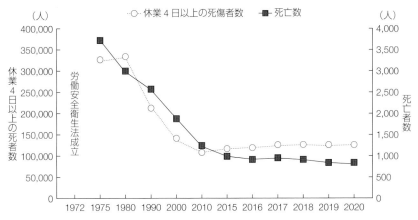

図 12-1　労働災害発生状況の推移
（厚生労働省労働基準局安全衛生部安全課：平成 30 年　労働災害発生状況. 2019. より作成）

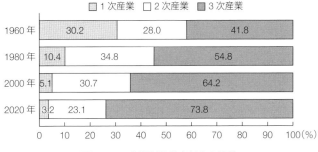

図 12-2　産業別就業者割合の推移
（総務省統計局：令和 2 年国勢調査　産業等基本集計結果. 2020. より作成）

スやメンタルヘルス問題，過労死等の新たな問題も生じ，それらの対策として
「仕事と生活の調和（ワーク・ライフ・バランス）」の実現等の取り組みがなされてきたが，労働者の約 6 割が非正規労働者であるなど，新たな課題が発出している．

2．心とからだの健康づくり

　「事業場における労働者の健康保持増進活動のための指針」（1988 年）が定められ，労働者の健康保持増進を普及するために，「**心とからだの健康づくり活動（トータル・ヘルスプロモーション・プラン：THP）**」に取り組むことが求められた．労働災害の防止に留まらず，より積極的に健康の増進を図ろうとする計画である．健康測定のほかに運動指導，保健指導（睡眠，喫煙・飲酒など），心理相談，栄養指導，の項目が設けられている（**図 12-3**：厚生労働統計協会，2021）．
　近年は精神障害等による労災認定件数が高い水準で推移していること等から，「労働者の心の健康の保持増進のための指針」（2006 年）にもとづく職場におけるメンタルヘルス対策の取り組みが重要な課題となっていた．2015 年

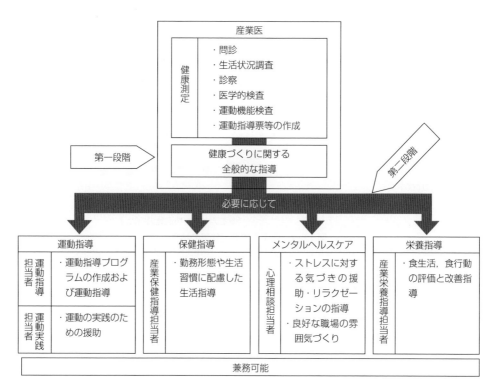

図 12-3　THP における健康づくりスタッフと役割
（厚生労働統計協会：国民衛生の動向 2019/2020. p. 334, 2019.）

ストレスチェック制度
改正安衛法（平成 27 年 12 月 1 日施行）により，事業者に労働者のストレスチェックと面接指導の実施等を義務付ける制度が創設された．労働者自身のストレスへの気付きを促し，ストレスの原因となる職場環境の改善につなげ，労働者のメンタルヘルス不調の未然防止（一次予防）を目的としている．

労働安全衛生マネジメントシステムを行う際の 3 つのポイント
① リスクアセスメントの実施（危険または有害要因の発見），② Plan（計画）−Do（実施）−Check（評価）−（改善）の PDCA サイクルの実施，③ 組織化・手順化・文書化・記録化である．

からは**ストレスチェック制度**（左欄参照）が導入され，労働者の心の不調に早期に気づき，適切な対処を行い，心の健康が確保される職場の実現を目指している（本章 E「2．職域におけるメンタルヘルス」参照．p. 198）．

3．労働安全衛生マネジメントシステムとリスクアセスメント

　近年，労働災害の減少率が鈍化してきている．そこで災害ゼロから危険ゼロをめざす，「先取り型の安全管理の徹底」ともいうべき安全衛生管理の新しい潮流の時代になった．過去の災害を教訓として学ぶ時代から，危険有害要因を事前に摘み取る時代になった．その具体的方法として，「労働安全衛生マネジメントシステムに関する指針」（1999 年）が出され，労働災害のさらなる減少と安全衛生水準の向上をめざしてきた（左欄参照）．

　その重要な手法がリスクアセスメントである．2005 年の改正安衛法第 28 条の 2 にリスクアセスメント条項が新設され，2006 年 4 月 1 日からの施行に伴いリスクアセスメントが義務付けられている．リスクアセスメントとは，職場における労働災害，健康障害の発生危険の度合いを「リスク」としてとらえ，危険有害要因（災害と健康障害の要因）ごとのリスクの大小を評価して，重要なものから災害・危険防止対策の優先順位を決めて実施するための安全衛生管理手法の 1 つである．リスクは災害の発生可能性と重大性から評価される．

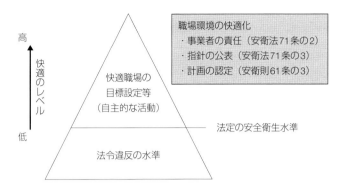

図 12-4　法定の安全衛生水準と職場の快適化との関係
（厚生労働省：快適職場指針.）

4．快適職場づくり

　快適職場の促進は，安衛法第 1 条の目的に安全・健康の確保とともに明記されている．快適職場環境が求められる背景には，①労働態様の変化と疲労・ストレスの増大，②労働者の意識の変化，③職場における高齢者と女性の増加等がある．

　快適職場づくりの基本的考え方は，仕事による疲労やストレスを感じることの少ない，働きやすい職場の実現である（1992 年）．快適職場づくりを検討するにあたっては，①継続的かつ計画的な取り組み，②労働者の意見の反映，③個人差への配慮，潤いへの配慮が大切である（**図 12-4**）．

　快適職場づくりの 1 つに受動喫煙防止がある．2015 年より施行された健康増進法には，職場での受動喫煙防止対策が含まれている．この法律により，事業所では分煙（実施困難な場合は禁煙）が義務化された．

B．労働災害

1．労働災害とは

　高度な産業社会では数多くの重大な事故が引き起こされ，大きな犠牲を払ってきた．労働災害とは労働者の就業にかかわる建設物，設備，原材料などにより，または作業行動その他業務に起因して労働者が負傷し，疾病にかかり，または死亡することをいう．労働災害のうち死亡災害は建設業（309 人，全体の33.9 ％），製造業（183 人，20.1 ％），陸上貨物運送業（102 人，11.2 ％）で多く起きている（2020 年）．事業規模別労働災害発生率によると，中小零細企業での発生率が高い．**疾病分類別業務上疾病者数**（2020 年）の約 7 割は業務上の負傷に起因する疾病である（左欄）．

疾病分類別業務上疾病者数（2020 年）

①負傷に起因する疾病 6,533 人．この中でも災害性腰痛が 5,582 人
②物理的因子による疾病 1,214 人
③作業態様に起因する疾病 462 人
④化学物質による疾病 241 人
⑤じん肺およびじん肺の合併症 127 人
⑥その他の疾病 6,461 人．新型コロナウイルス感染症のり患によるもの（6,041 人）を含む．
（厚生労働省：業務上疾病調査．労働衛生のしおり令和 3 年度，p. 19, 2021.）

労働三法
・労働基準法（労基法）
・労働組合法（労組法）
・労働者災害補償保険法
　（労災保険法）

労働法の分類
・個別的労働関係法：労働基準法，労働者災害補償保険法，労働安全衛生法等
・労働市場規制法：職業安定法，高齢者雇用安定法，障害者雇用促進法，労働者派遣法等
・集団的労働関係法：労働組合法，労働関係調整法等
・公共部門労働法：国家公務員法，地方公務員法等

2．労働災害の認定

　労働者が業務の遂行状況下にあり，その業務と災害との間に因果関係が示されれば労働災害と認められる．労働災害に遭った労働者へは療養補償（診察・治療，入院，看護，移送などの給付），休業補償（平均賃金の60％が支給），傷害補償（身体に障害が残った場合に，障害等級に応じ，年金または一時金の支給），遺族補償（死亡者の遺族に，年金または一時金の支給）の給付が**労働三法**（左欄参照）のひとつである「労働者災害補償保険法」で定められている．

C．労働安全衛生法と労働安全衛生対策

　労働法とは労働条件や労働者の権利を守るためのいくつかの具体的な法律の総称で，個別的労働関係法，労働市場規制法，集団的労働関係法，公共部門労働法に分けられる．労働衛生の範囲では主に個別的労働関係法を扱う．労働衛生関連法令の歴史的推移を図12-5に示す．

1．労働基準法・労働安全衛生法・作業環境測定法

1）労働基準法
　契約自由の原則の中で，経済的弱者である労働者について，低賃金，長時間労働という劣悪な労働条件を甘受せしめる結果となることなく，労働者に健康

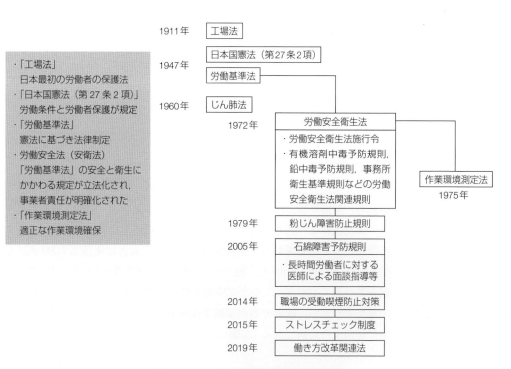

図12-5　日本の労働衛生関係法令の推移

で文化的な生活を保障することを目的とした法律である.

最低限の労働条件,差別の禁止,労働契約,賃金,労働時間・休憩・休日,災害補償,就業規則などが定められている.

労働契約上の紛争は多く,それらの問題解決のために**労働契約法**が新たに制定,施行(2008 年)された.労働契約の締結にあたっては,労使は第 3 条に定められた締結ルールに配慮することが求められている.2019 年からは,働き方改革関連法として労働時間,休日,労働契約に関する規則が大きく変わった.

＜主な働き方改革関連法＞

年次有給休暇の確実な取得:年 10 日以上の有給休暇が付与される労働者に対して使用者は,年 5 日は取得させなければならない.　時間外労働の上限:残業時間の上限を原則として月 45 時間,年 360 時間とする.臨時的な特別の事情あり労使が合意する場合には月 100 時間(ただし複数月平均 80 時間),年 720 時間とする.

高度プロフェッショナル制度:アナリスト,コンサルタント,研究開発などの高度の専門的知識等を必要とし,その性質上従事した時間と従事して得た成果との関連性が通常高くないと認められる業務(年収 1075 万円以上,本人が同意する場合)で,労働基準法の労働時間,割増賃金,休日(ただし最低年休 104 日は必要)等に関する規定を適用しない制度.

2) 労働安全衛生法(安衛法)

安衛法は「労働基準法」と相まって,働く人々の安全と健康を確保するとともに,快適な職場環境の形成を促進することを目的としている.

労働上の危害防止のための措置として事業者,請負関係,場所または物の管理権限の 3 つの点から規制を行っている.また,機械等に関する規制,危険物および有害物に関する規制,さらに安全衛生教育について定めているほか,多くの関連法規がある(左欄).

2006 年改正では,過労死対策としての長時間労働者の医師による面接指導の実施,リスクアセスメントとしての危険性・有害性などの調査および必要な措置の実施など,11 項目が,2015 年改正では,化学物質管理の見直し,ストレスチェック制度制定,受動喫煙防止対策が新たに加わった.

3) 作業環境測定法

労働災害の防止には,作業環境測定により有害・危険な作業環境を把握する重要性が認識されてきた.労働安全衛生法と相まって,作業環境の測定に関し,**作業環境測定士**の資格などについて必要な事項を定めることにより,適正な作業環境を確保し,職場における労働者の健康を保持することを目的とする(第 1 条)法律である.

安衛法の関連法規
「じん肺法」,「労働安全衛生規則」,「有機溶剤中毒予防規則」,「鉛中毒予防規則」,「四アルキル鉛中毒予防規則」,「特定化学物質障害予防規則」,「高気圧作業安全衛生規則」,「電離放射線障害防止規則」,「酸素欠乏症等防止規則」,「粉じん障害防止規則」,「石綿障害予防規則」,「事務所衛生基準規則」「機械等検定規則」などがある.

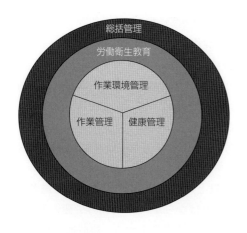

図12-6　総合的労働衛生管理
労働災害を防ぐためには作業環境管理，作業管理，健康管理の「労働衛生の3管理」が連携して行われなければならない．労働者個人が労働災害を防がなくてはならないという意識をもたせる労働衛生教育，その他の関連業務である総括管理がある．（高田）

労働衛生の管理機能
①個別的機能（レベルⅠ）：個人の疾病あるいは傷病を対象，②管理的機能（レベルⅡ）：生涯にかかわる個人の健康問題を対象，③組織的機能（レベルⅢ）：企業集団とその管理システム（事業所ごとの比較など）を対象としたマネジメントがある．

健康診断の種類
・雇入時健康診断
・定期健康診断：雇用中に年1回健康診断を行う．一般定期健康診断の有所見率は増加を続け，2020年度では58.5％に上っている．
・特定業務従事者の健康診断：深夜業を含め，衛生上有害な業務．年2回となる．
・海外派遣労働者の健康診断：6カ月以上海外に派遣される労働者を対象，派遣の前後に実施．
・特殊健康診断：粉じん作業，放射線業務，製造禁止物質・特定化学物質等の製造および取扱業務，鉛業務，特定の有機溶剤業務他7つの業務．

2．労働安全衛生対策と健康診断

　労働災害を防ぐためには職場環境を向上させ，危険な方法や無理な姿勢での作業をなくすなど，専門的かつ組織的に取り組む必要がある．また，これらのことを労働者が理解し，正しく規則を守ることも必要である．

　産業保健の「専門的取り組み」として，3管理と呼ばれている「作業環境管理」，「作業管理」，「健康管理」と労働衛生教育および総括管理が実施されている（**図12-6**）．また，対象レベルごとの労働衛生の管理機能を左欄に示す．

1）作業環境管理

　従来の労働衛生管理は，健康診断による健康管理のサイクル（後追いの管理）であったが，現在は作業環境測定を中心とした作業環境管理のサイクル（先取りの管理）である．

　作業環境管理とは，品質管理の考え方と同じように，作業環境を良い状態に保ち，不適切な環境によって生じる健康障害を防止することを目的としている．例えば，特定化学物質のような有害物質を使用する職場では，空気中にこれらの有害物質を発生させないことが作業環境管理の役割である（**表12-1**）．

　作業環境中有害物濃度は場所，時刻，作業内容等の種々の条件によって大きく変化し，またその濃度幅は非常に大きい．そこで，労働者の環境の実態を客観的に正しく把握するために「作業環境測定」（デザイン－サンプリング－分析の一連の手続き）を行い，環境改善対策の必要性の有無などを判断する情報を得ている．

2）作業管理

　作業管理とは，職業性疾病を作業態様の観点から防止することを目的とした管理である．そのためには道具・設備の問題の有無を把握し，作業手順および姿勢の検討・改善を行い，必要であれば保護具などの使用を義務づける必要がある．有害物質を使用する職場では保護具としてマスクを使用し，曝露時間を短くするなどの対策をする必要がある（**表12-1**）．また，パソコンなど情報

表 12-1　有害物質に対する管理の対象と健康障害防止措置の関係

	管理の対象	管理の内容	管理の目的	指標
作業環境管理	有害物発散量	物質の代替		
	環境気中濃度	設備の密閉	発散の抑制	環境気中濃度
		局所排気		
作業管理	体内侵入量	呼吸用保護具の使用	侵入の抑制	曝露濃度(曝露量)
健康管理	健康影響	配置転換	障害予防	健康診断結果

機器作業による労働者の疲労を軽減するために 1 連続作業では 1 時間を越えないようにし，10〜15 分の休止時間を設けるなどの対策を講じている．

3）健康管理

　健康管理は，単なる業務上疾病を見つけ治療する臨床医学ではなく，対象労働者のあらゆる健康異常の予防から，健康づくりまでの広い範囲を含んでいる（表 12-1）．中心的内容は健康診断とその事後措置，保健指導，健康増進，衛生教育などである．最近の健康管理では 2 次予防に重点を置いていた従来の対策に加え，1 次予防を中心に推進するなどの特徴があげられる．

4）健康診断

　健康診断には一般健康診断，**特殊健康診断**等があり，一般健康診断にはさらに雇入時健康診断，定期健康診断，特定業務従事者の健康診断，海外派遣労働者の健康診断等がある（左欄参照）．また，職場を離れても進行するじん肺，がんなどについては，離職後も管理を行う．

D．産業保健従事者

　産業保健の「組織的取り組み」として，法的には労働衛生管理体制として実施されている．産業保健従事者で構成され，各種委員会を中心として実施される（左欄参照）．

1．総括安全衛生管理者

　一定の規模以上の事業場で選任され（表 12-2），安全管理者，衛生管理者の指揮監督，労働者の危険または健康障害を防止するための措置などの業務を統括管理する．

衛生委員会，安全委員会，安全衛生委員会
健康障害を防止し，健康保持増進を図るための基本対策に関することを審議し，労働者の危険を防止するための基本対策や労災の原因および再発対策に関する事項を審議．委員会は毎月 1 回以上開催．構成メンバーの半数は，労働者側を代表とする者でなければならない．安全委員会および衛生委員会を設けなければならないときは，それぞれの委員会の設置に代えて安全衛生委員会を設立することができる．

表 12-2　総括安全衛生管理者の選任が必要な事業場

業　種	事業規模 （常時使用する労働者数）
林業，鉱業，建設業，運送業，清掃業	100 人以上
製造業，電気業，ガス業，熱供給業，水道業，通信業，各種商品卸売・小売業，旅館業他	300 人以上
その他の業種	1,000 人以上

表 12-3　選任しなければならない衛生管理者の人数

事業場の規模 （常時使用する労働者数）	衛生管理者の数
50～200 人	1 人
201～500 人	2 人
501～1,000 人	3 人
1,001～2,000 人	4 人
2,001～3,000 人	5 人
3,001 人以上	6 人

常時 1,000 人を超える事業所では衛生管理者のうち少なくとも 1 人を専任とする．

２．安全管理者

　常時使用する労働者数が 50 人以上の林業，鉱業，建設業，運送業，製造業などの危険な事業場で選任され，安全にかかわる技術的事項の管理を行う．

３．衛生管理者

　常時 50 人以上の労働者を使用する事業場で選任され，衛生にかかわる技術的事項の管理および職場巡視（毎週 1 回以上）を行い，労働者の健康障害を防止するための必要な措置を講ずる．衛生管理者の人数と専任の必要性も事業場の規模によって定められている（**表 12-3**）．常時使用する労働者が 10～49 人の事業所では「**安全衛生推進者及び衛生推進者**」が選任され，安全衛生管理者の職務を担当する．

４．産業医

　常時 50 人以上の労働者を使用するすべての事業場で選任され，事業者の直接の指揮監督のもとで労働者の健康管理にあたり，事業者に対し労働者の健康管理について必要な勧告をすることができる．また，労働者の健康障害の防止に関して，総括安全衛生管理者に対する勧告または衛生管理者に対する指導・助言をすることができる．毎月 1 回以上職場巡視を行う．また，働き方改革関連法案により労働者に対する面接指導や健康相談が強化されている．

指定作業場
有害な業務を行う屋内作業場，その他の作業場で，粉じん，放射性物質，特定化学物質等，鉛，有機溶剤を扱う 5 つの作業場をいう．作業環境測定士が測定しなければならない作業場である．

５．そのほか

　「**作業主任者**」は労働災害防止のために，政令で定められた危険な作業に応じて選定される．危険な作業とは有機溶剤作業，鉛作業，特定化学物質等取扱作業，酸素欠乏危険作業，エックス線作業などである．
　「**作業環境測定士**」は有害・危険な労働現場（**指定作業場**）（左欄参照）の作

業環境測定を行い，測定データは法的に公認される．

E．職業と健康障害

1．現在の産業保健の問題点と健康増進活動

1) 働く環境の変化

　いわゆるバブル崩壊後の日本は従来から行われてきた終身雇用・年功序列の雇用形態が崩壊し，表 12-4（厚生労働省，2018）にみられるように，正規の職員・従業員は減少し，パート，アルバイト，派遣，契約・嘱託といった身分的に不安定な労働力が増加した．しかも，経済の不振から正規職員・従業員であっても成果主義の導入やリストラによる突然の解雇により，個々の労働者の不安は一層増加した．高度成長期の職場の人間関係はチームワークが重視され，人間関係も比較的スムースに運ばれたが，近年のような職場環境の急激な変化は多くの人々（特に中高年）にとって戸惑うことの多いこととなった．そのため，従来の産業保健現場で重視されてきた職場環境の物理・化学的健康影響の対策に代わり，過重労働による健康障害防止や職場におけるメンタルヘルス対策の重要性がより高まってきた．

2) 労働時間と休養，睡眠時間の短縮

　休養と疲労でもっとも重要なのは，労働時間と思われる．戦前の日本人の工場労働者の職場環境は劣悪で 10 時間以上の労働時間（年 3,200 時間前後）もあり得たが，戦後の 1947 年頃は週 48 時間労働が実施され，1960 年には 2,400 時間になったが，それ以降，年休の増加や土曜半日制などで労働時間は徐々に短くなり，1975 年以降は 2,100 時間になり，さらに 1987 年の労働基準法の改正により，週 40 時間制になり，完全週休 2 日制なども実施され，現在 2015 年では，ほぼ欧米並みの 1,735 時間になった．

表 12-4　雇用形態別雇用者数（万人）

年次	役員を除く雇用者数	正規職員・従業員数	非正規の職員・従業員数						正規職員・従業員割合	非正規職員・従業員割合
			総数	パート	アルバイト	派遣社員	契約嘱託社員	その他		
1990	4,369	3,488	881	506	204			171	79.8	20.2
1995	4,780	3,779	1,001	563	262			176	79.1	20.9
1999	4,013	3,688	1,225	686	338			201	75.1	24.9
2000	4,903	3,630	1,273	719	359	33		161	74.0	26.0
2001	4,999	3,640	1,360	769	382	45		163	72.8	27.2
2002	4,940	3,489	1,451	718	336	43	230	126	70.6	29.4
2003	4,948	3,444	1,504	748	342	50	236	129	69.6	30.4
2010	5,138	3,374	1,763	853	344	96	333	138	65.6	34.4
2015	5,314	3,327	1,987	965	406	127	406	84	62.6	37.4
2020	5,629	3,539	2,090	1,024	449	138	395	85	62.9	37.1

2013 年までは総務省統計局「労働力調査」（詳細集計），2013 年以降は総務省統計局「労働力調査」（基本集計）より作表．

　　しかし，週50時間以上働く労働者の割合をみると，日本の現状は，ほとんどのヨーロッパ諸国が5％前後にすぎないのに対し，28％と非常に高い値を示している．日本人男性の子どもとの接触時間や家事労働時間はいまだきわめて少なく（1日平均30分～1時間），欧米の数時間に遠く及ばない．今後，少子高齢化で労働人口が激減するために女性の労働力の増加は避けられないと思われ，かなり難しい問題があると思われる．

　　もう1つ問題なのは，**第3次産業従事者**の疲労は対人関係や仕事上の責任など精神的疲労が強く，その回復は難しい．メンタルケアの推進について厚生労働省は2000年に**表12-5**（厚生労働省，2000）のような指針を出している．これによるとメンタルヘルスケアの人事労務管理との連携による解決と職場における問題のみならず，家庭や個人生活の影響も重視していることがわかる．特に，従来問題にされてきた第2次産業従事者よりも第3次産業従事者の長時間残業が問題になっている．第2次産業従事者の疲労要因は身体的疲労が主で，作業内容や作業環境あるいは勤務条件の改良によりある程度効果を上げることが可能だが，第3次産業従事者の疲労は対人関係や仕事上の責任など精神的疲労が強く，その回復は難しい．

3）睡　眠

　　睡眠時間は人によってかなり差があり，数時間～9時間前後とかなりの幅がある．寝つきの悪い人（ストレスの強い人），睡眠中たびたび目の覚める人（前立腺肥大，過活動膀胱など排尿障害を持つ人），朝早く目の覚める人，睡眠時間数は多いのに熟睡感のない人など，さまざまな人がいるが，それにより昼間強い眠気に襲われたり（肥満や脂質代謝の異常による睡眠時無呼吸症候群が疑われる場合もある）する人は生活習慣の見直しを行った方が良いと思われる．一般に何かに打ち込んで，それを楽しんで行っているような人は短時間睡眠でもあまり問題は出てこないようであるが，実際には精神的に満たされていても身体的負荷が大きな場合もあるので，やはり適正睡眠（6～8時間）の確保は重要だと思われる．厚生労働省はその対策のために，2014年3月に新たに「健康づくりのための睡眠指針2014～睡眠12箇条～」を作成し，国民一人ひとりの睡眠の質の向上を提案している（**表6-5**）．

4）産業疲労

　　1990年に2,000時間もあった日本人の年間実労働時間は2006年には1,775時間になり，1,600時間前後のヨーロッパ諸国よりは高いが，米国（1,800時間）より低くなった．このように一般的な雇用者の労働時間は週休2日制の定着とともに減少したが，週50時間以上働く労働者の割合をみると，日本の現状は，ほとんどのヨーロッパ諸国が5％前後にすぎないのに対し，28％と非常に高い値を示している．特に，従来問題にされてきた第2次産業従事者よりも第3次産業従事者の長時間残業が問題になっている．

　　第2次産業従事者の疲労要因は身体的疲労が主で，作業内容や作業環境ある

表 12-5　メンタルヘルスケアの推進にあたっての留意事項

事業者はメンタルヘルスケアを推進するに当たって，以下の事項に留意することができる．

イ　心の健康問題の特性
　心の健康については，客観的な測定方法が十分確立しておらず，その評価は容易ではなく，さらに，心の健康問題の発生過程には個人差が大きく，そのプロセスの把握が難しい．また，心の健康は，すべての労働者にかかわることであり，すべての労働者が心の問題をかかえる可能性があるにもかかわらず，心の問題をかかえる労働者に対して，健康問題以外の観点から評価が行われる傾向が強いという問題や，心の健康問題自体についての誤解など解決すべき問題が存在している

ロ　個人のプライバシーへの配慮
　メンタルヘルスケアを進めるに当たっては，労働者のプライバシーの保護および労働者の意思の尊重に留意することが重要である．心の健康に関する情報の収集および利用に当たっての，個人のプライバシーなどへの配慮は，労働者が安心して心の健康づくり対策に参加できること，ひいては事業場の心の健康づくり対策がより効果的に推進されるための条件である

ハ　人事労務管理との関係
　労働者の心の健康は，からだの健康に比較し，職場配置，人事異動，職場の組織などの人事労務管理と密接に関係する要因によって，より大きな影響を受ける．メンタルヘルスケアは，人事労務管理と連携しなければ，適切に進まない場合が多い

ニ　家庭・個人生活などの職場以外の問題
　心の健康問題は，職場の問題のみならず家庭・個人生活などの職場外の問題の影響を受けている場合も多い．また，性格上の要因なども心の健康問題に影響を与え，これらは複雑に関係し，相互に影響し合う場合が多い

（厚生労働省：事業場における労働者の心の健康づくりのための指針について．2000年8月）

いは勤務条件の改良によりある程度効果を上げることが可能だが，第3次産業従事者の疲労は対人関係や仕事上の責任など精神的疲労が強く，その回復は難しい．メンタルケアの推進について厚生労働省は2000年に**表12-5**（厚生労働省，2000）のような指針を出している．これによるとメンタルヘルスケアの人事労務管理との連携による解決と職場における問題のみならず，家庭や個人生活の影響も重視していることがわかる．

　産業現場での疲労は生産性の向上に大きな影響を与えるばかりでなく，ミスによる製品管理の面でも大きな影響を及ぼす．1日の疲労を調べた調査によると午前中はそれほど疲労の影響は大きくないが徐々に進行し，昼休みによりかなりの回復をみる．しかし，午後になると午前中と異なり，急速に疲労は蓄積する．しかし，3時にたった5分の休憩を取るだけで，疲労は著しく回復することが示されているので，多くの職場で実行されることが望まれる（**図12-7**：臼井ほか，1992）．

5）深刻な職場の健康問題と健康づくり

　職場での人間関係，パソコンの導入，さらにはリストラの危機などのストレス（ストレスについては，第7章「D．ストレスと精神衛生」（p.105）を参照）に加え，中高年男性では家庭生活における家族との関係，さらには住宅ローンなどの経済問題が大きな障害となることが少なくない．近年，中年男性のうつ症状や自殺の増加が指摘されている．特に中年男性の自殺はバブル崩壊後特に

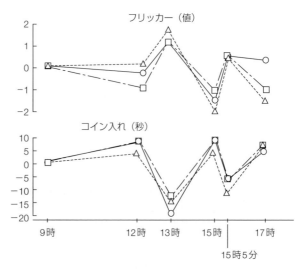

図 12-7　労働時間中の疲労の変化

各印は手作業（○），立位の作業（□），事務作業（△）を示す．始業時を 0 とした時のそれぞれの値の変化を示す．フリッカーは下向き，コイン入れは上向きが疲労の増加を示す
（臼井　努，町田和彦：産業疲労に及ぼす休みの効果．日本公衆衛生雑誌，39（10）：1104, 1992.）

顕著となり，もはや高齢者より高くなっている（女性ではほとんどその山が認められていないし，世界的にみても異常な現象である）（**図 6-7** 参照）．しかし，2010 年以降は，第 6 章「Ⅰ．不慮の事故と自殺」（p. 95）で述べられているように急激な変化にも慣れてきたせいか，中年男性に特異的であったこのような現象もなくなってきた．

　過重な時間外労働等による疲労が蓄積すると，いわゆる**過労死**を起こすことにもなる．近年，多くの職種で問題にされてきている時間外労働の問題であるが，過労死の多くは循環器疾患であり，その根底にあるのは肥満，高血圧，高脂血症，高血糖等の動脈硬化のリスクファクターである．過労死を防止するために事業者は「時間外労働の削減および労働時間の適正管理」，「年次有給休暇の取得促進」を進めるとともに，「労働者の健康管理にかかわる処置の徹底」を進めていく必要がある．

　これらの問題の解決は個人的な問題解決によるところも多いが，職場における心身両面における健康の保持増進づくりもその解決に大きな役割を果たすと思われる．**図 12-3** にみられるような職場における**トータル・ヘルスプロモーション・プラン**（THP）の作成と実施は疾病の予防のみならず，メンタルヘルスケアの面でも大きな役割を果たすと思われる．

2．職域におけるメンタルヘルス

　職域におけるメンタルヘルスに関する厚生労働省の実施による労働者健康状況調査によれば，仕事や職場生活に強い不安・悩み・ストレスを感じる労働者の割合は 60％を超える．このような状況の中，厚生労働省は 2000 年に「事

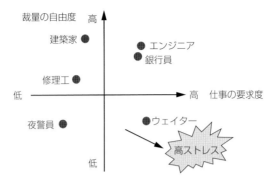

図 12-8　仕事の要求度－コントロールモデル

(Karasek RA, Theorell T, Schwartz JE et al.: Job characteristics in relation to the prevalence of myocardial infarction in the US Health Examination Survey（HES）and the Health and Nutrition Examination Survey（HANES）. Am J Public Health, 78：910–918, 1988 を引用改変)

業場における**労働者の心の健康づくりのための指針**」を発表している．また，2014 年 6 月の労働安全衛生法の一部改正により，厚生労働省はストレスチェックと面接指導の実施等を義務付ける制度を創設している．諸外国においても同様に，職域の心の健康管理に関する課題は大きく，例えばスウェーデンで行われた調査では，自分の裁量が利く範囲が少ない割りに非常に要求度が高い苛酷な業務に従事する人でも，休憩時間に同僚と会話したり，会話のために仕事中に持ち場を離れることができるような職場では，狭心症や心筋梗塞が出現し難いことが明らかにされている（**図 12-8**：Karasek et al., 1988）．なお，ストレス状態において内的・外的資源を利用してそれに対応しようとする過程を**ストレス対処行動**（stress coping）というが，わが国の調査では具体的なストレスの解消法として，女性は「人と喋る，話を聞いてもらう」，男性は「酒を飲む」，「趣味，スポーツに打ち込む」等が上位にあげられている．

3．職業病総論

　職業病には，作業環境が成因となるもの，作業態様が成因となるもの，作業条件が成因となるものが存在する．その主なものを**表 12-6**にまとめた．

F．職業病各論

1．高温・低温

1）熱中症（表 12-7）

　高温時には血流量の増加，呼吸量の増加，発汗等により体温の調節を行うが，高温多湿の条件下での労働では体内で産生された熱の放散が円滑に行われず，体温調節の破綻を来し，体温機能調節や循環機能の障害，水分・電解質代謝の異常による健康障害が起こる．これらを総称して熱中症とよぶが，近年職

表 12-6　主な職業病

分　類			要　因	主な症状，病名	職場，含有物の例
作業環境が原因	物理的要因		高温	熱中症	炉前作業
			低温	凍傷	冷凍，冷蔵業
			高圧	減圧症	潜水，潜函作業
			低圧	高山病	高地作業
			騒音	難聴	鉄鋼業
			振動	血行障害	チェーンソー作業
		光	紫外線	皮膚癌，角膜炎	溶接作業
			赤外線	白内障	ガラス製造
			電離放射線	白血病，皮膚癌	X 線
	化学的要因	粉じん	アスベスト	アスベスト肺，肺癌	石綿織工業
			遊離珪酸	じん肺（けい肺）	ガラス製造
			金属ヒューム	金属熱	真鍮製造
		金属	鉛	貧血	印刷，染料
			四アルキル鉛	中枢神経系障害	ガソリン
			メチル水銀	水俣病	化学工場
			クロム	肺癌，鼻中隔穿孔	クロム製品製造
			ヒ素	肝障害，貧血，皮膚癌	農薬工場
			カドミウム	腎障害，イタイイタイ病	化学工場
			マンガン	パーキンソン症候群	鉄鋼業
			有機スズ	皮膚炎，肝障害	合成樹脂
		有機溶剤	ベンゼン	貧血，白血病	塗料
			トルエン	脳波異常，依存症	塗料，接着剤
			トリクロロエチレン	心筋麻痺，肝障害	ドライクリーニング
		有毒ガス	一酸化炭素	一酸化炭素中毒	ガラス工業
			酸素欠乏	頭痛，酸素欠乏症	地下作業
			ハロゲンガス	皮膚炎，眼炎	アルミ工業
			硫化水素	皮膚炎，平衡障害	レイヨン
作業態様が原因			VDT 作業	眼精疲労，頸肩腕障害	コンピュータ作業
			重量物取り扱い	筋，骨障害	建設業，荷物扱い
			持続姿勢	腰痛	運送業
作業条件が原因			長時間労働	心疾患，高血圧	時間外労働
			深夜労働	睡眠障害，胃潰瘍	看護師
			ストレス	うつ病，胃潰瘍	管理職

表 12-7　主な熱中症

	原　因	症　状	治　療
熱射病	・体温機能調節中枢の機能失調	・体温 40 度以上 ・頭痛，めまい ・耳鳴り，意識不明	・頭部の冷却 ・生理食塩水やブドウ糖の経口投与・静脈注射
熱けいれん	・発汗による体内 Na イオンの減少	・痛みを伴う筋肉のけいれん ・嘔吐	・涼しい場所での横臥 ・生理食塩水やリンゲル液の静脈注射 ・食塩水の経口投与
熱虚脱	・末梢血管拡張による主要器官への血液循環量の低下	・めまい，頭痛，倦怠感 ・重篤になると意識不明	・涼しい場所での安静 ・生理食塩水の静脈注射 ・強心剤

場においても増加してきている．また WBGT は労働環境の指針としても有効であると認められている．暑さ指数 31 以上（湿度 70％だと 34.5℃程度）で危険，28 以上 31 未満で厳重警戒，25 以上 28 未満で警戒，21 以上 25 未満で注意とされている．以下が暑さ指数の計算式である．

　屋外の暑さ指数＝0.7×湿球温度＋0.2×黒球温度＋0.1×乾球温度

　屋内の暑さ指数＝0.7×湿球温度＋0.3×黒球温度

2）寒冷条件下での健康影響

　冷凍・冷蔵庫での作業や冬季の農林水産業，土木業では，感覚や筋・神経機能の一次的低下，腰痛，神経痛，凍傷等の健康影響がある．

2．高圧（減圧症）

　高圧の場所から低圧の場所へ移動する際の急激な減圧は，肺等における気体の過膨張や，高圧により血液内や組織内に溶解した窒素ガスが過飽和状態となり気泡化することによる減圧症をもたらす．潜函作業，潜水作業から常圧にもどる際に発生する症状で，気圧差が大きく減圧速度が速いほど発生しやすい．発症した場合には加圧治療室にて再加圧を行い，再度適切な時間をかけて減圧する．

3．騒音・振動

1）騒　音

騒音職場の管理区分
第Ⅰ管理区分（85dB 未満），第Ⅱ管理区分（85dB 以上 90dB 未満），第Ⅲ管理区分（90dB 以上）がある．

　騒音職場の労働者には循環器系の疾患の発症率が高い．常時 85dB 以上の騒音にさらされている労働者は騒音性難聴になる（左欄参照）．騒音性難聴は 4,000Hz 付近の聴力損失が最初に出現し，図 12-9 に示すように進行し，会話音域から外れているため初期には聴力損失に気づかず，進行すると内耳のコルチ器の有毛細胞が消失するので永久的な聴力損失の原因となる．音源の隔離，曝露時間の短縮，保護具として耳栓やイヤーマフを装着することで予防できる．

2）振　動

　従来，振動障害は林業のチェーンソー取扱作業者や鉱業のさく岩機取扱作業者に多くみられたが，最近は，建設業，製造業等の振動工具の取扱作業者にも発生している．局所振動はチェーンソーなどの振動工具を使用する作業者の手，指，腕などに血行障害による**白ろう病**やしびれを引き起こす．白ろう病では寒冷刺激により白指発作が誘発されやすい（図 12-10：日本産業衛生学会，1985）．

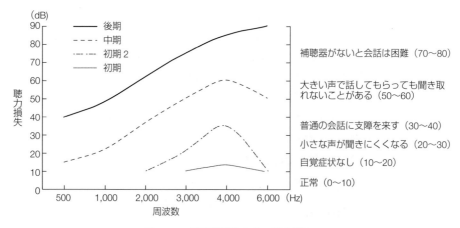

図12-9 騒音性難聴のオージオグラム

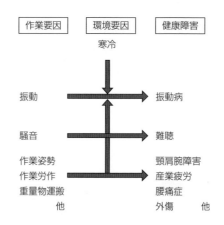

図12-10 作業要因と健康障害

(日本産業衛生学会:新版 産業保健Ⅱ. p. 456, 1985.)

4. 光

　光には紫外線, 赤外線, **可視光線**がある. 紫外線は, 10~380nm の波長で眼に照射されると角膜炎, 結膜炎などの急性眼炎を引き起こす. また, 長期間の曝露では皮膚がんを引き起こすこともある. 赤外線は, 700nm 以上の波長をもつ光線で皮膚の深部にまで作用する透過性がある. 眼の水晶体に障害を与え白内障を引き起こす. また, 熱線ともよばれ, 火傷などを起こすこともある. 単一波長の指向性の強いものはレーザー光線よばれ, 医療用メスや金属の切断などにも使われるが, 生体への影響は強く眼や皮膚に障害を起こす.

5. 電離放射線

　電磁波 (X 線, γ 線) と粒子線 (α 線, β 線, 中性子線等) は**電離作用**を有することから電離放射線とよばれる. 放射線の健康影響には被曝してから数週

間以内に出現する早期障害と数カ月から 10 年以上経てから発症する晩発障害
がある．早期障害では皮膚の発赤，浮腫，脱毛等の症状が現れ，晩発障害では，
がん，白血病などの症状が現れる．また，放射線には閾値が存在せず，晩発障
害は被曝量が少なくても現れることがある．被曝した本人だけでなく胎児，次
世代以降にも影響が出ることがある．

　福島第一原発の爆発事故では，非常事態として過酷な収束作業にあたった作
業員の白血病が労災認定されたが，晩発障害が懸念される（第 2 章 C-2.「1）
電離放射線」」（p. 19）参照）．

6．粉じん

　粉じんは岩石，金属，木，穀物などの粒子で，直径 0.1〜20 μm のものをいう．

1）じん肺

　じん肺とは，粉じんを吸引することによって肺に生じる，線維増殖性変化を
主体とする疾病である．咳，痰，息切れ，胸痛，呼吸困難などの自覚症状と肺
X 線上の変化，心肺機能障害などの他覚所見が主たるものである．合併症とし
て，肺結核，続発性気管支炎，続発性気胸などがある．ことにけい肺（遊離珪
酸によるじん肺）では肺結核，石綿肺では肺がんの合併が多い．

　呼吸に伴って気管支・肺胞に侵入するのは，直径が 10 μm 以下の微粒子で
あり，これを吸入性粉じんとよぶ．特に，1 μm 以下のより小さな粒子は，呼
吸器の深部の肺胞にまで到達し沈着するため，有害性はより強い（図 12-
11）．じん肺の有害性は粉じんの①種類，②濃度，③粒径，④労働強度によっ
て規定される．粉じんの種類では遊離珪酸（SiO_2）の有害性が最大である．

2）石綿肺

　石綿（asbestos：アスベスト）の曝露によって起きた肺線維症を特に石綿
肺とよぶ．職業上アスベスト粉じんを 10 年以上吸入した労働者に起こるとい

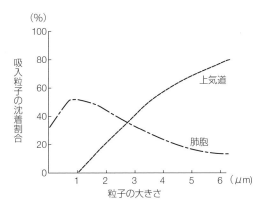

図 12-11　粒子の大きさと肺への蓄積

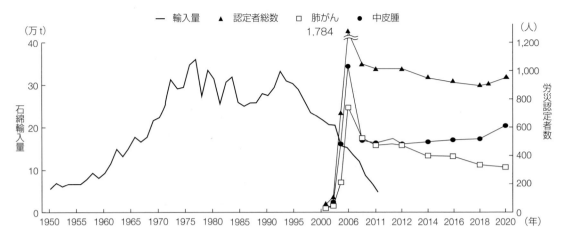

図 12-12　石綿輸入量および労災認定者数（肺がんおよび中皮腫）

資料：厚生労働省職業病認定対策室調

※ 1）決定件数は当該年度に請求されたものに限るものではない.

※ 2）特別遺族給付金は含まない.

※ 3）2005 年アスベスト障害予防規則制定.

（財務省：輸入統計. と中央労働災害防止協会：労働衛生のしおり 平成 23 年度. p. 26, 2011；令和 3 年度, p. 20, 2022 より作表）

われており，潜伏期間は 15～20 年といわれている．アスベスト曝露を止めた後でも進行することもある.

　アスベストを長期間吸入すると肺がんやアスベストに特異的ながんである**中皮腫**（肺を取り囲む胸膜などにできる悪性の腫瘍）を発症する．わが国では過去に，耐火用建築建材としてアスベストを大量に輸入し，建材として利用されたため，それらの作業に従事した労働者の労災認定，中皮腫の死亡者数が増えており，これからの増大が懸念されている（**図 12-12**）.

7．金属

1）金属熱

　亜鉛やスズ，銅，水銀などの金属フュームを大量に吸引した後に起きる一過性の発熱を主徴とした疾患で，一過性の悪寒，発熱，筋肉痛，頭痛，倦怠感が出現する.

2）金属中毒

　吸入する金属の違いによりさまざまな中毒症状が現れる（**表 12-5**）．一般に溶解度の低い化合物は肺に吸着し呼吸器系の障害を来し，溶解度の高い物質は肺胞から体内に吸収され，臓器の親和性に従って分布され（**標的臓器**），そこで毒性を示し障害を引き起こす．鉛中毒は古代から報告されている（左欄）.

鉛中毒

労働衛生の研究により鉛の生体影響が明らかになり，特にヘム合成経路の阻害による貧血メカニズムは詳細に研究されている．尿中のデルタアミノレブリン酸量は鉛特殊健康診断の早期診断項目の 1 つである.

表12-8　業務上疾病としての主な発がん物質

・染料：ベンジジンほか
・有機溶剤：ベンゼン，ビス（クロロ
　メチル）エーテル，ベンゾトリクロ
　ロライド
・石綿（アスベスト）
・塩化ビニルモノマー
・電離放射線
・重金属：ニッケル，クロム，ヒ素，
　カドミウム
・コールタール，ピッチ，鉱物油，パ
　ラフィン

8．化学物質

1）職業がん

　がんの研究は発がん物質の研究よりはじまった．1775年，英国の外科医
Percival Pott（1714〜1788）が煙突掃除少年に陰嚢がんが発生していることを
報告したのが，職業がんについての最初の報告である．1874年，パラフィン・
コールタール工場労働者に皮膚がん多発の報告があり，1915年，山極，市川
がウサギの耳にコールタールを塗布し，1年後に扁平上皮癌の発生に成功した．
これは人工的にがんを発生させた最初の報告である．コールタールに発がん性
のある物質（ベンツ（a）ピレン（ベンツピレン））が含まれていることがわかり，
1933年にはKennaway（英，王立がん病院）とJ.W.Cook（英，有機化学者）が
2トンのコールタールピッチからコールタール中の発がん物質として，ベンツ
ピレンの単離に成功した．後に代謝物のジオールエポキシドがコールタールの
究極の発がん物質であることが明らかにされた．今迄に明らかになった業務上
疾病としての発がん物質には，表12-8のようなものがあげられる．

2）有機溶剤中毒

有機溶剤中毒予防規則
毒性の強い順に第1〜3種
に分類している．
第1種有機溶剤等1・2−
ジクロルエチレン，二硫
化炭素
第2種有機溶剤等35種
（トルエン他）
第3種有機溶剤等7種（ガ
ソリン他）

　歴史的に特徴的中毒症状を起こした有名な有機溶剤を表12-9に示す．労
働環境で広く用いられており中毒も多発するため，「有機溶剤中毒予防規則」（左
欄）により規制されている．常温で液体であり，脂溶性の物質をよく溶かす特
性を有する化学物質を有機溶剤と総称し，揮発性を共通の性質としてもつ．衛
生面では，体内に吸入されやすく，脂肪の多い中枢神経系に親和性があるため，
中枢神経中毒をきたしやすい．また，揮発性より安全面では，引火による爆発
などに注意が必要である．

3）アレルギー

アレルギー
産業衛生学会では，ア
レルギーを引き起こす
化学物質を感作性物質
（allergen）として気道と
皮膚に働く物質を有害性
により，各々第1群と第
2群に分類している．

　一般的に健康障害を起こさない程度の比較的少量の物質に曝露した個体にお
いて免疫応答が過剰に働くことで，健康障害が起こることがある．この健康障
害をアレルギーとよんでいる．職業性では，化学物質による皮膚・呼吸器アレ

表 12-9　特徴的な中毒症状を起こす有機溶剤

物　質	発生しやすい職場	特有の症状
ベンゼン（ベンゾール）	製造，使用，特に塗装	貧血，白血球減少，出血傾向，白血病
ノルマルヘキサン	印刷	多発性神経炎
四塩化炭素 トリクロロエチレン その他のハロゲン 化炭化水素	製造，塗装，脱脂	肝障害，特に腎障害，神経障害
二硫化炭素	人絹（スフ），セロファン製造	精神障害，神経炎，血管障害，腎障害

ルギーが多い（左欄）．

4）化学物質リスクアセスメント

　2013年に印刷工場で胆管がんが発生した事件を受けて，2016年度より新たに，一定の危険性・有害性が確認されている化学物質を事業者が扱う際には有害性の調査（リスクアセスメント）を行うことが義務づけられた．また，危険性・有害性が確認されていない物質についてもリスクアセスメントを行うことが努力義務とされる．

9．ガス

1）一酸化炭素中毒

　一酸化炭素はヘモグロビンとの親和性が酸素の250～300倍あり，血液の組織への酸素運搬能力を阻害する．急性中毒症状は，頭痛，呼吸困難などがみられ，重症では死に至る．

2）酸　欠

　「酸素欠乏症等防止規則」では，酸素濃度18％未満を酸素欠乏状態と定義している．酸素欠乏状態は，貯蔵中の種子・果実や牧草など植物の呼吸作用，下水槽内での微生物による酸素消費，硫化水素などの有毒ガスの発生，二酸化炭素，有機溶剤などの不活性ガスによる空気の置換，土壌中還元型金属化合物の酸化などにより発生する．「等」は硫化水素中毒を指している．腐敗物などの化学反応で発生することもあり，酸素欠乏症と同様注意が必要である．

10．作業関連疾患（情報機器作業，腰痛）（左欄）

　パソコンやワープロなどの視覚的な表示装置を使用する作業の総称である．作業の増大に伴い，眼精疲労，不定愁訴，頸肩腕症候群などの健康障害が発生する．厚生労働省から「情報機器作業における労働衛生管理のためのガイドラ

作業関連疾患
作業者にみられる健康障害は有害要因だけでなく，個人的な要因も加わって発現する場合が多い．作業要因と個人的な要因が，それぞれある割合で関与して発現する健康障害を作業関連疾患という．1976 年の WHO 総会で提唱された概念．生活習慣病と作業関連疾患が重なり合うことがあり，高血圧症，筋骨格系疾患，虚血性心疾患などが示されている．

イン」が出され，作業姿勢，作業時間などの作業管理や健康管理について具体的な対策が示されている（2019）（旧 VDT（Visual Display Terminals）ガイドライン）．

　腰痛などのように作業態様が原因となるものは，作業管理を中心に行い，原因を取り除く．作業条件が原因となるものでは労働時間の管理（p. 194）やストレス（p. 197）を軽減する措置をとることで防止する．

◆　文　献　◆

Karasek RA, Theorell T, Schwartz JE et al.: Job characteristics in relation to the prevalence of myocardial infarction in the US Health Examination Survey（HES）and the Health and Nutrition Examination Survey（HANES）. Am J Public Health, 78：910－918, 1988.

厚生労働省：労働災害発生状況.

厚生労働省：事業場における労働者の心の健康づくりのための指針について. 2000.

厚生労働省老健局総務課：施設サービス等関係. 第 45 回社会保障審議会介護保険部会資料, 2013.

厚生労働省労働基準局安全衛生部安全課：平成 30 年　労働災害発生状況. https://www.mhlw.go.jp/content/11302000/000509812.pdf（2020 年 2 月 7 日現在）

厚生労働統計協会：国民衛生の動向 2021/2022. 2021.

文部科学省：労働環境衛生の基準. 2007.

日本産業衛生学会：新版　産業保健Ⅱ. p. 456, 1985.

総務省：労働力調査特別調査報告, 労働力特定調査報告, 2011.

総務省統計局：令和 2 年国勢調査　産業等基本集計結果. https://www.stat.go.jp/index.html（2022 年 1 月 5 日現在）

総務省統計局：年齢階級(10 歳階級)別就業者数及び年齢階級(10 歳階級), 雇用形態別雇用者数(正規の職員・従業員, 非正規の職員・従業員(パート・アルバイト, 派遣社員など)（2002 年～）. https://www.stat.go.jp/data/roudou/longtime/03roudou.html（2022 年 1 月 5 日現在）

竹村　望, 菊池正一：衛生・公衆衛生学. 日本医事新報社出版局, p. 271, 1979.

中央労働災害防止協会：衛生管理(上)第 1 種用　第 6 版. 2015.

中央労働災害防止協会：労働衛生のしおり　令和元年度. 2019.

臼井　努, 町田和彦：産業疲労に及ぼす休みの効果. 日本公衆衛生雑誌, 39（10）：1104, 1992.Survey（HES）and the Health and Nutrition Examination Survey（HANES）. Am J Public Health, 78：910－918, 1988.

厚生労働省：労働災害発生状況.

厚生労働省：事業場における労働者の心の健康づくりのための指針について. 2000.

厚生労働省老健局総務課：施設サービス等関係. 第 45 回社会保障審議会介護保険部会資料, 2013.

厚生労働省労働基準局安全衛生部安全課：平成 30 年　労働災害発生状況. https://www.mhlw.go.jp/content/11302000/000509812.pdf（2020 年 2 月 7 日現在）

厚生労働統計協会：国民衛生の動向 2021/2022. 2021.

文部科学省：労働環境衛生の基準. 2007.

日本産業衛生学会：新版　産業保健Ⅱ. p. 456, 1985.

総務省：労働力調査特別調査報告, 労働力特定調査報告, 2011.

総務省統計局：令和 2 年国勢調査　産業等基本集計結果. https://www.stat.go.jp/index.html（2022 年 1 月 5 日現在）

総務省統計局：年齢階級(10 歳階級)別就業者数及び年齢階級(10 歳階級), 雇用形態別雇用者数(正規の職員・従業員, 非正規の職員・従業員(パート・アルバイト, 派遣社員など)（2002 年～）. https://www.stat.go.jp/data/roudou/longtime/03roudou.html（2022 年 1 月 5 日現在）

竹村　望, 菊池正一：衛生・公衆衛生学. 日本医事新報社出版局, p. 271, 1979.

中央労働災害防止協会：衛生管理(上)第1種用　第6版. 2015.

中央労働災害防止協会：労働衛生のしおり　令和元年度. 2019.

臼井　努, 町田和彦：産業疲労に及ぼす休みの効果. 日本公衆衛生雑誌, 39 (10)：1104, 1992.

参　考　資　料

参考資料1-1 死因順位・率（人口10万対），年次別

年次	第1位 死因	死亡率	第2位 死因	死亡率	第3位 死因	死亡率
1899	肺炎および気管支炎	206.1	脳血管疾患	170.5	全結核	155.7
1930	胃腸炎	221.4	肺炎および気管支炎	200.1	全結核	185.6
1940	全結核	212.9	肺炎および気管支炎	185.8	脳血管疾患	177.7
1950	全結核	146.4	脳血管疾患	127.1	肺炎および気管支炎	93.2
1955	脳血管疾患	136.1	悪性新生物	87.1	老衰	67.1
1960	脳血管疾患	160.7	悪性新生物	100.4	心疾患	73.2
1965	脳血管疾患	175.8	悪性新生物	108.4	心疾患	77.0
1966	脳血管疾患	173.8	悪性新生物	110.9	心疾患	71.9
1967	脳血管疾患	173.1	悪性新生物	113.0	心疾患	75.7
1968	脳血管疾患	173.5	悪性新生物	114.6	心疾患	80.2
1969	脳血管疾患	174.4	悪性新生物	116.2	心疾患	81.7
1970	脳血管疾患	175.8	悪性新生物	116.3	心疾患	86.7
1971	脳血管疾患	169.6	悪性新生物	117.7	心疾患	82.0
1972	脳血管疾患	166.7	悪性新生物	120.4	心疾患	81.2
1973	脳血管疾患	166.9	悪性新生物	121.2	心疾患	87.3
1974	脳血管疾患	163.0	悪性新生物	122.2	心疾患	89.8
1975	脳血管疾患	156.7	悪性新生物	122.6	心疾患	89.2
1976	脳血管疾患	154.5	悪性新生物	125.3	心疾患	92.2
1977	脳血管疾患	149.8	悪性新生物	128.4	心疾患	91.2
1978	脳血管疾患	146.2	悪性新生物	131.3	心疾患	93.3
1979	脳血管疾患	137.2	悪性新生物	135.7	心疾患	96.9
1980	脳血管疾患	139.5	悪性新生物	139.1	心疾患	106.2
1981	悪性新生物	142.0	脳血管疾患	134.3	心疾患	107.5
1982	悪性新生物	144.2	脳血管疾患	125.0	心疾患	106.7
1983	悪性新生物	148.3	脳血管疾患	122.8	心疾患	111.3
1984	悪性新生物	152.5	脳血管疾患	117.2	心疾患	113.9
1985	悪性新生物	156.1	心疾患	117.3	脳血管疾患	112.2
1986	悪性新生物	158.5	心疾患	117.9	脳血管疾患	106.9
1987	悪性新生物	164.2	心疾患	118.4	脳血管疾患	101.7
1988	悪性新生物	168.4	心疾患	129.4	脳血管疾患	105.5
1989	悪性新生物	173.6	心疾患	128.1	脳血管疾患	98.5
1990	悪性新生物	177.2	心疾患	134.8	脳血管疾患	99.4
1991	悪性新生物	181.7	心疾患	137.2	脳血管疾患	96.2
1992	悪性新生物	187.8	心疾患	142.2	脳血管疾患	95.6
1993	悪性新生物	190.4	心疾患	145.6	脳血管疾患	96.0
1994	悪性新生物	196.4	心疾患	128.6	脳血管疾患	96.9
1995	悪性新生物	211.6	脳血管疾患	117.9	心疾患	112.0
1996	悪性新生物	217.5	脳血管疾患	112.6	心疾患	110.8
1997	悪性新生物	220.4	心疾患	112.2	脳血管疾患	111.0
1998	悪性新生物	226.7	心疾患	114.3	脳血管疾患	111.0
1999	悪性新生物	231.6	心疾患	120.4	脳血管疾患	110.8
2000	悪性新生物	235.2	心疾患	116.8	脳血管疾患	105.5
2001	悪性新生物	238.8	心疾患	117.8	脳血管疾患	104.7
2002	悪性新生物	241.3	心疾患	121.0	脳血管疾患	103.4
2003	悪性新生物	245.4	心疾患	126.5	脳血管疾患	104.7
2004	悪性新生物	253.9	心疾患	126.5	脳血管疾患	102.3
2005	悪性新生物	258.3	心疾患	137.2	脳血管疾患	105.3
2006	悪性新生物	261.0	心疾患	137.2	脳血管疾患	101.7
2007	悪性新生物	266.9	心疾患	139.2	脳血管疾患	100.8
2008	悪性新生物	272.3	心疾患	144.4	脳血管疾患	100.9
2009	悪性新生物	273.5	心疾患	143.7	脳血管疾患	97.2
2010	悪性新生物	279.7	心疾患	149.8	脳血管疾患	97.7
2011	悪性新生物	283.2	心疾患	154.5	肺炎	98.9
2012	悪性新生物	286.6	心疾患	157.9	肺炎	98.4
2013	悪性新生物	290.3	心疾患	156.5	肺炎	97.8
2014	悪性新生物	293.3	心疾患	157.0	肺炎	95.3
2015	悪性新生物	295.5	心疾患	156.5	肺炎	96.5
2016	悪性新生物	298.3	心疾患	158.4	肺炎	95.4
2017	悪性新生物	299.5	心疾患	164.3	脳血管疾患	88.2
2018	悪性新生物	300.7	心疾患	167.6	老衰	88.2
2019	悪性新生物	304.2	心疾患	167.9	老衰	98.5
2020 注1)	悪性新生物	307.0	心疾患	166.7	老衰	107.5

（厚生労働統計協会編：国民衛生の動向 2021/2022. p. 405, 2021.）

参考資料 1-2　死因順位・率（人口 10 万対），年次別

年次	第 4 位 死因	死亡率	第 5 位 死因	死亡率
1899	胃腸炎	149.7	老衰	127.2
1930	脳血管疾患	162.8	老衰	118.8
1940	胃腸炎	159.2	老衰	124.5
1950	胃腸炎	82.4	悪性新生物	77.4
1955	心疾患	60.9	全結核	52.3
1960	老衰	58.0	肺炎および気管支炎	49.3
1965	老衰	50.0	不慮の事故	40.9
1966	老衰	44.6	不慮の事故	43.0
1967	老衰	43.3	不慮の事故	41.9
1968	不慮の事故	40.2	老衰	39.4
1969	不慮の事故	42.2	老衰	37.1
1970	不慮の事故	42.5	老衰	38.1
1971	不慮の事故	40.7	老衰	34.0
1972	不慮の事故	40.1	老衰	30.8
1973	不慮の事故	37.2	肺炎および気管支炎	31.3
1974	不慮の事故	33.0	肺炎および気管支炎	32.6
1975	肺炎および気管支炎	33.7	不慮の事故	30.3
1976	肺炎および気管支炎	32.6	不慮の事故	28.0
1977	肺炎および気管支炎	28.6	不慮の事故	26.7
1978	肺炎および気管支炎	30.3	不慮の事故	26.2
1979	肺炎および気管支炎	28.5	老衰	25.5
1980	肺炎および気管支炎	33.7	老衰	27.6
1981	肺炎および気管支炎	33.7	老衰	25.5
1982	肺炎および気管支炎	35.0	不慮の事故	24.7
1983	肺炎および気管支炎	39.3	不慮の事故	25.0
1984	肺炎および気管支炎	37.6	不慮の事故	24.6
1985	肺炎および気管支炎	42.7	不慮の事故	24.6
1986	肺炎および気管支炎	43.9	不慮の事故	23.7
1987	肺炎および気管支炎	44.9	不慮の事故	23.2
1988	肺炎および気管支炎	51.6	不慮の事故	24.8
1989	肺炎および気管支炎	52.7	不慮の事故	25.4
1990	肺炎および気管支炎	60.7	不慮の事故	26.2
1991	肺炎および気管支炎	62.0	不慮の事故	26.9
1992	肺炎および気管支炎	65.0	不慮の事故	28.1
1993	肺炎および気管支炎	70.6	不慮の事故	28.0
1994	肺炎および気管支炎	72.4	不慮の事故	29.1
1995	肺炎	64.1	不慮の事故	36.5
1996	肺炎	56.9	不慮の事故	31.4
1997	肺炎	63.1	不慮の事故	31.1
1998	肺炎	63.8	不慮の事故	31.1
1999	肺炎	74.9	不慮の事故	32.0
2000	肺炎	69.2	不慮の事故	31.4
2001	肺炎	67.8	不慮の事故	31.4
2002	肺炎	69.4	不慮の事故	30.7
2003	肺炎	75.3	不慮の事故	30.7
2004	肺炎	75.7	不慮の事故	30.3
2005	肺炎	85.0	不慮の事故	31.6
2006	肺炎	85.0	不慮の事故	30.3
2007	肺炎	87.4	不慮の事故	30.1
2008	肺炎	91.6	不慮の事故	30.3
2009	肺炎	89.0	老衰	30.7
2010	肺炎	94.1	老衰	35.9
2011	脳血管疾患	98.2	不慮の事故	47.1
2012	脳血管疾患	96.5	老衰	48.2
2013	脳血管疾患	94.1	老衰	55.5
2014	脳血管疾患	91.0	老衰	60.1
2015	脳血管疾患	89.4	老衰	67.7
2016	脳血管疾患	87.4	老衰	74.2
2017	老衰	81.3	肺炎	77.7
2018	脳血管疾患	87.1	肺炎	76.2
2019	脳血管疾患	86.1	肺炎	77.2
2020 [注1]	脳血管疾患	83.5	肺炎	63.6

資料：厚生労働省「人口動態統計」

1947〜1972 年は沖縄県を含まない．

死因名は 1995 年以降は第 10 回分類による．なお，1979〜1994 年は第 9 回分類，1968〜1978 年は第 8 回分類，1967 年以前は第 7 回分類によるが，1978 年以前はほとんど第 8 回分類による死因名を用いた．

1994 年以前の「老衰」は，「精神病の記載のない老衰」である．

1994 年以前の「不慮の事故」は，「不慮の事故および有害作用」のことである．

1967 年以前の「その他の新生児固有の疾患」は，「その他の新生児固有の疾患および性質不明の未熟児」のことである．

1995 年以降の「心疾患」は，「心疾患（高血圧性を除く）」のことである．

注 1）概数である．

（厚生労働統計協会編：国民衛生の動向 2021/2022．p. 405，2021．）

参考資料2　水質基準項目と基準値（2020年4月1日施行）

項目	基準値	項目	基準値
一般細菌	1mLの検水で形成される集落数が100以下	総トリハロメタン（クロロホルム，ジブロモクロロメタン，ブロモジクロロメタンおよびブロモホルムのそれぞれの濃度の総和）	0.1mg／L以下
大腸菌	検出されない		
カドミウムおよびその化合物	カドミウムの量に関して，0.003mg／L以下		
水銀およびその化合物	水銀の量に関して，0.0005mg／L以下	トリクロロ酢酸	0.03mg／L以下
		ブロモジクロロメタン	0.03mg／L以下
セレンおよびその化合物	セレンの量に関して，0.01mg／L以下	ブロモホルム	0.09mg／L以下
		ホルムアルデヒド	0.08mg／L以下
鉛およびその化合物	鉛の量に関して，0.01mg／L以下	亜鉛およびその化合物	亜鉛の量に関して，1.0mg／L以下
ヒ素およびその化合物	ヒ素の量に関して，0.01mg／L以下	アルミニウムおよびその化合物	アルミニウムの量に関して，0.2mg／L以下
六価クロム化合物	六価クロムの量に関して，0.02mg／L以下	鉄およびその化合物	鉄の量に関して，0.3mg／L以下
亜硝酸態窒素	0.04mg／L以下	銅およびその化合物	銅の量に関して，1.0mg／L以下
シアン化物イオンおよび塩化シアン	シアンの量に関して，0.01mg／L以下		
硝酸態窒素および亜硝酸態窒素	10mg／L以下	ナトリウムおよびその化合物	ナトリウムの量に関して，200mg/L以下
フッ素およびその化合物	フッ素の量に関して，0.8mg／L以下	マンガンおよびその化合物	マンガンの量に関して，0.05mg／L以下
		塩化物イオン	200mg／L以下
ホウ素およびその化合物	ホウ素の量に関して，1.0mg／L以下	カルシウム，マグネシウム等（硬度）	300mg／L以下
四塩化炭素	0.002mg／L以下	蒸発残留物	500mg／L以下
1・4-ジオキサン	0.05mg／L以下	陰イオン界面活性剤	0.2mg／L以下
シス-1・2-ジクロロエチレンおよびトランス-1・2-ジクロロエチレン	0.04mg／L以下	(4S.4aS.8aR)-オクタヒドロ-4.8a-ジメチルナフタレン-4a(2H)-オール（別名ジェオスミン）	0.00001mg／L以下
ジクロロメタン	0.02mg／L以下	1・2・7・7-テトラメチルビシクロ［2・1・1］ヘプタン-2-オール（別名2-メチルイソボルネオール）	0.00001mg／L以下
テトラクロロエチレン	0.01mg／L以下		
トリクロロエチレン	0.01mg／L以下		
ベンゼン	0.01mg／L以下	非イオン界面活性剤	0.02mg／L以下
塩素酸	0.6mg／L以下	フェノール類	フェノールの量に換算して，0.005mg／L以下
クロロ酢酸	0.02mg／L以下		
クロロホルム	0.06mg／L以下	有機物（全有機炭素（TOC）の量）	3mg／L以下
ジクロロ酢酸	0.03mg／L以下		
ジブロモクロロメタン	0.1mg／L以下	pH値	5.8以上8.6以下
臭素酸	0.01mg／L以下	味	異常でない
		臭気	異常でない
		色度	5度以下
		濁度	2度以下

（厚生労働統計協会編：国民衛生の動向2021／2022．p.290，2021．）

参考資料3　循環型社会形成の推進のための施策体系

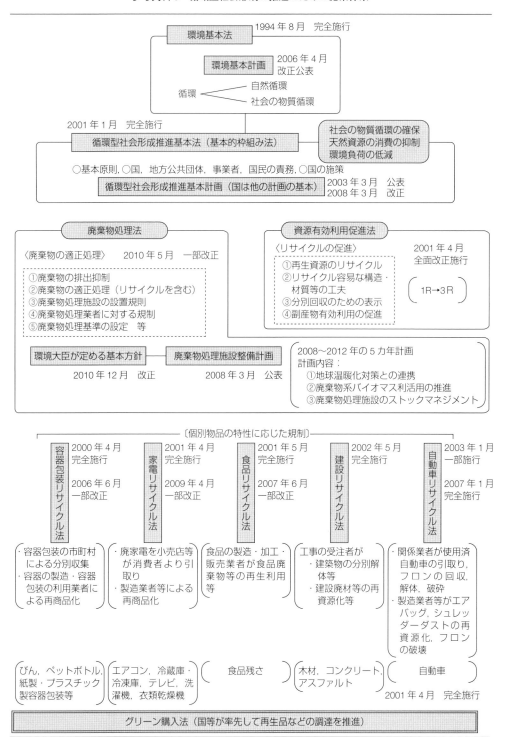

（環境省：平成23年版環境白書. p. 249, 2011.）

索引

2008年5月15日　第1版第1刷発行
2011年4月15日　　　　第3刷発行
2012年4月20日　第2版第1刷発行
2013年3月10日　　　　第2刷発行
2016年4月20日　第3版第1刷発行
2020年3月10日　　　　第3刷発行
2022年4月10日　第4版第1刷発行
2024年3月10日　　　　第2刷発行

21世紀の予防医学・公衆衛生－社会・環境と健康－　第4版
定価(本体2,400円＋税)　　　　　　　　　　　　　検印省略

編　著　町田　和彦

　　　　岩井　秀明

　　　　扇原　　淳

発行者　太田　康平
発行所　株式会社　杏林書院
　　　　〒113-0034　東京都文京区湯島4-2-1
　　　　Tel　03-3811-4887(代)
　　　　Fax　03-3811-9148
©K.Machida , H.Iwai, A.Ogihara　　http://www.kyorin-shoin.co.jp

ISBN 978-4-7644-0075-7　C3047　　　　　　印刷・製本：三報社印刷
Printed in Japan
乱丁・落丁の場合はお取り替えいたします.